自分史上最高に整う！

魔法の「笑い呼吸法」レッスン

綿本 彰 著

ナツメ社

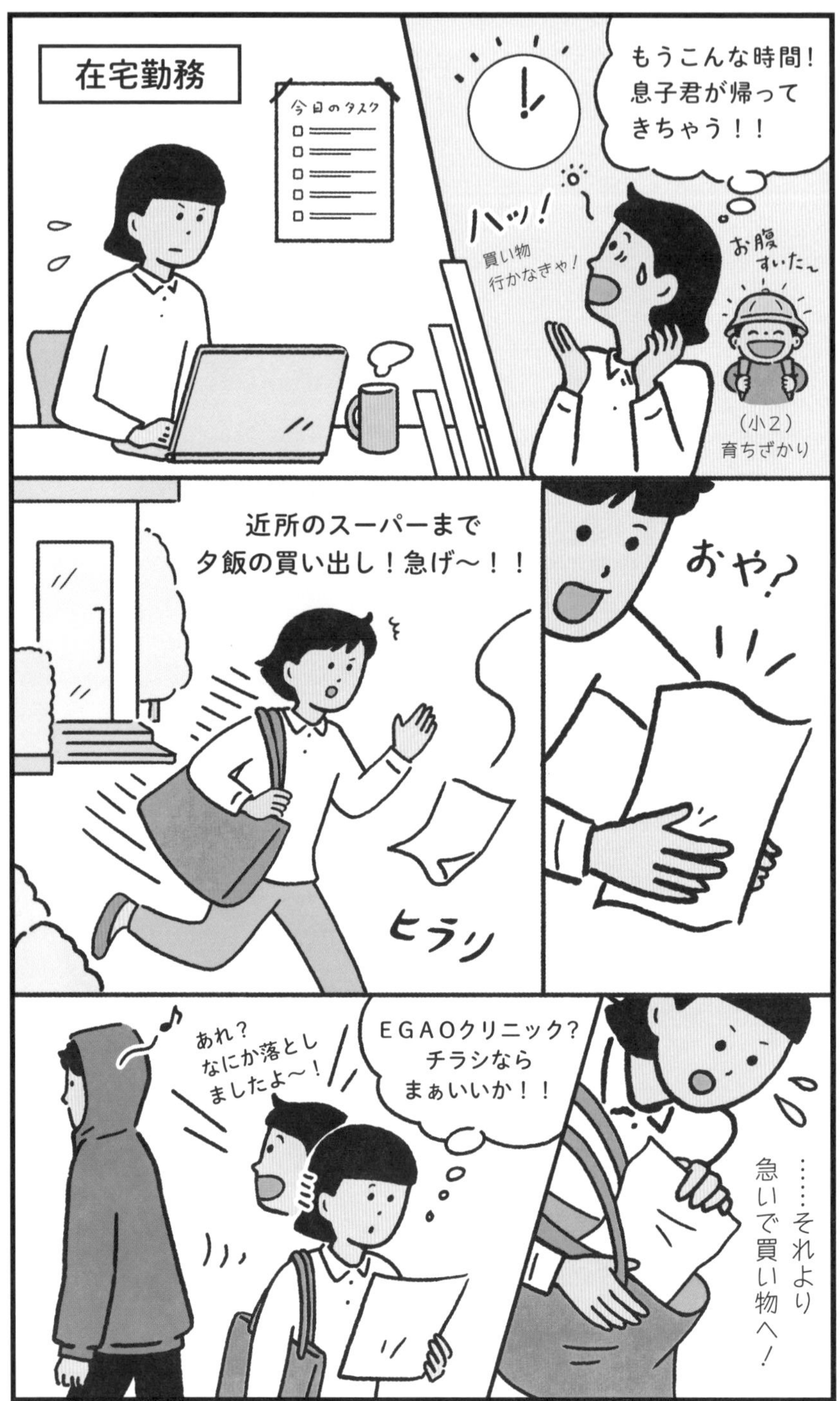
在宅勤務
今日のタスク
もうこんな時間！
息子君が帰ってきちゃう！！
ハッ！
買い物行かなきゃ！
お腹すいた～
（小2）
育ちざかり
近所のスーパーまで
夕飯の買い出し！急げ～！！
ヒラリ
おや？
あれ？
なにか落としましたよ～！
EGAOクリニック？
チラシなら
まぁいいか！！
……それより
急いで買い物へ！

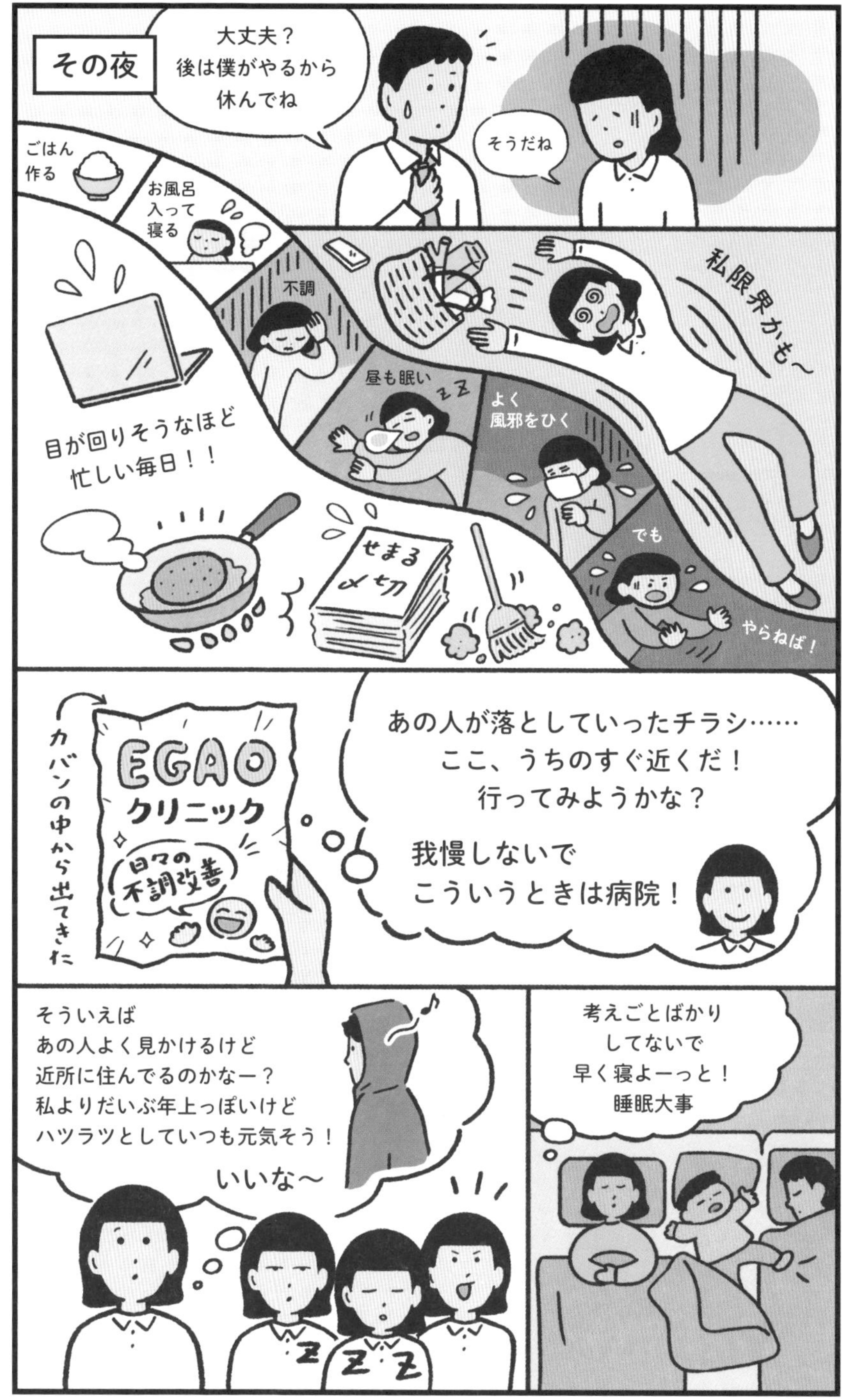
その夜
大丈夫？
後は僕がやるから
休んでね
そうだね
ごはん
作る
お風呂
入って
寝る
不調
私限界かも～
昼も眠い
よく
風邪をひく
でも
やらねば！
目が回りそうなほど
忙しい毎日！！
せまる
〆切
カバンの中から出てきた
EGAO
クリニック
日々の
不調改善
あの人が落としていったチラシ……
ここ、うちのすぐ近くだ！
行ってみようかな？
我慢しないで
こういうときは病院！
そういえば
あの人よく見かけるけど
近所に住んでるのかなー？
私よりだいぶ年上っぽいけど
ハツラツとしていつも元気そう！
いいな～
考えごとばかり
してないで
早く寝よーっと！
睡眠大事

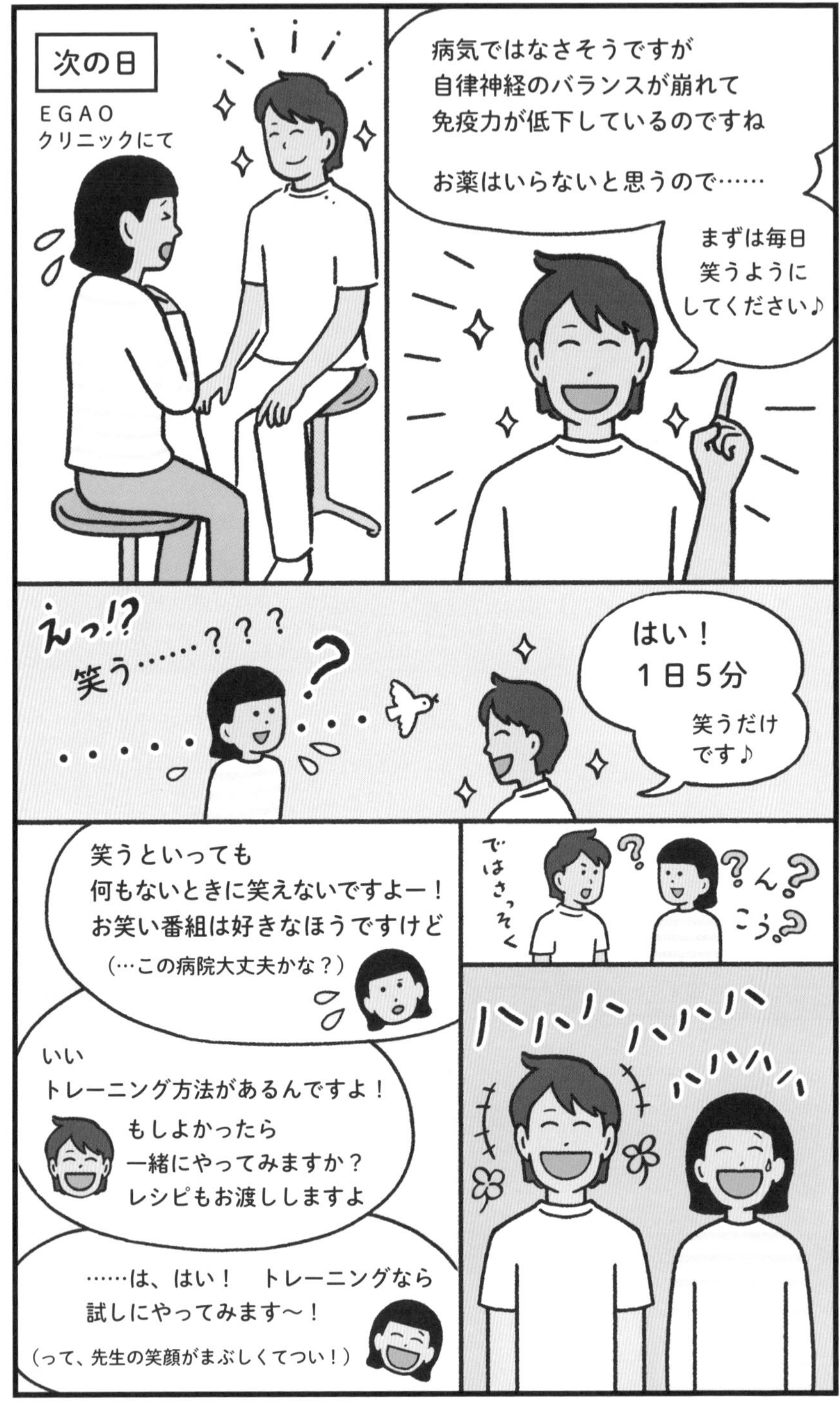
次の日
EGAO
クリニックにて
病気ではなさそうですが
自律神経のバランスが崩れて
免疫力が低下しているのですね
お薬はいらないと思うので……
まずは毎日
笑うように
してください♪
えっ!?
笑う……???
はい！
１日５分
笑うだけ
です♪
笑うといっても
何もないときに笑えないですよー！
お笑い番組は好きなほうですけど
（…この病院大丈夫かな？）
ではさっそく
ん
こう
いい
トレーニング方法があるんですよ！
もしよかったら
一緒にやってみますか？
レシピもお渡ししますよ
……は、はい！　トレーニングなら
試しにやってみます～！
（って、先生の笑顔がまぶしくてつい！）
ハハハハハハ
ハハハハ

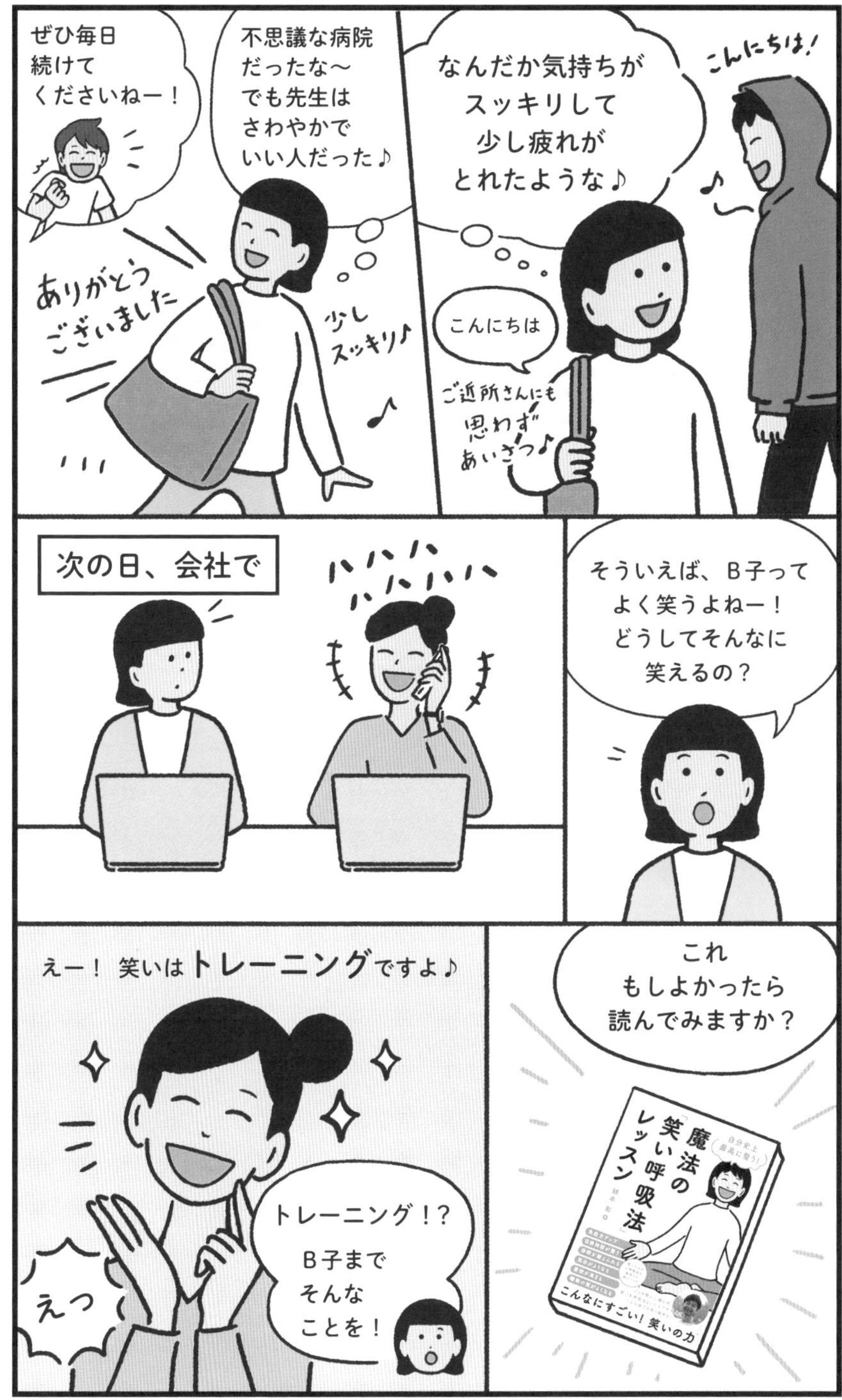
ぜひ毎日
続けて
くださいねー！
ありがとうございました
不思議な病院
だったな〜
でも先生は
さわやかで
いい人だった♪
少しスッキリ♪
なんだか気持ちが
スッキリして
少し疲れが
とれたような♪
こんにちは！
こんにちは
ご近所さんにも思わずあいさつ♪
次の日、会社で
ハハハハハハハ
そういえば、B子って
よく笑うよねー！
どうしてそんなに
笑えるの？
えー！ 笑いはトレーニングですよ♪
えっ
トレーニング！？
B子まで
そんな
ことを！
これ
もしよかったら
読んでみますか？
魔法の
笑い呼吸法
レッスン
こんなにすごい！笑いの力

Contents

★二次元コードを読み込むと、レッスン動画を見られるサイトにアクセスできます。

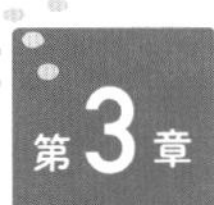

第3章 笑いのウォームアップ

第4章 笑い呼吸法を知ろう

第5章　笑いと瞑想

第6章　笑いを日々の生活の中へ

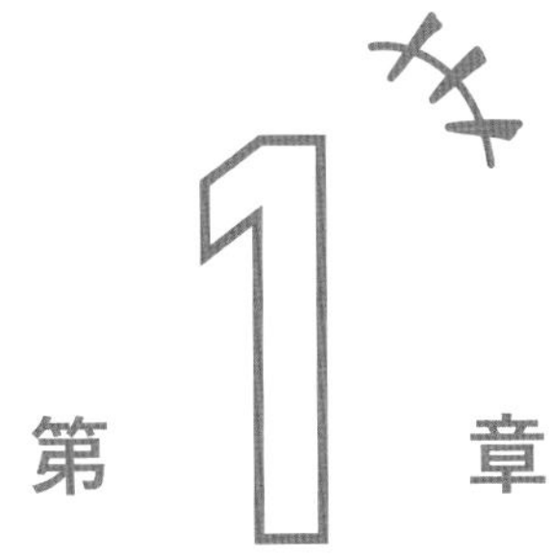

第1章

心からの笑顔を取り戻す笑いの力

最近、笑ったのはいつ？　どんなときに笑う？
エクササイズとして、笑いをトレーニングすることで
心も身体も整えることができることを知っていますか？

近ごろ、心の底から笑えてますか？

今この本をどんな表情で読んでいますか？　加齢と共に心の底から笑うことができなくなり、そのことに気づいてさえいない人が多くいます。

笑いは人生の万能薬

昔から笑いは、酒と同じく百薬の長といわれたり、笑う門には福来るといわれたりなど、心の健康を向上させ、様々な不調を改善し、運気を引き寄せ、日々の幸せを底上げしてくれるものと考えられてきました。楽しいから笑うのではなく、笑うから楽しくなり、幸せを呼び込んでくれるということを、みんな漠然と理解しているのです。

笑いがもたらす様々な効果

イメージや感覚的な効果だけでなく、近年では実際に笑いの研究が進み、笑いが免疫力を高めたり、自律神経のバランスを整えたり、集中力や認知機能などの能力を向上させたり、コミュニケーションを改善したりなど、様々な効果を生み出すことが明らかになっています。フィジカル、メンタル、ビューティーなどへの効果は２章で詳しく紹介します。

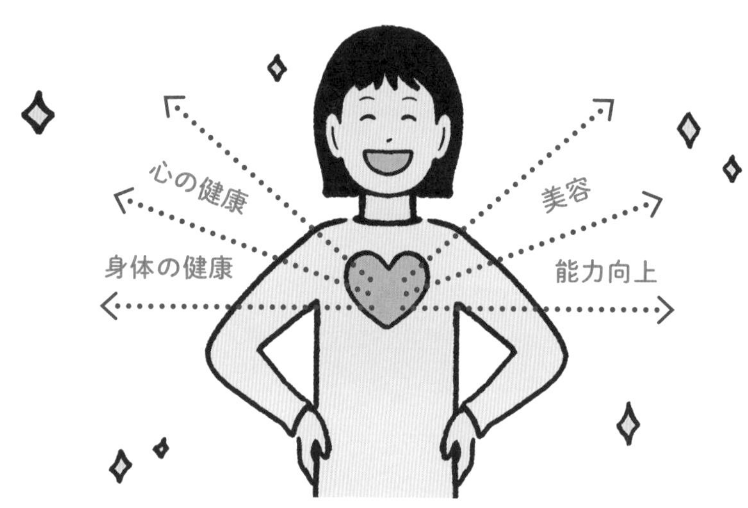

加齢と共に、激減する笑い

人生を豊かにしてくれる笑いなのに、残念ながら歳を重ねるごとに、その回数は恐ろしいほどに減少します。一日に笑いの表情を何回見せるかを測定した実験によると、子どもが400回ほどだったのに対して、大人は15回ほど。個人差はあるにしても、多くの方が、年々笑いが減ってきていることを自覚しているはずです。

笑えなくなる理由
立場
責任
抑圧
飽き

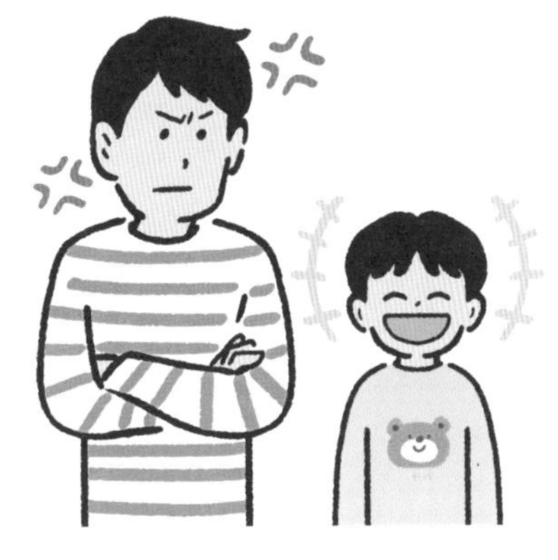

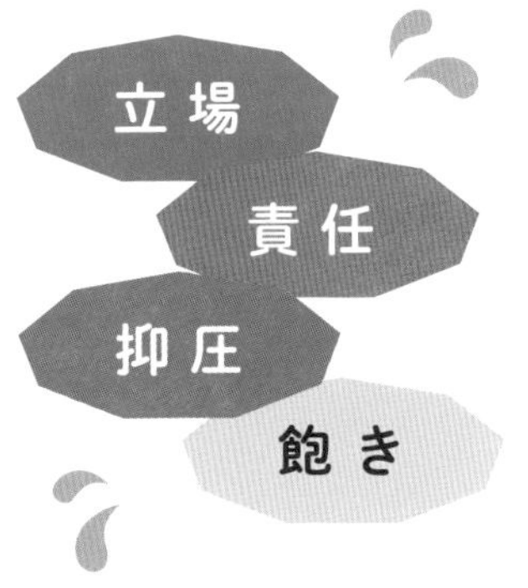

大人になると、笑えなくなる理由

私たちは大人になると、様々な責任を背負います。社会人、会社員、親など、それぞれの立場から生まれる責任や義務感や自制心など、様々な抑圧と共に生きることを余儀なくされ、笑えないメンタルになっていくのです。さらに笑いに必要な「興味」「新鮮さ」も、加齢と共に飽きて失っていくので、どんどん心の底から笑えなくなってしまうのです。

Smile Advice!

「笑いの表情」を確認しよう

笑うときはどんな表情になるか、確認したことはありますか。一度、鏡を見ながら、真顔と笑顔の表情の違いを比べてみてはいかがですか。顔全体の印象はもちろん、目元・頬まわり・口元などのパーツもぜひチェックを。

目尻が
下がる
頬が上がる
口角が
上がる

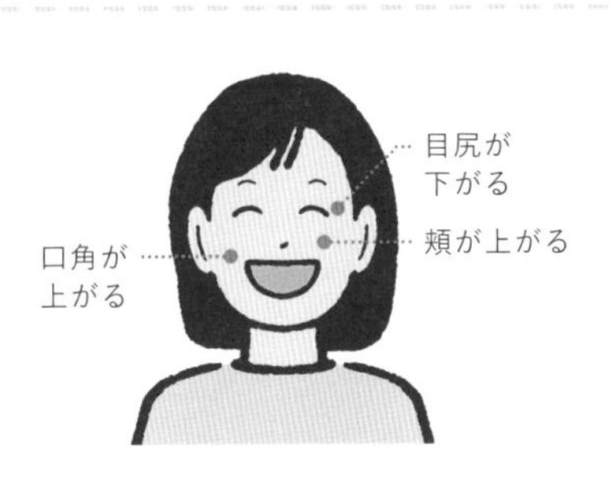

人生最初の笑いを思い出してみよう！

心の底からの笑いを取り戻す第一歩として、笑いのメカニズムをひも解いていきましょう。まずは人生最初の笑いについて見ていくことにします。

子どもは笑いのお師匠さま

毎日の生活シーンの中で心の底から笑うことを忘れてしまった大人にとって、心からの笑いを取り戻す大きなヒントは笑いのプロフェッショナルともいえる子どもたちの「遊び心」の中にあります。

他人からどう思われるかを気にせず、後先を考えないで目の前の物事に夢中になり、それらを純粋に心の底から楽しむことができる心。物事と純粋に向き合う心の姿勢が加齢と共に私たちが失った大きな能力だといえるのかもしれません。

赤ちゃんが笑う瞬間

さらに「笑いの原点」を探ると、生まれて数か月の赤ちゃんが見せる笑いが「人生最初の笑い」です。

赤ちゃんは、危機感や緊張感とは無縁の、心の底から満たされた際に笑いを見せます。収まるべきものが、収まるべきところに収まったときの、安堵に満ちた充足感。笑いの最深部には、そんな安堵、充足、満足、全肯定、喜びの感覚があり、私たちが生まれた直後から、本能的に備わっているということができるのです。

大人

心の底から笑うことを忘れている

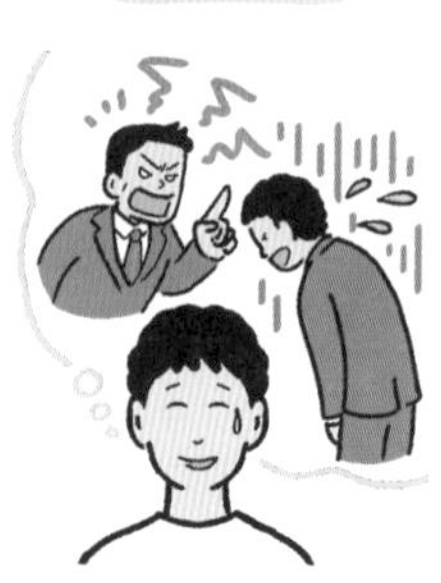

子ども

目の前の物事に夢中！

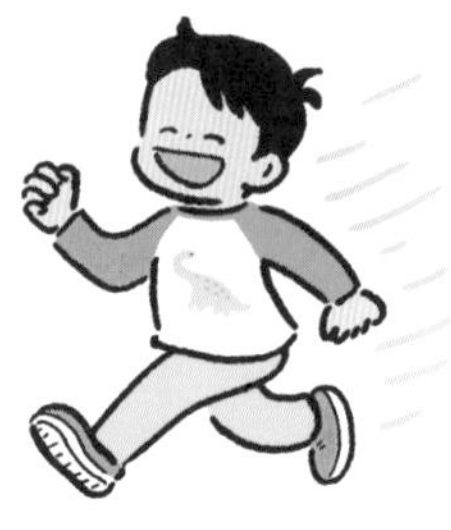

赤ちゃん

安堵、充足
満たされる感覚

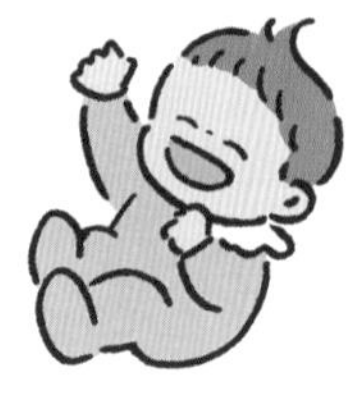

笑いに必要な「想定外」の要素

安堵に満ちた充足感以外にも、笑いにとって必要な要素がもう一つあります。それが「想定外」という要素です。

ジョークに限らず、充足感や肯定感が「想定」を越えてきたとき、自然と笑いが起きるのです。予想をはるかに越えてくる展開の映画や斬新な音楽、素晴らしい料理など、心が想定外に満たされたとき、自然な笑いが湧き起こってきます。

【例】大学生と大家さん

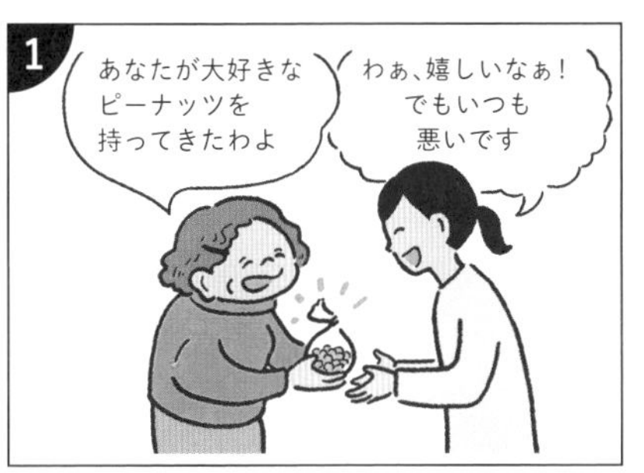

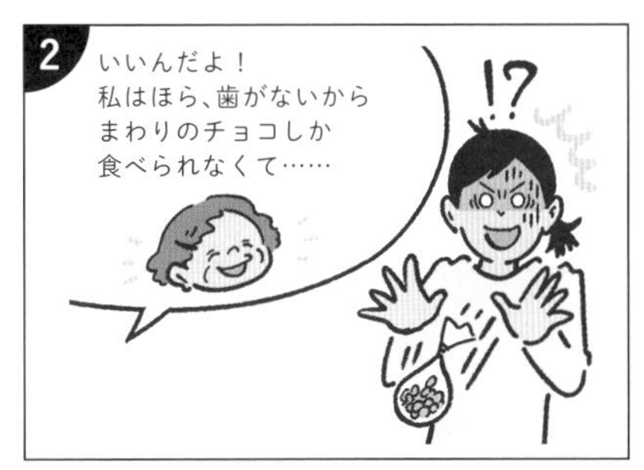

「興味深くて変な様子」を、おかしいといいますが、こういった心理状態のときに、面白さが生じて笑いが生じるのです。

赤ちゃんには、すべてが想定外

経験値がゼロの赤ちゃんにとっては、すべての経験がまさに想定外。だからミルクを飲んだだけで、くすぐられただけで、お母さんの顔を見ただけでケラケラ笑うことができるのです。ですから様々な経験を通して「想定内」が増えた私たち大人でも、この先入観を取り外すことができれば、最高の笑いをいつでも引き出せるようになるということです。

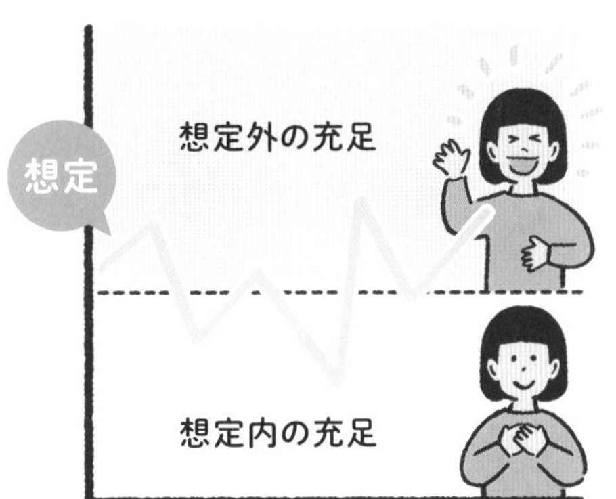

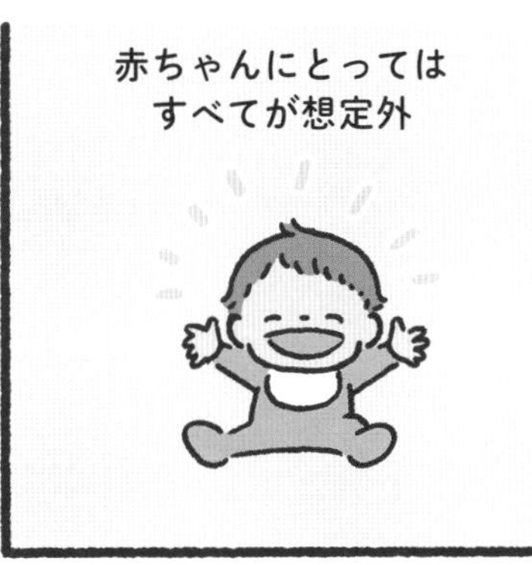

お笑いに学ぶ、笑いのエッセンス

心からの笑顔を取り戻すために、お笑いで定番の「フリ、ボケ、ツッコミ」や「あるあるネタ」を例に笑いに必要な要素を確認しましょう。

「漫才」から、笑いのメカニズムをひも解こう

「漫才」の基本構造の一つに「フリ、ボケ、ツッコミ」というものがあります。

「フリ」とは、話の背景や流れを作る部分で、「ボケ」はその流れをあえて外しておかしさを作り、「ツッコミ」ではそのおかしさを強調します。ボケだけでは笑えないジョークでも、ツッコミによって笑いが起きることが多々あるのです。

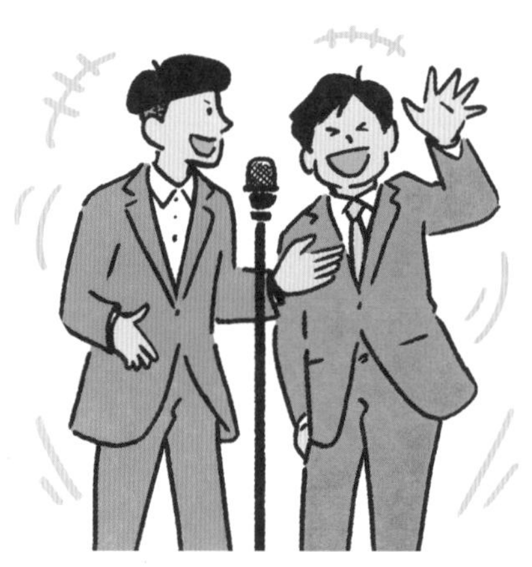

【例】ムチウチの理由

ちょっと！その首どうしたの？

いやー、山道をドライブしてたら、
急に猿が飛び出してきてさ
急ブレーキ踏んだら、
後ろの車に追突されちゃったのよ。

フリ
聞き手の頭の中に、特定の情景や前提を作っている。

うわ悲劇。それって、
猿人トラブルってやつだよね……！

ボケ
話しを「猿」＝「エン」で受け継ぎつつも、「想定外」の答えを返している。

そうそう、猿人がエンジンに
噛みついて、ってちゃうわ！

ツッコミ
ボケのおかしさを素早く指摘して、聞き手に納得と共感を与えている。

お笑いの笑いにも、想定外の展開、収まるべきものが収まるべきところに収まったときの充足感、緊張から無縁の安心感といった要素があることが分かります。

「あるあるネタ」に見る お笑い成分

お笑いの定番のネタの一つに「あるあるネタ」というものがあります。たとえば「投げたゴミがゴミ箱に入らないとき、元の位置に戻ってから投げる」「本当は62kg なのに、問診表の体重欄に 59kg と書いてしまう」「試食コーナーの人とだけ、やけに仲がよくなる」「200 円のチョコは買うのに、100 円のアプリ購入にすごく悩む」など、多くの人が経験したことのある状況を、リアルに再現することで笑いを誘う手法ですが、ここでも笑いに必要となる共通要素があることに気づきます。

【例】ごみ箱あるある！

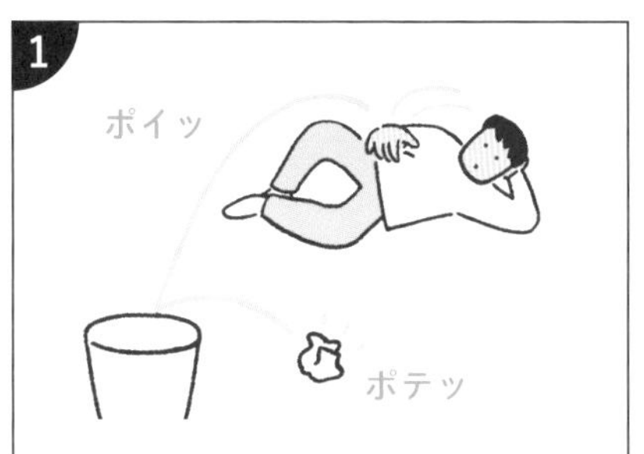

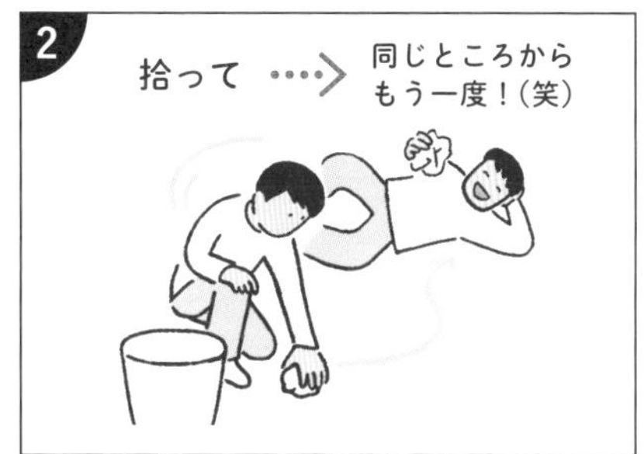

共感と共に、収まるべきものが、収まるべきところに、収まった充足感があり、忘れかけていた情景であるほど面白く、当たり前すぎると面白みが軽減することが分かります。

笑いを引き起こす 共通因子

「漫才」や「あるあるネタ」以外にも、「モノマネ」「大喜利」「リアクション芸」など、様々なお笑いの形がありますが、そこには必ず「共感」「充足感」「安心感」があり、それに加えて「想定外」の「おかしさ」が加わることで笑いを引き起こします。また、そのおかしさの度合いによって、クスッという笑いなのか、思わず声をあげるような大笑いなのかなど、笑いの強さが決定します。これは、どのお笑いであっても、日常のジョークであっても共通の要素だといえます。

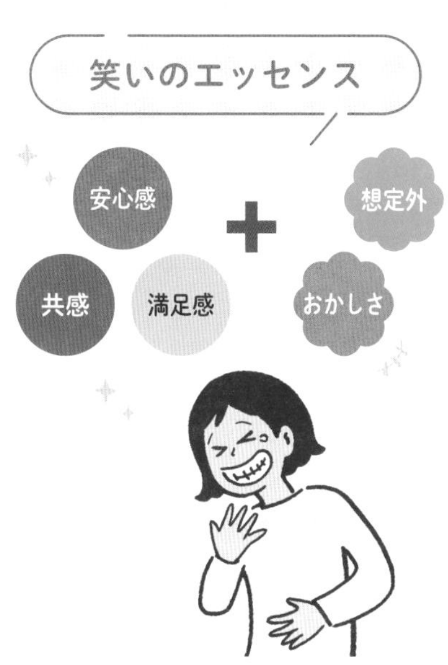

ユーモアに頼らない笑いの魅力

お笑いを見て、笑うことは楽しく有意義ですが、それらに頼ることにはデメリットもあります。ここでは問題点と解決法を紹介します。

ユーモアに頼った笑いの限界

笑いから様々な効果を得るためには、腹を抱えるような強い笑いが必要なのですが、そんな笑いを得るには、ネタとなる素材が必要になります。私たちの気分は日々アップダウンするので、どんな状態でも大笑いできるネタを探すのは、とても時間がかかりますし、笑えたとしても、クスクス程度だったり、飽きがきてしまうと笑いの質も低下します。

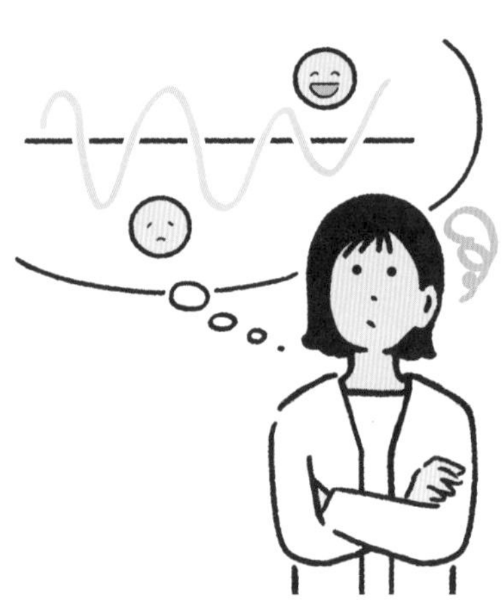

健康効果を引き出す、笑いの最低時間

笑いから十分な健康効果を得るには、最低でも 10 分は笑い続ける必要があります。私たちの 1 回の笑いが、長くてもせいぜい 10 秒ほどだとすると、60 回は爆笑し続ける必要があり、しかもそれを毎日続けるとなると……。

笑いは様々な効果をもたらしてくれますが、その効果を引き出し続けるには、相当量の笑いが必要になるということなのです。

1 日に「10 秒 × 60 回」笑えますか？

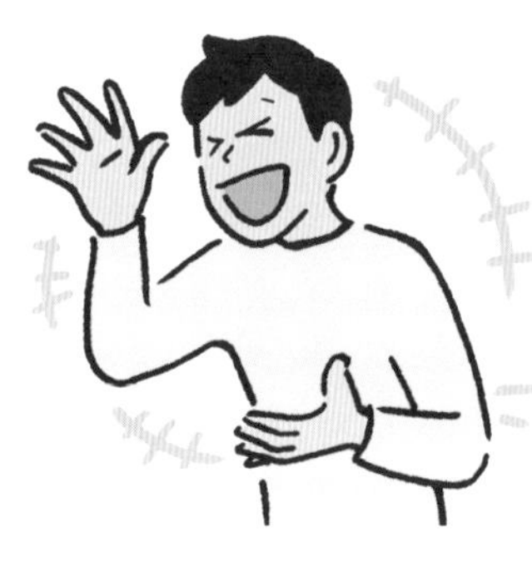

※実際の笑いは数秒で終わることが大半です。

笑いをエクササイズとして練習するという発想

「健康上の効果を引き出す強い笑いを毎日続けるためには、笑いをエクササイズとして練習する必要がある」。そんな発想から、インドの内科医であるマダン・カタリア博士は、1995 年にラフターヨガを考案しました。 まさにヨガのように、身体から心を一定の方向へと導こうとするコンセプトで、笑いエクササイズが誕生したのです。

好きなときに、好きなだけ爆笑できる笑い体質に

様々なきっかけで「作り笑い」を繰り返し、グループでの「もらい笑い」を誘発しながら、「本物の笑い」へと変えていくのが、ラフターヨガの狙いです。笑いのネタとしての素材が必要ないので気分やタイミングを選ばず、続ければ続けるほど笑い力が増し、好きなだけ笑い続けることができる、新しい笑いをマスターするための道のりが開けたのです。

マダン・カタリア博士のラフターヨガ

ラフターヨガは、ウォームアップ、深呼吸、遊び心、ラフターエクササイズの4 つの要素で構成されています。独特の手拍子で心をほぐし、笑いのきっかけとなる様々なエクササイズを行って笑い、ときおり深呼吸しながら心を落ち着かせ、遊び心いっぱいのかけ声で和みます。

こういった様々な要素によって、長く笑い続けることができ、笑い力を高めることができます。日本でも様々な場所で受けることができます (p.155)。

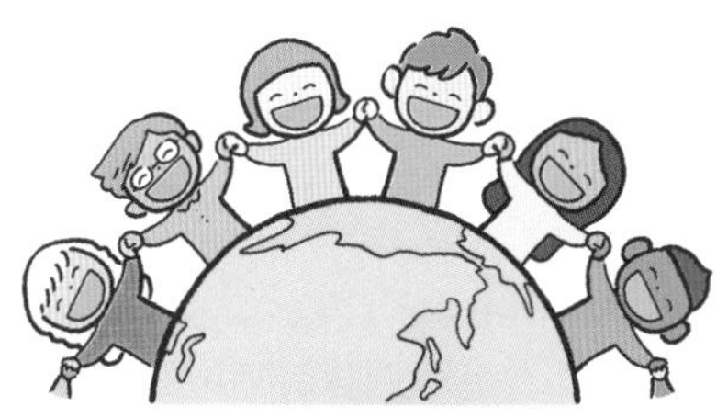

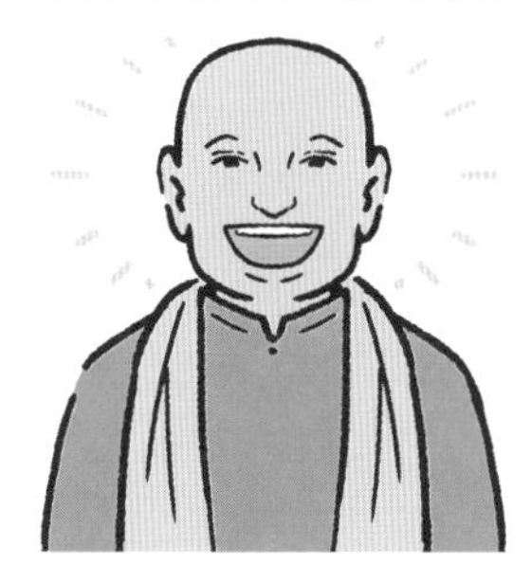

マダン・カタリア博士

笑いをエクササイズとして練習するメリット

- ネタとして素材を準備する必要がない
- タイミングを選ばず、いつでも大笑いできる
- 深く笑えるので、健康効果を引き出しやすくする
- 好きなだけ笑い続けて、「笑い力」を高めることができる

「笑い」と「呼吸法」を融合して自分史上最高に整う

ラフターヨガのコンセプトを受け継ぎつつ、シャイな方でも実践しやすいように、笑いを呼吸法としてエクササイズ化したのが「笑い呼吸法」です。

笑いとヨガの呼吸法が融合

笑いをエクササイズにするという発想を受けて、高めのテンションについていくのが苦手な方や、シャイな方でも無理なく独習できるよう、笑いを呼吸法として体系化したものが「笑い呼吸法」です。

ノリや勢いに頼らず、笑いに必要となる要素を「呼吸法」として反復練習することで、地道にマイペースで笑いをマスターしていくことができるのです。

ヨガの根幹にある、呼吸の奥義

アクロバティックなポーズが印象的なヨガですが、あらゆるポーズは理想的な呼吸のために考案されたといっても過言ではありません。ヨガの本来の目的は、心をベストな状態に保つことですが、心を直接コントロールすることは至難の業です。ヨガを実践するためには、心と表裏の関係にある呼吸を整えることが最重要になります。

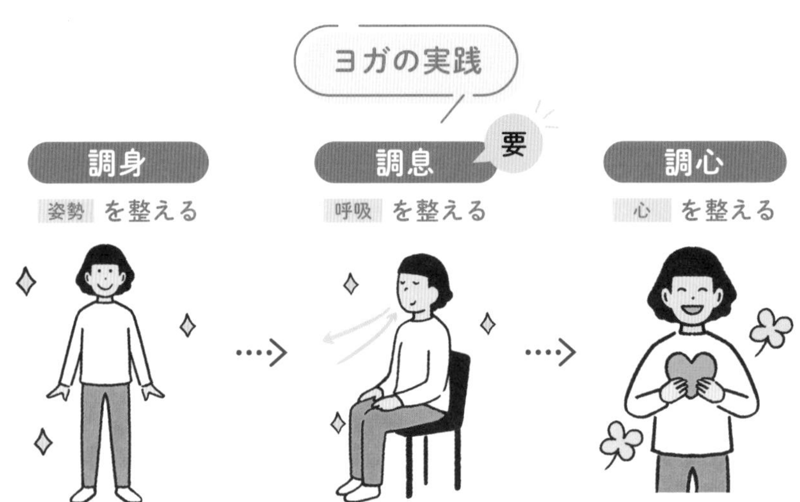

あらゆる呼吸法の頂点に君臨する笑い

ヨガの最も基本的な呼吸法に「３パート呼吸」というものがあります。腹式呼吸、胸式呼吸、肩呼吸をフルに行う呼吸法なので、完全呼吸法とも呼ばれていますが、笑いはまさに、この呼吸法をさらに完全なものにする、最高の呼吸法だといえます。笑うことで、ヨガの行者たちが何年もかかって到達するレベルの呼吸に、一瞬で簡単に到達する力を持っているのです。笑いが持つ呼吸調整力はかなり高いといえます。

呼吸の３要素

腹式呼吸

横隔膜の上下運動、お腹の前後の運動で行う呼吸。鎮静と覚醒を同時に導き、ヨガの中では最も大切に考えられている。

胸式呼吸

肋骨の広がりと狭まりで行う呼吸。一度に多くの呼吸が行える。爽快感や開放感と関わっていて、ポーズ中にも活躍する。

肩呼吸

鎖骨の上下運動で行う呼吸。全力ダッシュした後などに自然と肩呼吸になる。ヨガのポーズ中にはほとんど使われないが、３パート呼吸で練習を。

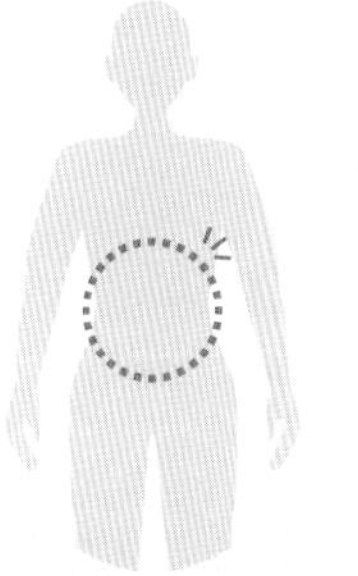

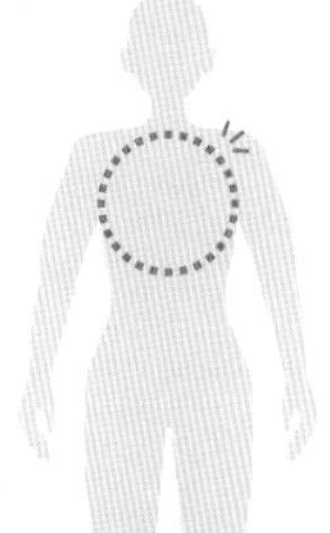

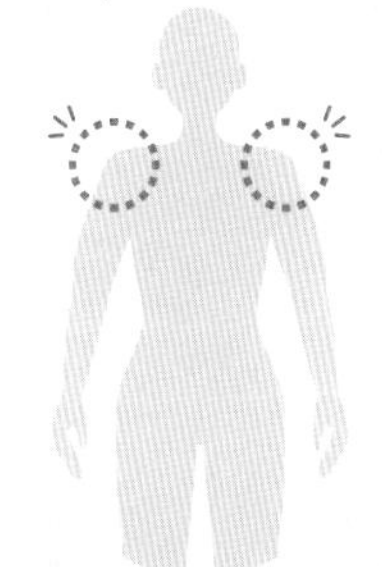

「笑い呼吸法」ですべて整う

笑いは、上記のすべてのパートに働きかけて、それぞれを整えてくれる生理現象です。本能として備わった呼吸調整力は、後天的に会得する呼吸法とは桁違いの効果を持っているのです。

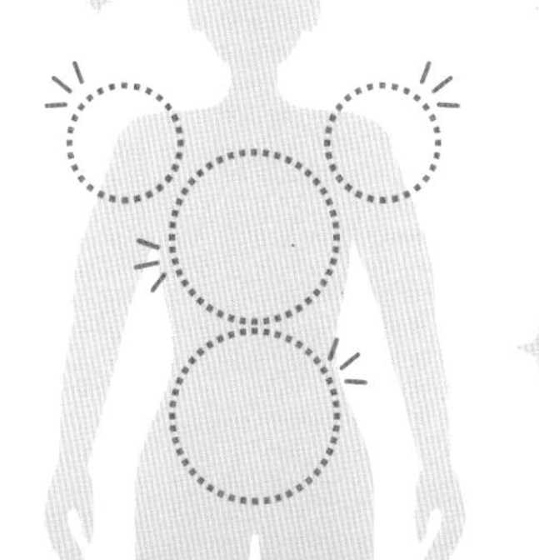

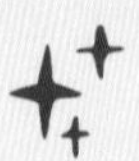

「笑い呼吸法」を練習したら こんなに変わった！

Aさん

（30代・男性・建設業）

笑い呼吸法は、それぞれ笑いの効果、作用が明確なので、日常生活のふとした瞬間にも取り入れることができると思います。たとえば、緊張を和らげるためには「安堵の笑い」をするなど。

練習を繰り返すと、自然な笑顔が引き出せるようになり、自然と日常のコミュニケーションも円滑に進んでいるように感じます。身近にあるものだけに、真剣に向き合いづらいのが「笑い」ですが、呼吸法、メソッドなんだということを明確にして、真剣に取り組むと本気で人生が変わりますよ。

Bさん

（40代・女性・アパレルデザイナー）

コロナ禍で人に会わなくなり、いつしか無表情に。笑顔を意識しても心から笑えずにすぐに真顔に戻ってしまい、無意識に人にも自分にも心を閉ざしていたのです。そんなときに「笑い呼吸法」に出会いました。

1週間ほどで変化が見られ、意欲的な気持ちや周りへの興味が芽生え始め、周りの人に笑顔でオープンに接し、人の意見にも共感できる自分がいました。人間関係が穏やかになり、気が楽になったのです。1か月続けた頃には、肌艶がよくなり、自然な表情になったのを実感しました。始めてから約半年ですが、あの頃の私とは見違えるほどに、人間としての生命力や喜びを感じて生きることができています。

Cさん

（40代・女性・主婦）

疲れたときに笑い呼吸法をすると、頭がクリアになり、家事や用事が手早く進みます。身体のコアの筋肉を使うためか、体幹が引き締まり歩きやすくなりました。出産後は、駆け足も上手くできなかったのですが、最近は走れるようになり嬉しいです。

また、先のことを心配して思い詰めることがなくなりました。笑い呼吸法と微笑瞑想を繰り返すことで、変化を見守る習慣が付き、自分の体や心理状態に以前より細やかに気が付くようになり、ケアしやすくなりました。思いがけず泣き笑いになり、すっきりすることもありデトックス作用も感じます。

Dさん

（60代・女性・看護師）

最初の感動は、「ヨガのポーズの中で笑いを取り入れると、難しいポーズでもお腹に力が入り、安定できる、持続できる」という体験でした。

私は毎日笑う練習をしています。ウォーキングをしながら、運転しながら、家事をしながらなど、笑うことは楽しいことなので、気が向けば、笑いの練習をしています。熱意の笑い、歓喜の笑い、安堵の笑い、意識しながら笑います。笑いながら、自分の心がゆるんでいくのが感じられ、クヨクヨしなくなり、自分を責めることをしなくなりました。そして、相手に対しても柔らかく接することができるようになりました。

笑い呼吸法を実践している方々に、お話をお聞きしました。
身体面にも精神面にも大きな効果を感じている人ばかり！

※効果は個人の感想です。

Eさん
（50代・女性・グラフィックデザイナー）

初めは騙されたと思って、笑いの練習をさっさと済ませて瞑想をしていましたが、そのうちにやる気と行動力が増すのを感じました。1か月後に、さらに手応えを感じ、毎日の笑いの時間が楽しみになりました。

肌の透明感や艶が増し、顔が引き上がり、瞳の輝きが増し、気持ちよくお腹が空くようになりました。自己否定感が薄れ、満足感をもって目の前のことに集中できるようになりました。自信も少しずつ取り戻してきています。人生でバラバラだったパズルのピースが実は繋がっていて、生きてきた道が間違っていなかったと感じられるようになりました。これからも、私らしく前向きに生きていけると感じています。

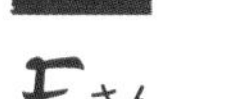

Fさん
（50代・男性・会社員）

笑い呼吸法を生活に取り入れたことで、インナーマッスルが整い、下半身が強化されました。特に50歳を超えて、尿の切れが悪くなるなど、少しずつ老化を感じる中、まさかの笑いによって、尿の切れがぐんぐんよくなりました（恥ずかしい話ですが）。

自然と表情も明るくなり、発言も前向きになりました。呼吸によって筋肉が鍛えられ、自然に姿勢も少しよくなりました。笑うって本当にいいことですね。元手も要らず、誰も傷付かない。誰かのために笑うのではなく、自分のためでいいんだという感覚。この世界に呼んでもらって本当によかったです。

Gさん
（40代・女性・福祉施設の職員 兼 ヨガ講師）

勤務先の福祉施設で、「笑い呼吸法」を取り入れました。対象者は20～40歳の男女合わせて約20人で、週1～3日のペース。就労支援や生活支援に携わっているのですが、約6か月の中で、私と彼らの距離感がぐっと縮まり、会話が増えました。

また、私自身が、しなやかなたくましさを見出せるようになりました。子ども時代、家庭環境の影響で仮面笑いの癖があったり、産後うつ気味になったりもしましたが、理屈抜きで、とにかく愚直に毎日お腹からの笑いを練習したら、そういう気持ちの癖からも抜け出せたと感じます。おかげさまで家族関係も抜群によくなりました。

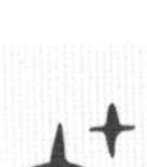

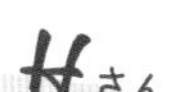

Hさん
（40代・女性・理学療法士）

知識としては理解できるのですが、「笑う」ことに抵抗感がありました。腰が引けながら実践を始めた笑い呼吸法ですが、今では欠かせない存在となっています。

笑いたくないときは無理に笑わなくても大丈夫という点も気軽です。朝、家事を始める前に笑うことで頭がすっきりし、足腰がどっしりし、気持ちに余裕が生まれます。特に「熱意の呼吸法」は、脚との繋がりを実感しやすく、どんどんエネルギーが湧いてきます。現在3歳になる次男を出産後、疲れやすさや落ち込みやすさを抱えていましたが、笑い呼吸法を続けることで、元気になり、心から笑えることが増えてきました。

「笑い呼吸法」を練習したら

こんなに変わった！

Iさん

(30代・女性・画家)

笑い呼吸法を始めてから、身体に蓄積していた緊張が少しずつゆるんでいることを実感しています。「安堵の笑い呼吸法」は、じんわりと疲労がとれる感覚を味わうことができました。「微笑瞑想」では、静けさの中で顔や身体がほどけていくような心地よさを感じます。

朝が苦手で起床時はあまり調子がよくないのですが、笑い呼吸法を行うと、お腹から活力が湧き身体もあたたまり、不思議と気持ちが明るくなります。表情筋を使うので顔もほぐれて表情も明るくなり、美容面の効果を期待できそうなところも嬉しいです。笑うことがより好きになり、前向きな気持ちで毎日を過ごせそうです。

Jさん

(50代・女性・映画監督)

仕事柄、会食が多く、立場的にも喋ることが多いのですが、歳をとるにつれて、むせることが多くなっていました。笑い呼吸を始めてからは、むせにくくなり、安心して会食ができます。

これまでもヨガや瞑想を練習してきましたが、笑い呼吸法は即効性がある気がします。笑い呼吸を終えると、20分瞑想をした後と同じようなリセット感を得られます。爽快で、すべてがクリアになった感じがあります。そして、肩こりまでもがリセットされる。これが本当に不思議です。

Kさん

(40代・女性・ヨガインストラクター)

最初は「笑い」に対して、強い抵抗感がありました。「笑いを呼吸法として、トレーニングとして捉える」と聞いて恐る恐る試しました。練習中、笑いにまつわる過去のネガティヴな思い出や心の傷がザワザワして笑いへの恐れが出てくることもあり、自分の感情を抑え込む癖があることにも気がつきました。抑え込んだ気持ちがポロッとでて、涙がでてスッキリすることもあります。落ち込むと抜け出せないこともあったのですが、最近は笑い呼吸をすると気分が開放され、視点を変えて対応できるようになりました。笑いが苦手と思われる方こそ、「呼吸法」として試してみるといいかもしれません。

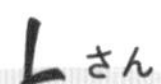

Lさん

(40代・女性・ヨガインストラクター)

「笑い呼吸法」は、日常のシーンでふと思い出して、ついやってしまいます。「安心したと感じたとき」は「安堵の笑い呼吸法」で自分を癒し、「嬉しいことがあったとき」は「歓喜の笑い呼吸法」で自分を讃え、「虚無感ややる気の出ないとき」は「熱意の笑い呼吸法」で心底生きていることを味わいます。

虚無感や殻をうち破り、自分をねぎらうことは特別なことと感じていましたが、笑い呼吸法を通して、自分自身を解放してあげることが自然にできるようになりました。大きめの感情が浮かび上がってきたら、それを感じながら笑い呼吸法をすると、自分らしく過ごせている気がします。

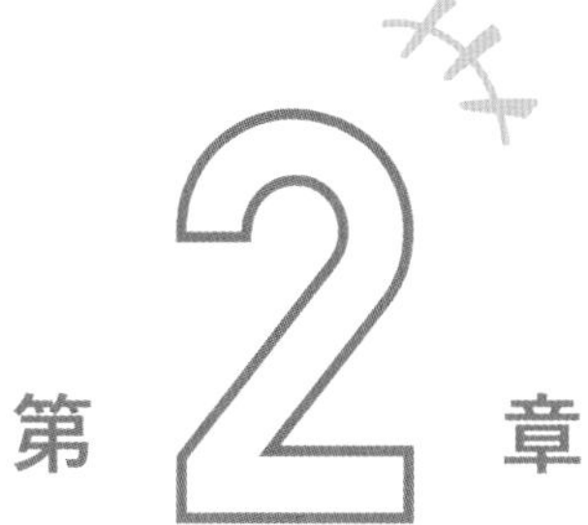

第2章

笑いの整い効果

様々な研究や実験などから明らかになっている笑いの効果を、
フィジカル、メンタル、ビューティーの
3つの側面から紹介します。

フィジカル効果❶

免疫力がアップする

笑いがもたらす身体的な効果として、まず思い浮かぶのが、免疫力を高めて病気知らずになる効果です。

笑いが免疫力を高めるメカニズム

免疫力とは、病気を未然に防いだり、病気から回復して健康を維持したりしようとする力のことです。この力が弱くなると、様々な病気にかかりやすくなりますが、その主な原因は、ストレス、腸内環境の悪化、睡眠不足、運動不足、バランスの悪い食事などが挙げられます。免疫力は病原菌やウイルスが身体に入ってきたときに攻撃したり、同じ病原体に対抗する抗体を作ったりする、様々な免疫細胞によって保たれていますが、ストレスや睡眠不足によって弱まります。そのため、これらを解消することで免疫力を高めることができます。

免疫力が低下する大きな原因

- ストレス（自律神経やホルモンの乱れ）
- 腸内環境の悪化
- 睡眠不足
- 運動不足
- バランスの悪い食事

免疫力を高める笑いの力

笑いは、ストレスを解消して気分をよくしたり、自律神経のバランスを整えたり、お腹の調子をよくしたり、睡眠の質を高めたり、効果的な体幹トレーニングとなったり、免疫低下に結びつくあらゆる原因に働きかけて、免疫力を高めてくれる働きがあると考えられています。

Evidence

医師であり、笑い研究家である伊丹氏の研究によると、ガン細胞を破壊するNK細胞の数の活性率が低い人に3時間のお笑いを観賞してもらった結果、観賞後の細胞の数の活性率が上昇したという報告があります。[1]
このことから、笑いによって直接的に免疫力が高められることが、研究で明らかになっています。

1）伊丹仁朗．『笑いの健康学－笑いが免疫力を高める－』．三省堂，1999

フィジカル効果❷

自律神経が整う

心身両面に大きな影響を与える自律神経は、笑いによって復調することが明らかになっています。

不調の原因に多い自律神経の乱れ

自律神経とは、血圧や呼吸など、体内の様々な機能を自動的に調節している神経のことです。自律神経は、2種類の神経系統で構成されていて、交感神経は緊張と興奮を司り、副交感神経は鎮静と弛緩を司っています。

過度の緊張や長期のストレスなどで、自律神経のバランスが崩れると、眠れなくなったり、疲れて元気が出なかったりなどの症状が現れ、様々な不調の温床となります。

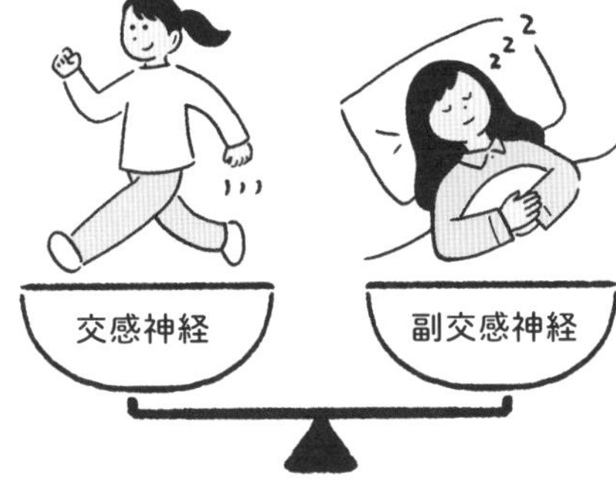

活動するとき働く。

休息やリラックス時に働く。

自律神経を整える笑いの効果

笑いは自律神経のバランスを崩す主な原因である、ストレスや運動不足、睡眠不足などを解消してくれます。

実際、様々な実験から、笑うことで興奮と鎮静の両方を刺激するホルモンが分泌されたり、交感神経と副交感神経のバランスが整ったりすることが明らかになっています。笑いは脳をリセットしてストレスを断ち切り、同時に脳をリラックスさせて大らかさを育む、両面の作用を持っているといえるのです。

Evidence

日本の大学生を対象に行われた実験では、自発的な笑いの最中に交感神経が高まり、笑い終わると副交感神経が優位になって、緊張が緩和していくことが明らかになりました。[2)]
また、笑うことでβエンドルフィンが分泌されて脳を興奮させると同時に、セロトニンも分泌されてβエンドルフィンの過剰な分泌を抑制することが明らかになっています(p.30)。
笑いが持つ興奮と弛緩の両作用によって、自律神経のバランスが整うことが証明されています。

2）石原俊一.『自発的笑いが自律神経に及ぼす効果』,（公社）日本心理学会，2006

フィジカル効果❸

体幹が鍛えられる

あらゆるスポーツや精神鍛錬などに欠かせない体幹トレーニング。情動を伴う腹筋運動として笑いの効果が明らかになっています。

体幹を強化する笑いのメカニズム

体幹とは、頭や四肢を除いた胴体部分のことですが、狭い意味ではお腹の圧力を高めるための深層筋を指しています。この部分が鍛えられると身体の中心から力を発しやすくなり、あらゆる運動の効率を高めるのですが、笑いがこれらの深層筋に作用することが近年の研究で明らかになっています。

深層筋は本気で何かを追いかけるときなど、情動と共に作用しやすい性質があります。笑いは情動を伴う腹筋運動ということから、深層筋に効果的に作用しやすくなっているのです。加えて笑いは、肩の力を抜く働きもあるので、スポーツには不可欠の要素だといえます。

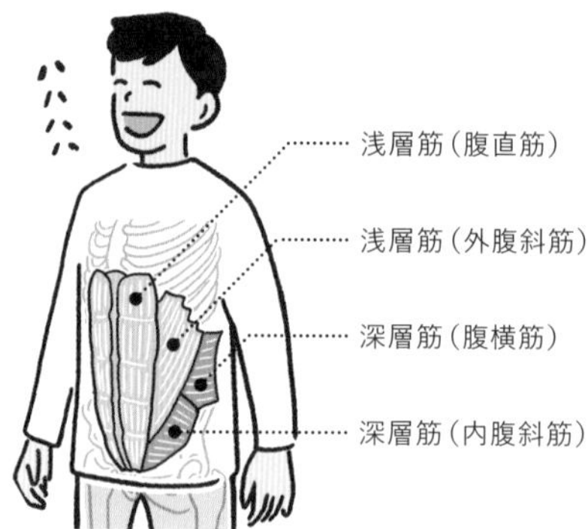

Evidence

ドイツの研究グループが、笑いヨガの中での最も強い笑いのときと、クランチという腹筋運動を行っているときとで、腹筋がどのように作用しているかを測定しました。その結果、クランチでは深層に行くほどトレーニング効果が弱まったのに対して、笑いは深層に行くほどにトレーニング効果が強くなったことが明らかになりました。[3)]

内腹斜筋は笑いの方が強い刺激が入る結果に

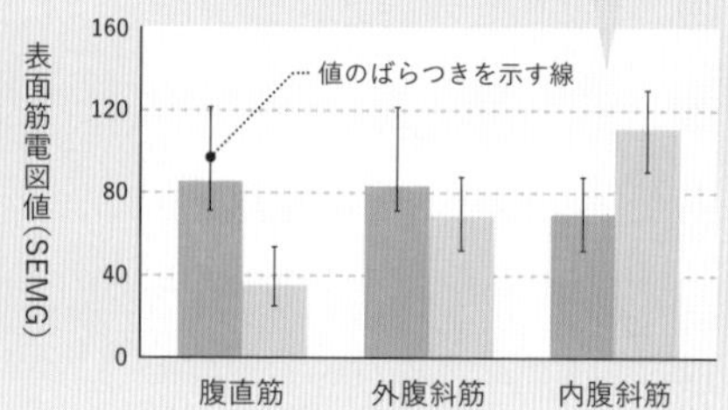

3）Heiko Wagner, Ulrich Rehmes, Daniel Kohle, Christian Puta「Laughing: A Demanding Exercise for Trunk Muscles」, 2014

フィジカル効果④

お腹の調子を改善する

笑い呼吸法を練習して間もない方の多くが、「お通じがよくなった」と感じています。そのメカニズムを明らかにしていきましょう。

笑いがもたらす 複合的な整腸作用

内臓の調子に影響を与える因子は様々ですが、代表的なものを挙げると①食生活の乱れ、②ストレスによる自律神経の乱れ、③腹圧の弱さです。

笑いには、心の状態をリセットすることでストレスを解消して過剰な食欲を正常化し、さらに腹圧を高めて内臓の血流をよくするという働きがあります。つまり笑いは、お腹の調子が悪くなる主な原因をすべて改善してくれるのです。

Evidence

イランの研究グループによると、60名の過敏性腸症候群患者を3グループに分け、笑いヨガ、抗不安剤、対症療法を施した結果、3グループ共に不安が同程度に軽減したにもかかわらず、症状の重症度に関しては、笑いグループでのみ、大幅に軽減されたことが発表されています。[4)]

4）Tahmine Tavakoli「Comparison of Laughter Yoga and Anti-Anxiety Medication on Anxiety and Gastrointestinal Symptoms of Patients with Irritable Bowel Syndrome」(2019)

お腹の不調の主な原因に対する笑いの作用

1
食生活の乱れ

食事の頻度や量、重さによって胃腸に負担がかかると、内臓が疲れて動きが悪くなってしまう。大食いの原因の多くはストレスとも。

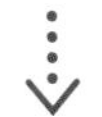

ストレスが解消され、過剰な食欲が正常化する

2
自律神経の乱れ

ストレスなどで自律神経のバランスが崩れると、内臓の動きや粘液の分泌に異常が出て、腸内環境が悪化する。

ストレスが解消され、自律神経のバランスが整う

3
腹圧の弱さ

腹圧が弱いと内臓の血流が悪くなり、内臓が疲れやすくなる。また、便を押し出す力が弱まり、便秘の原因になる。

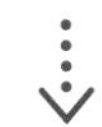

深層筋が鍛えられ、腹圧が高まる

フィジカル効果❺

尿漏れを改善する

お年寄りに限らず、産後の女性にも多く見られる尿漏れは、とても重要な老化のサイン。そんな症状も笑いで改善できます。

尿漏れに関わる筋肉が笑いで鍛えられる

尿漏れは、運動不足や肥満、出産などで骨盤底の筋肉が衰えることで起こります。笑いは、骨盤底の筋肉を鍛えるトレーニングにもなるので、直接的に尿漏れに有効です。

しかし同時にお腹の深層筋を強く引き締める作用もあるため、逆に尿が漏れることがあります。この場合は、意識して骨盤底を締めて笑いましょう。骨盤底を締める力が備わり、尿漏れの予防になります。

笑いは老化を強烈に食い止める

骨盤底筋を鍛えることは尿漏れ予防だけでなく、腹圧を高めることで、足腰を強くしたり、腸の調子をよくしたりするため、腸と脳の関係（脳腸相関（のうちょうそうかん））を通して、認知機能の活性化にも繋がります。

また、笑いは喉まわりの緊張をほぐしたり、筋肉を鍛えたりする働きがあるため、嚥下（えんげ）障害の予防にも効果があると考えられています。こういったことから、笑いは老化を抑えるスーパーメソッドだといえます。

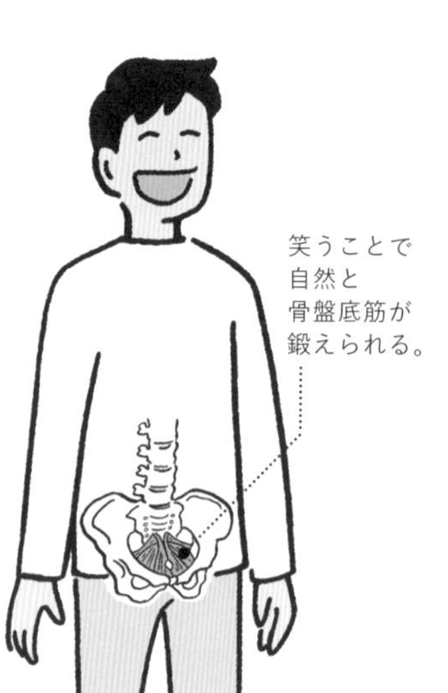

骨盤底筋の強化

- 腹圧強化
- 足腰の強化
- 脳の活性化
- 嚥下障害の予防
- 認知機能の維持

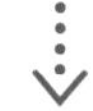

老化促進の抑制に！

フィジカル効果❻

循環器系の調子を改善する

死亡原因の上位とされる、心臓や脳血管の疾患。笑いはそれらの疾患にもよい影響をもたらすことが、明らかになっています。

笑いと循環器の密接な関係

循環器とは、血液やリンパ液などの体液を循環させる器官のことです。1 自律神経の乱れ、2 食生活の乱れ、3 運動不足などが原因で、心臓や脳血管などに疾患が生じることが多々あります。

笑いは、ストレスを解消して自律神経の乱れを解消し、食生活の乱れを引き起こす心のアンバランスをリセットします。また、効果的な腹筋運動にもなり、循環器を不調にする多くの原因を解消することができます。

Evidence

山形大学の研究によると、頻繁に大声で笑う人の死亡率は、そうでない人の1/2という結果が発表されています。特に、たまにしか笑わない人は、脳卒中など心血管疾患の発症率が高いという結果もあります。[5)]

5）Associations of Frequency of Laughter With Risk of All-Cause Mortality and Cardiovascular Disease Incidence in a General Population: Findings From the Yamagata Study

循環器系の不調の主な原因に対する笑いの作用

1 自律神経の乱れ

ストレスなどで自律神経のバランスが崩れると、血圧が上がるなど、心臓への負担がかかる。

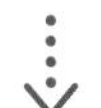

ストレスが解消され、自律神経のバランスが整う

2 食生活の乱れ

不規則な食事や偏った食事は、血圧を上げたり、血液をどろどろにしたりなど、循環器系にダメージを与える。

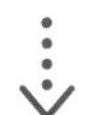

ストレスが解消され、過剰な食欲が正常化する

3 運動不足

運動不足で循環作用を助ける筋肉量が減ると、姿勢が悪くなったり筋肉が硬くなったりして、心臓の負担が増す。

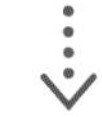

自然な腹筋運動になるなど軽度の運動になる

メンタル効果❶

気分がよくなる

日々笑いを心がけている方から最も多く寄せられる感想が、「気分がよくなる」「落ち込んでも回復しやすい」という効果です。

笑いが幸せを生み出す

笑いには、腹圧を高めて心身を興奮させる作用と、呼吸筋の小刻みな緊張と弛緩によって心身を鎮静させる作用の、相反する2つの作用を同時に引き起こす働きがあります。

お腹を効果的に刺激して、全身の血流を促進しながらたっぷりと新鮮な酸素を取り込み、同時に肩の緊張をゆるめ、身体を最適な状態へチューニングしてくれるだけでなく、精神的にも最適な状態へチューニングしてくれるのです。

笑いがストレスの元を断ち切る

大人になると義務感や責任感にさらされる機会が増えますが、そういった憂鬱なことに意識が向かい続けることで、恒常的にストレスが引き起こされてしまうことになります。

笑いは、こういったストレス源から意識を引き離して「今ここに集中する力」を生み出し、さらに、気分を高揚させるホルモンを分泌して、一瞬でプラスの状態に心を変化させる働きを持っていることが、研究で明らかになっています。

幸せの状態

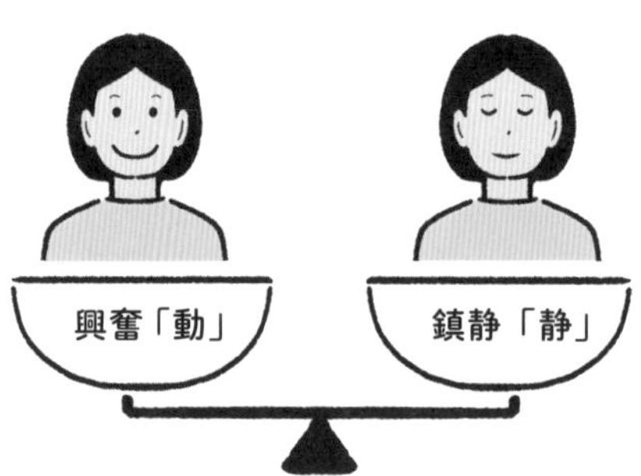

心身の興奮「動」と心身の鎮静「静」のバランスが取れていると、幸せに満ちている状態といえます（p.114）。

Evidence

山口大学の研究では、お笑いビデオを視聴した女子大生の半数に幸せホルモンであるβエンドルフィンの上昇が認められました。[6] また、韓国の研究グループでは、うつ病の中年女性が笑いヨガによって精神を安定させるセロトニンの分泌が確認されたという報告があります。[7]

6）田中愛子，市村孝雄，岩本テルヨ「笑いが女子大生の免疫機能等に与える影響」，山口県立大学看護学部，2003
7）Mi Youn Cha, Hae Sook Hong「Effect and Path Analysis of Laughter Therapy on Serotonin, Depression and Quality of Life in Middle-aged Women」，2015

メンタル効果❷

コミュニケーションを改善

笑いは人間関係をはじめ様々な状況や出来事などに対して、どう関わるのか、という根本的な接し方を改善してくれます。

ストレスの大半が人間関係

これまで数多くのストレス研究やアンケート結果から、人間関係やそれに関わる問題が、大きなストレス源になっていることが明らかになっています。

私たちの欲求を様々なサービスや商品が満たせば満たすほど、自分の欲求は満たされて当然だという思考が強くなり、逆に、思い通りにならない他人との関係が浮き彫りになってしまいます。それぞれの立場の「自分都合」が、衝突を起こしやすい時代になってしまったのです。

笑いが関係性を一変させる

笑いは「物事の受け止め方」を柔らかく、肯定的にする働きを持っています。人間関係に限らず、あらゆる人や物や出来事の捉え方や接し方、つまりコミュニケーションを、マイルドにしてくれる作用があるのです。

こういった肯定的な姿勢は嘲笑など攻撃性のある笑いは例外ですが、周囲への印象も柔らかくすることができ、結果として双方向に良好な関係を築いていくことができるのです。

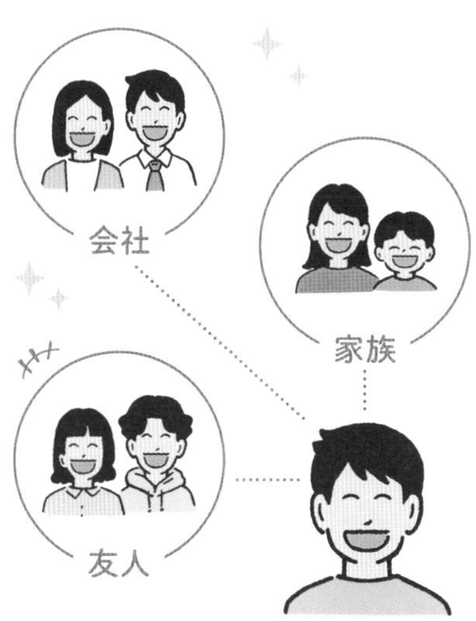

Evidence

日本の大学生102名に対して行われた研究によると、「相手をよく笑わせ、よく笑う」というグループが、「笑わせるだけ」「笑うだけ」「どちらでもない」といった他のグループに比べて、突出して対人関係良好度の平均値が高いという結果が出ました。[8] また、他の研究には、愛想笑いの場合は逆に印象を悪くするという結果もあります。心からの笑いの大切さを象徴する研究結果であるといえます。

8）柏谷博貴.『コミュニケーションにおける笑いと対人関係良好度との関連』, 日本パーソナリティ心理学会, 2005

メンタル効果❸

意欲が高まる

意欲は生きていく上で、また日々を幸せに過ごす上で不可欠なものです。笑いは、その意欲をかき立てるカギを握っています。

意欲の低下によって起こる悪循環

意欲が低下する原因は人それぞれですが、特に日本人は、自己肯定感の低さや強いこだわりからくる劣等感や義務感が原因となることが、少なくありません。

意欲が低下すると、お腹に力が入りづらくなって姿勢が悪くなり、内臓が圧迫されたり血行が悪くなったりして、疲れやすくなります。疲れや姿勢の悪さはネガティブな思考を強め、ストレスを溜めてまた意欲が低下するといった、悪循環を引き起こしやすくなるのです。

笑いが意欲を向上させるメカニズム

笑いは、心に高揚感を与えるだけでなく、腹圧を高めたり、緊張をほぐしたり、血行をよくしたりして、心身両面から意欲をかき立てる働きがあります。

さらに笑いには、自分と異なる考えを持つ相手のことを大らかに受け止め、人間関係を改善する働きを持っています。周囲の人を思いやる気持ちを育み、その人たちの役に立ちたいと思う気持ちを高め、社会貢献への意欲を高めることができるのです。

笑う
意欲アップで
好循環
身体も心も
ポジティブに
人間関係が
よくなる

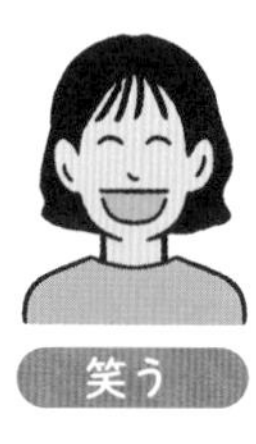

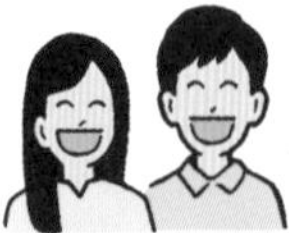

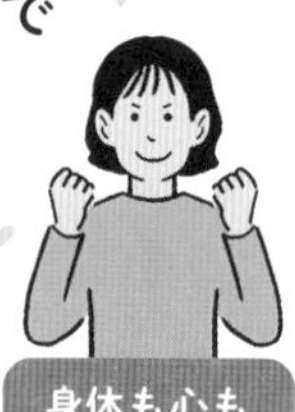

Evidence

香港での研究によると、うつ病と診断された50名の方を対象に、1回45分の笑いヨガを4週間（計8回）続けた結果、うつ症状が改善し、QOL（生活の質）が向上したことが明らかになりました。笑いによって、生きる意欲や喜びが改善したことが証明されたのです。[9)]

9）Daniel Bressington「Feasibility of a group-based Laughter Yoga intervention as an adjunctive treatment for residual symptoms of depression, anxiety and stress in people with depression」(2019)

メンタル効果❹

集中力がアップする

**眠いときに笑わされて目が覚めたという経験はありませんか？
笑いには、集中力を高める効果も実証されています。**

集中を妨げる要素とは

集中力とは、一つの物事にのみ注意を集める力のことで、意欲の大きさと、集中を妨げる要素を断ち切る力の、２つの要素で決定付けられます。

意欲を低下させる原因としては、疲れや姿勢の悪さといった身体的な要素と、義務感や人間関係などの精神的な要素とが挙げられます。また、今向かうべきこと以外への意欲や欲望は、逆に集中を妨げることになり、それらを断ち切る力が必要になってきます。

笑いが集中力を復活させる

笑いには、腹圧を高めたり、中枢神経を刺激したり、新鮮な酸素を取り込んで脳を覚醒させたりして、意欲や集中力を直接的に高める働きがあります。

さらに笑いは、幸福ホルモンであるβエンドルフィンを分泌させて心を高揚させ、集中を妨げるストレスを断ち切ったり、今この瞬間に意識を惹き付けたりして、様々な執着を断ち切ることができます。

笑う
↓
様々な心身の変化
↓
意欲を高める
↓
集中を妨げる要素を断ち切る
↓
集中力がアップ

Evidence

英国ウォーリック大学の研究グループによると、コメディービデオを見た従業員の生産性が、他の従業員よりも10％高くなったとの発表をしました。[10)]同様の研究は日本でも行われていて、集中力と注意分配能力を測定するのに適した「かなひろいテスト」を、42名の被験者に実施した結果、笑った後に顕著なスコア上昇が見られたという結果が得られました。[11)]

10) Andrew J. Oswald, Eugenio Proto, and Daniel Sgroi「Happiness and Productivity」, 2015
11) 畑野相子『笑いが脳の活性化に及ぼす影響』, 滋賀県立大学人間看護学部, 2009

メンタル効果❺

睡眠の質がよくなる

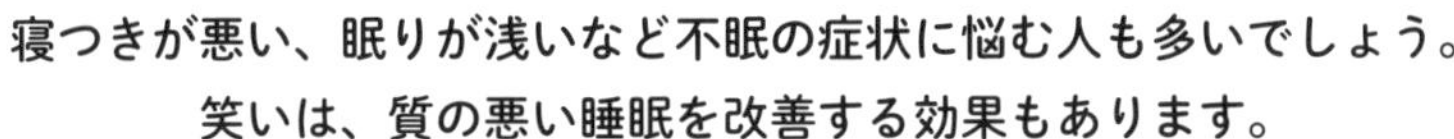

寝つきが悪い、眠りが浅いなど不眠の症状に悩む人も多いでしょう。笑いは、質の悪い睡眠を改善する効果もあります。

快眠のために大切なこと

睡眠の質を低下させる一番の原因は生活リズムの乱れです。朝起きてしっかり太陽の光を浴びないと、夜になっても眠りのホルモンが分泌されにくくなります。

また、強いストレスを抱えていると、夜になっても脳が休まらず、寝つきも睡眠の質も悪くなります。そして、この2つに大きく関わるのが運動不足です。昼間にしっかりと動き、ストレスを発散させておくことが、快眠のためにとても大事な要素になります。

笑いがストレスを一掃する

笑いは、睡眠を妨げる多くの問題を解決してくれる、とても心強い生理現象です。寝る直前になっても頭から離れない頑固なストレスをリセットするだけでなく、体幹を中心にした筋トレにもなるので、程よい疲れを作り出してくれます。

ただし、激しい笑いは交感神経を刺激するので、その反動で寝つきがよくなったとしても、眠りの深まりを妨げるという実験結果もあるため、その後に十分に時間をとって鎮静することが大切です。

Smile Advice!

朝の笑いが眠りの質を変える

深く良質な睡眠にとって最も大切なのは、睡眠ホルモンであるメラトニンの分泌リズムを正常化することです。朝の笑いは中枢神経を刺激して、直接的に脳を目覚めさせます。同時に、メラトニンの材料であるセロトニンを分泌するので、朝陽を浴びてしっかり笑うことが、睡眠にとっての秘策だといえます。

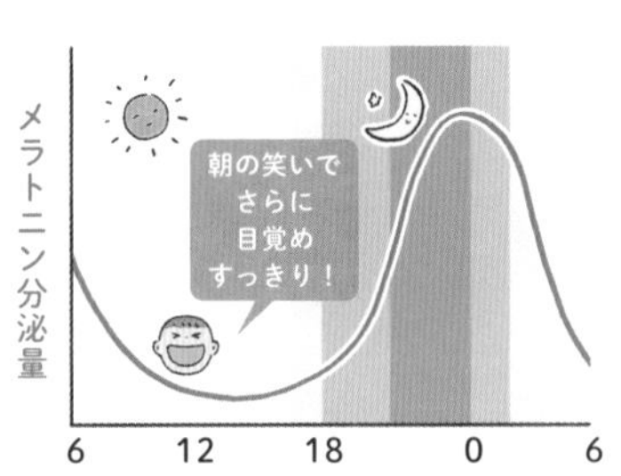

太陽の光を浴びるとメラトニンの分泌が抑制され、起床14～16時間後からは分泌が盛んになる。

メンタル効果 ❻

認知機能の低下を予防する

幸せに暮らすために欠かせない認知機能の低下を、笑いによって抑えられる可能性が明らかになってきました。

認知症と免疫力の関係

認知症は、アルツハイマー型と脳血管性に大別されますが、いずれも高血圧や糖尿病といった、ストレスと関連の深い生活習慣病や、さらにその原因である食事の偏り、睡眠不足、運動不足などが関係していると考えられています。

これらの原因のいずれもが、免疫力の低下と関係していて、直接的な関係性は立証されていないものの、実際に認知症の末期になると、免疫力が低下することが知られています。

笑いが認知症予防に繋がる

ここまででも述べてきたように、笑いはストレスの軽減や、乱れた生活習慣の改善、睡眠不足や運動不足の解消に繋がります。それによってフィジカルが整うことで、認知機能低下の原因をことごとく解消することができるのです。

さらに、集中力を高めたり、意欲を高めたりすることで、脳を活性化することにもなります。

笑い

フィジカルが整う

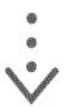

免疫力の低下を防ぐ

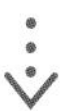

認知機能の低下を抑える

Evidence

福島県立医科大学の大平哲也氏の研究によると、地域住民2,471人を対象として笑いの頻度と生活習慣との関連を検討した結果、笑う機会が「ほとんどない」人は、「ほぼ毎日笑う」人に比べて認知機能低下症状が出現する危険度が3.61倍であり、笑わない人ほど1年後に認知機能が低下するリスクが上昇していたという結果が出ています。[12)]

12）笑い・ユーモア療法による認知症の予防と改善．老年精神医学．22（1），32-38, 2011.（大平哲也　ほか）

ビューティー効果❶

お腹が引き締まる

お腹がよじれる、笑い過ぎてお腹が痛いという言葉があるように笑うことによってお腹が強く刺激されます。

笑いでお腹のラインが引き締まる

体幹を鍛える効果で述べたように、笑いによって鍛えられるのは、主に腹部のインナーマッスル、つまり深層筋です。いわゆる「シックスパック」と呼ばれるような、外見がムキムキになる仕上がりではなく、外見では分からない部分を引き締めてくれるのが、笑いが持つボディメイク効果の特徴です。

身体の奥がキュっと引き締まることでお腹のぽっこりを防ぎ、お腹のラインをすっきり整えることができます。

姿勢が整うとお腹がすっきり

笑いがお腹を引き締める効果は、筋肉を鍛えることに留まりません。腹圧が高まって背筋がすらりと伸びると、内臓全体が縦に伸びて、一瞬でお腹が引き締まったかのようにスリムに見えます。

また、血行不良が改善されやすくなり、基礎代謝が上がって余計なお肉が付きにくくなります。さらに内臓の血流がよくなって、内臓脂肪も付きにくくなり、理想のウエストラインに近づけます。

Smile ☺ Advice!

引き締め効果を上げるには心からの深い笑いが有効

お腹を効果的に引き締めるためには、心から深く笑うことが大切です。腹筋運動を上回る腹筋の引き締め効果を記録したのは、お腹を抱えるような深い笑いのときです。

情動を動かす、心からの本気笑いこそが、お腹を深部から引き締めるための最高のエクササイズになるのです。

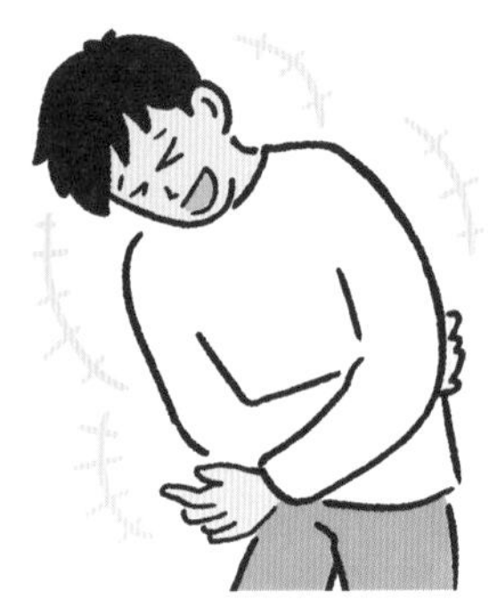

ビューティー効果❷

姿勢が美しくなる

普段から笑っている人、日常を楽しんでいる人は、自然と背筋が伸びて、美しい姿勢になっています。

義務的な姿勢の正し方

一般的に「背筋を伸ばしなさい」といわれて義務感で姿勢を正すとき、私たちは無意識に腹筋（腹直筋）と背筋（脊柱起立筋）を使って背筋を伸ばします。確かにこれで外見的には姿勢がよくなるのですが、腹圧が高まって姿勢が整っているわけではないので、腰の椎間板が圧迫されて疲れやすく、胸も垂れ下がりやすくなります。心も身体も重苦しい感じになり、姿勢の保持がしづらく、すぐに猫背に戻りやすくなります。

笑いで背筋が伸びるメカニズム

一方、嬉しいときや笑っているときは、腹直筋や脊柱起立筋などのアウターマッスルにはあまり頼らず、腹横筋などのインナーマッスルが収縮して、腹圧が高まり、背筋が内側からすらりと伸ばされていきます。お腹の圧力が肋骨をせり上げ、背骨が自然に伸ばされるので、腰の椎間板が圧迫されることなく、胸も自然に下から持ち上がります。また精神的にも軽やかになるので、いつまでもその姿勢を保持しやすくなります。

Smile Advice!

美しい姿勢には骨盤底の引き締めがカギ

嬉しいときや楽しいとき、内側から軽やかに背骨が伸びます。このとき隠れたポイントになるのが「骨盤底」の収縮です。この部分は、普段の笑いだけでは比較的に鍛えにくいため、笑うときや姿勢作りの際に、意識して引き締めるように心がけることで、飛躍的に姿勢が美しくなります。

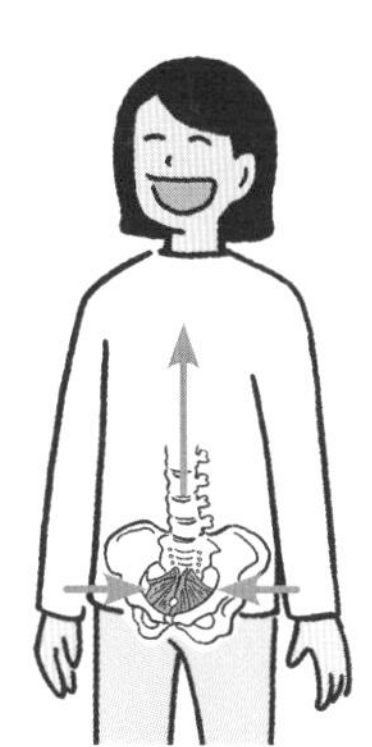

ビューティー効果❸

表情が若々しくなる

大笑いして、顔が痛くなったことはありませんか？
笑いは表情筋を活発にし、若々しさを取り戻す効果もあります。

表情筋で 顔の印象が変わる

顔の表情や各パーツを動かす筋肉を表情筋といいますが、数十種類あるこれらの筋肉のうち、どれを緊張させるかによって、顔の印象がまるで違ってきます。

額の筋肉が収縮すると、顔全体が引き上がって若々しい印象を与え、目元の筋肉が引き締まると、目を中心として顔全体にイキイキとした印象が生まれます。頬の筋肉は口角と共に頬を引き上げて笑顔を作り、口まわりの筋肉は口角を上げて、すっきりした口まわりを作ります。

口角だけでなく 頬と目を意識

笑顔や笑いというと、どうしても口角ばかりが注目されがちですが、意外と大事なのは頬と目です。口元は笑っているのに、目が笑っていない人は、むしろ少し怖い印象さえ受けることがあります。

口角を上げる口角挙筋や口輪筋、笑筋の引き締めも大切ですが、それ以上に目を細める眼輪筋や、頬を引き上げる大小頬骨筋を意識して笑うことで、若々しさばかりではなく、やさしくて穏やかな表情を作ることができます。

Smile ☺ Advice!

「心から笑うこと」が大事

笑いの表情を、表情筋の筋トレとして練習することも大切ですが、特に目元を笑いの表情にしていく上で、心からの笑いが最も大切なポイントになります。

情動を動かすことが、表情を作る上で最も大切になるのです。最初は難しいですが、練習を重ねていると、内側から引き締まる感覚を習得することができます。

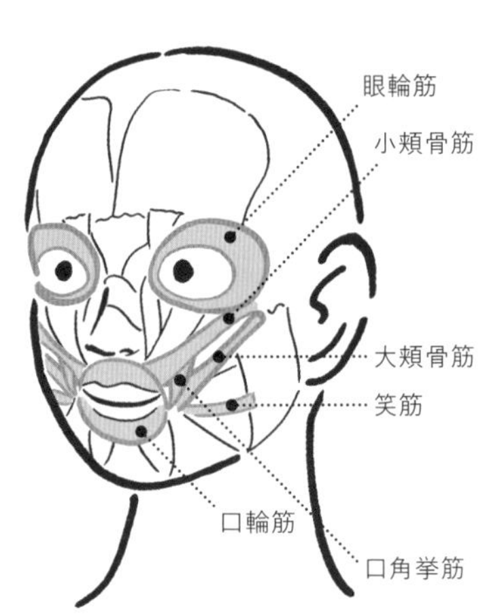

ビューティー効果④

肌の調子がよくなる

肌の調子は健康状態のサインでもあります。
笑いで心身の調子が整えて、美肌と若々しさを取り戻しましょう。

肌は大切な排泄器官

肌のツヤやハリがなくなってしまう原因は、紫外線や乾燥といった外的な要素に加えて、睡眠不足や腸内環境の悪化などの内的な要因まで様々です。

そもそも皮膚というのは4大排泄器官の一つですから、大黒柱である腸の調子が悪くなると、皮膚がその負担を請け負って荒れてきてしまうのです。外側からのスキンケアも大切ですが、内側からのケアこそが、その下地を作る上で大切なポイントになります。

肌の調子がよくなる理由

笑いには優れた整腸作用があるため、肌が荒れる大きな原因を解消することができます。その際のポイントは、笑いによって息をしっかり吐き切ること。このことで、血液中の汚れたガスをたっぷり吐き出し、新鮮な酸素をたっぷり含んだ血液に変えることができます。

深く吐き切って笑うことで、内臓を直接マッサージすることにもなり、新鮮な血液が腸を元気にしてくれます。笑いは腸からお肌をきれいにしてくれるのです。

Smile Advice!

美顔には笑いが効果抜群

笑いは特に顔のお肌の調子をよくします。笑い呼吸法を行うと、いかにこれまで表情筋を使っていなかったかを実感できます。顔の筋肉をフルに使うので、直接的な血行促進となります。また、微笑瞑想（p.126）では、表情筋を感じることも多いので、顔に新鮮な血液がたっぷりと流れ込み、お肌の新陳代謝を高めてくれます。

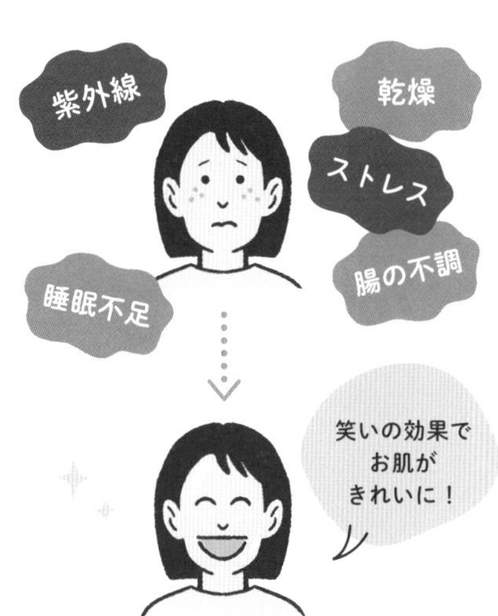

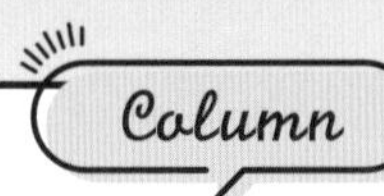

笑いは最強のヘルスケア？

2章では、笑いが持つ様々な効果について触れましたが、多くの方が、多岐にわたるマルチな笑いの効果に驚かれたことと思います。なぜ笑いには、これだけ多くの効果が備わっているのでしょうか。

東洋医学的な観点からみると、笑いは身体を整えたり、呼吸を整えたりする効果のみならず、心の状態を一瞬で変化させて整える効果にも優れています。なぜなら笑いが情動を伴った生理現象として、本能的に備わったものであるということが、大きな理由だと思われます。

笑いがこのようなマルチな効果を持つことから、近年では企業も「健康経営」の一環として注目し始めています。健康経営とは、従業員の健康促進に会社として取り組むことで、意欲や生産性の向上、イノベーションの促進など、企業の活性化に結びつけようとする取り組みです。

経済産業省が示す「健康経営の評価指標」の中には、身体の健康のみならず、メンタルヘルス対策が掲げられています。そういった取り組みを通して、今後会社としての成果を高めていくには、心身の不調を改善するだけでなく、一人ひとりをプラスの状態へと持っていく必要があると考えられているのです。

それを可能にする笑いの効果を考えると、今後は企業をはじめとして、ビジネススクールや学校教育などにも、どんどん笑いが注目されていくものと思われます。

笑いの
マルチな効果は
企業や学校などでも
活躍すること
まちがいなし！

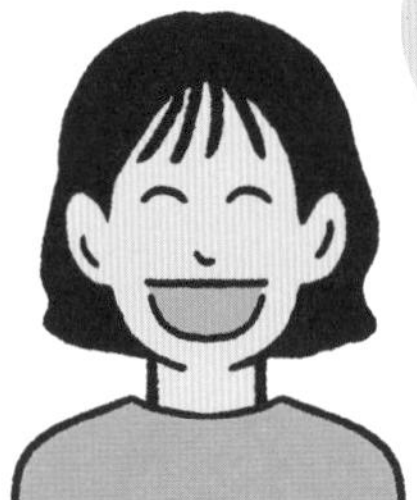

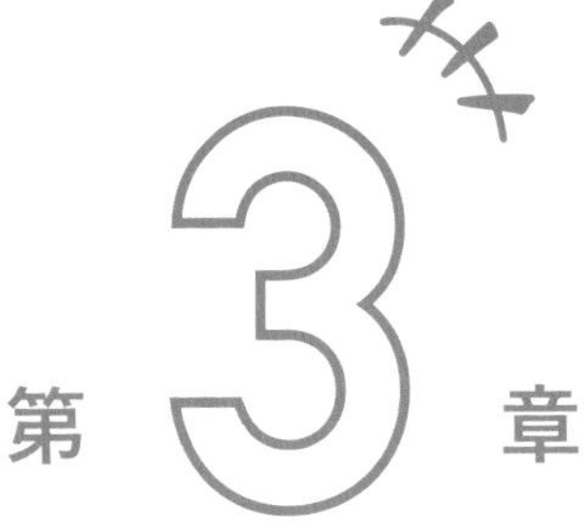

第3章

笑いのウォームアップ

普段、どのくらい笑っているでしょうか。
笑い呼吸法に入る前に、今の自分に合った
段階的なトレーニングから始めていきましょう。

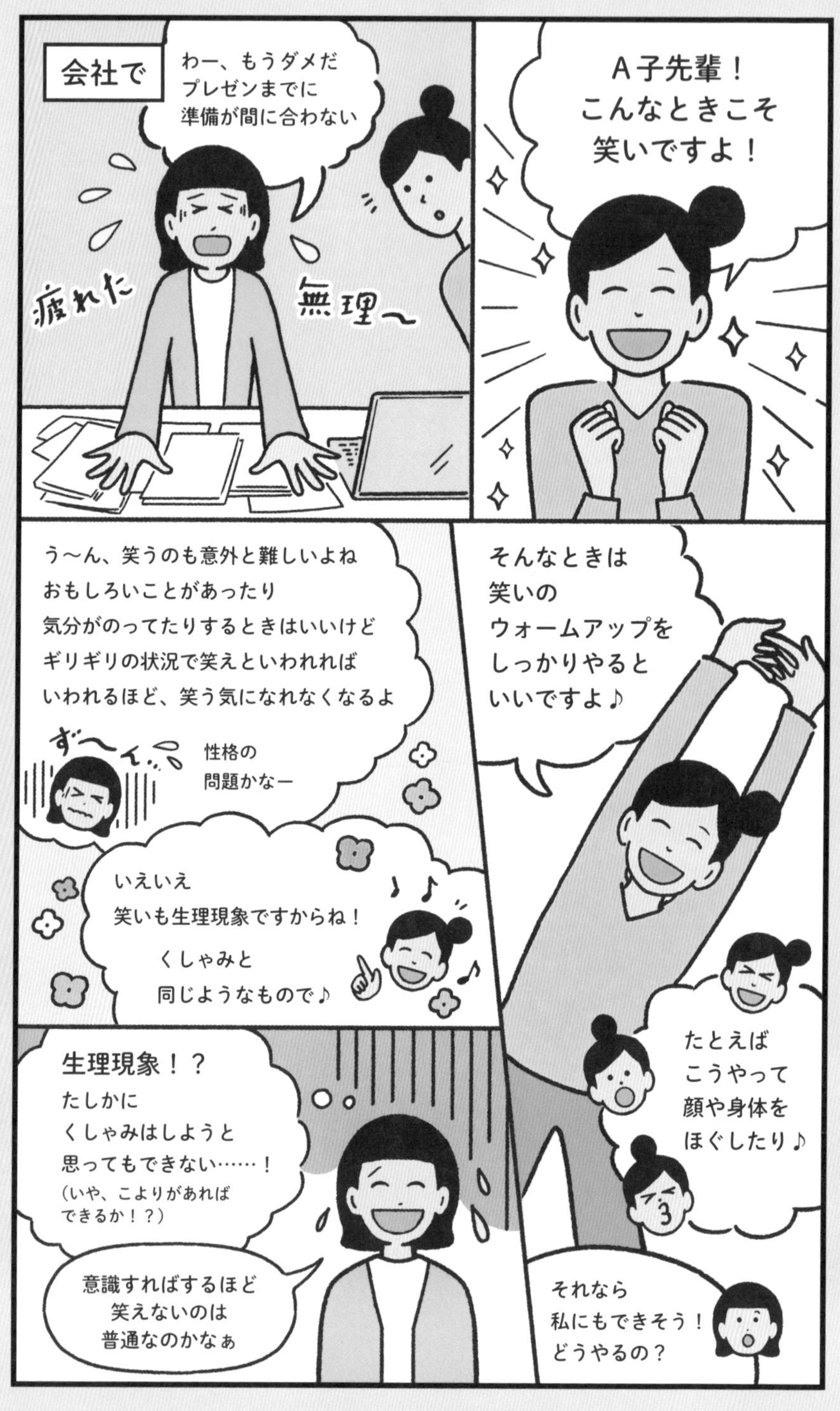
会社で
わー、もうダメだ
プレゼンまでに
準備が間に合わない
疲れた
無理〜
A子先輩！
こんなときこそ
笑いですよ！
う〜ん、笑うのも意外と難しいよね
おもしろいことがあったり
気分がのってたりするときはいいけど
ギリギリの状況で笑えといわれれば
いわれるほど、笑う気になれなくなるよ
ず〜ん
性格の
問題かなー
いえいえ
笑いも生理現象ですからね！
くしゃみと
同じようなもので♪
そんなときは
笑いの
ウォームアップを
しっかりやると
いいですよ♪
生理現象！？
たしかに
くしゃみはしようと
思ってもできない……！
（いや、こよりがあれば
できるか！？）
意識すればするほど
笑えないのは
普通なのかなぁ
たとえば
こうやって
顔や身体を
ほぐしたり♪
それなら
私にもできそう！
どうやるの？

まずは口を
にゅうっと「う」の形に
突き出して……
こう？
そうそう！
次に上を見て目を
パチパチと
こんな感じ？
もっともっと！
アハハハハ！
??
パシャ
ん？
パシャ!?
アハハハハハ！
傑作です！♡
ってこれ
あなたが笑うための
ウォームアップ？
気になる
でもこれ
最高
ですよぉ♡
どれ？
見てください♪
ぷっ ほんとだ！
アハ
ハハ
ハハ
アハ
ハハ
ハハ
もうっ！
データは
ちゃんと消して
おいてよー！
はーい！
それじゃ私は
打ち合わせなので！
プレゼン準備
がんばって
くださいっ！
── なんか笑ったら
元気でてきたかも！
B子のおかげかな？
どうにか
がんばるかっ♪

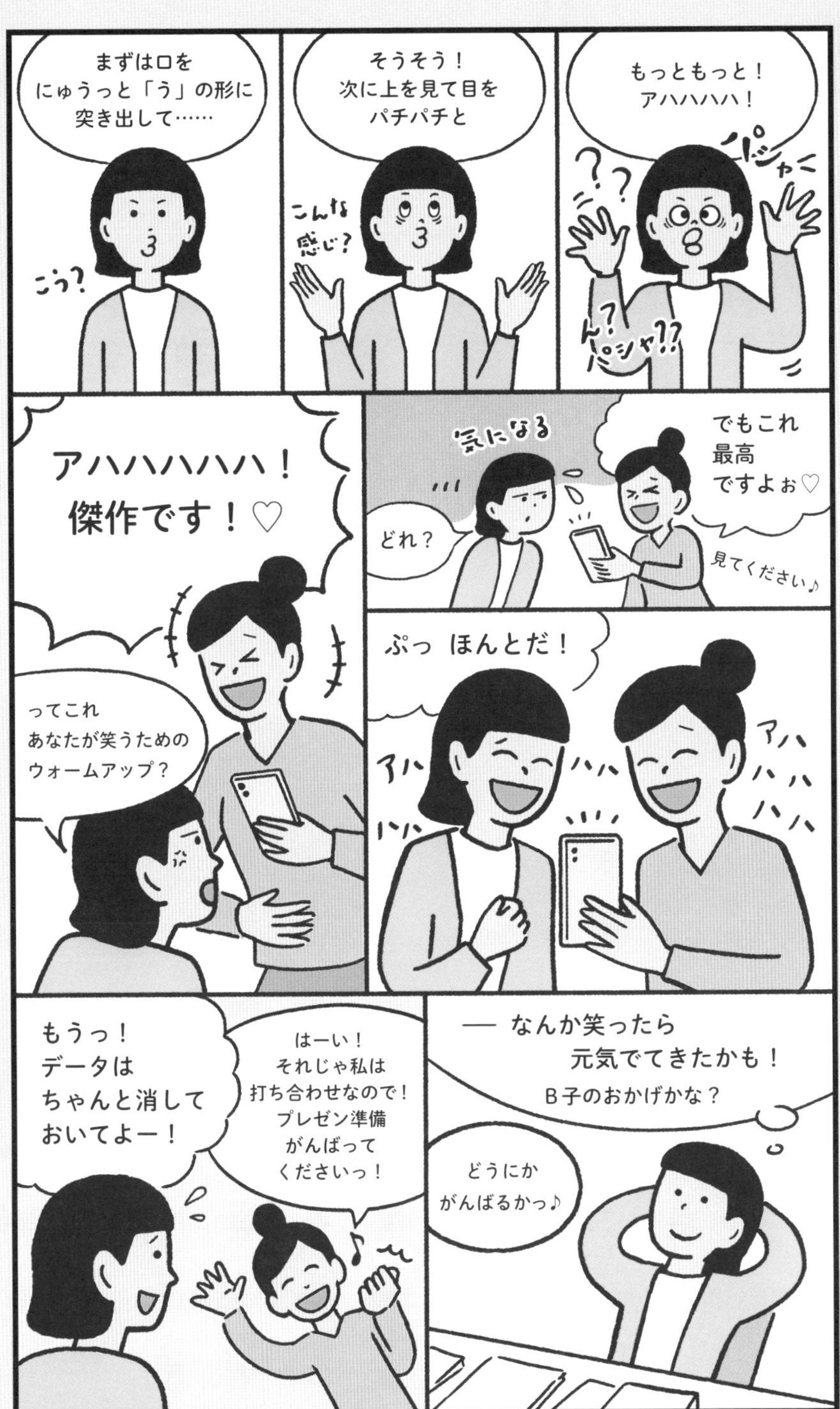

3章
笑いのウォームアップ

まずは「笑い力」をチェックしよう

笑うことに慣れていない人は、まずはウォームアップから始めましょう。5段階あるので、どこから始めるのが最適か、まずは「笑い力」のチェックを。

普段どのくらい笑っていますか？

お笑い番組を観ているときでも、友達と会話しているときでも、普段の生活の中でどのくらい笑っているか、自覚したことはありますか？　笑う機会が少ないと、笑うための筋肉が衰え、逆にしかめっ面でいるための筋肉が緊張し続けて、笑うことへの抵抗が生まれてしまいます。足腰を鍛えていない人が、山に登るとすぐに疲れるのと同じ状態です。この状態を放置すると、精神的にも笑えない状態になり、どんどん笑えない体質になってしまうのです。

無理せずに段階的なトレーニングを

運動不足の人が、急に激しいトレーニングをすると身体を痛めてしまうのと同じように、笑い不足の人が、急に笑おうと思っても、心身が思うように追いつかず、めげることになりかねません。

身体的なトレーニングでも、少しずつ負荷をかけていくと、いつかは強靭な肉体へと改造できるように、笑いのトレーニングも、段階を経て少しずつ実践して、心からの笑いを取り戻していくことが大切になります。

身体の
緊張をほぐす
STEP 1
深呼吸から
始めて
STEP 2
声を
出して
STEP 3
「はひふへほ」
で笑う
STEP 4
ヨガの
呼吸法で笑う
STEP 5

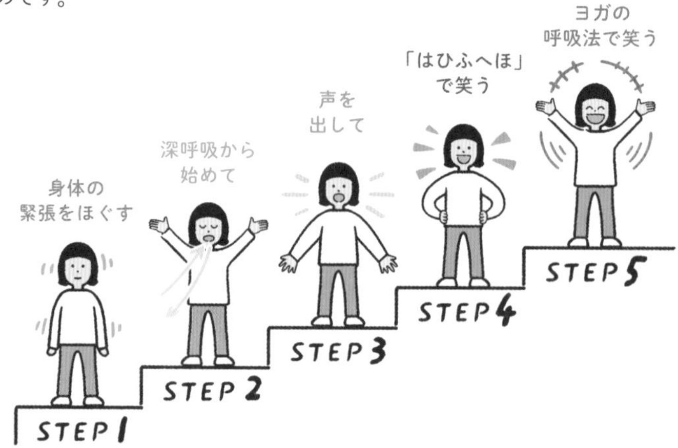

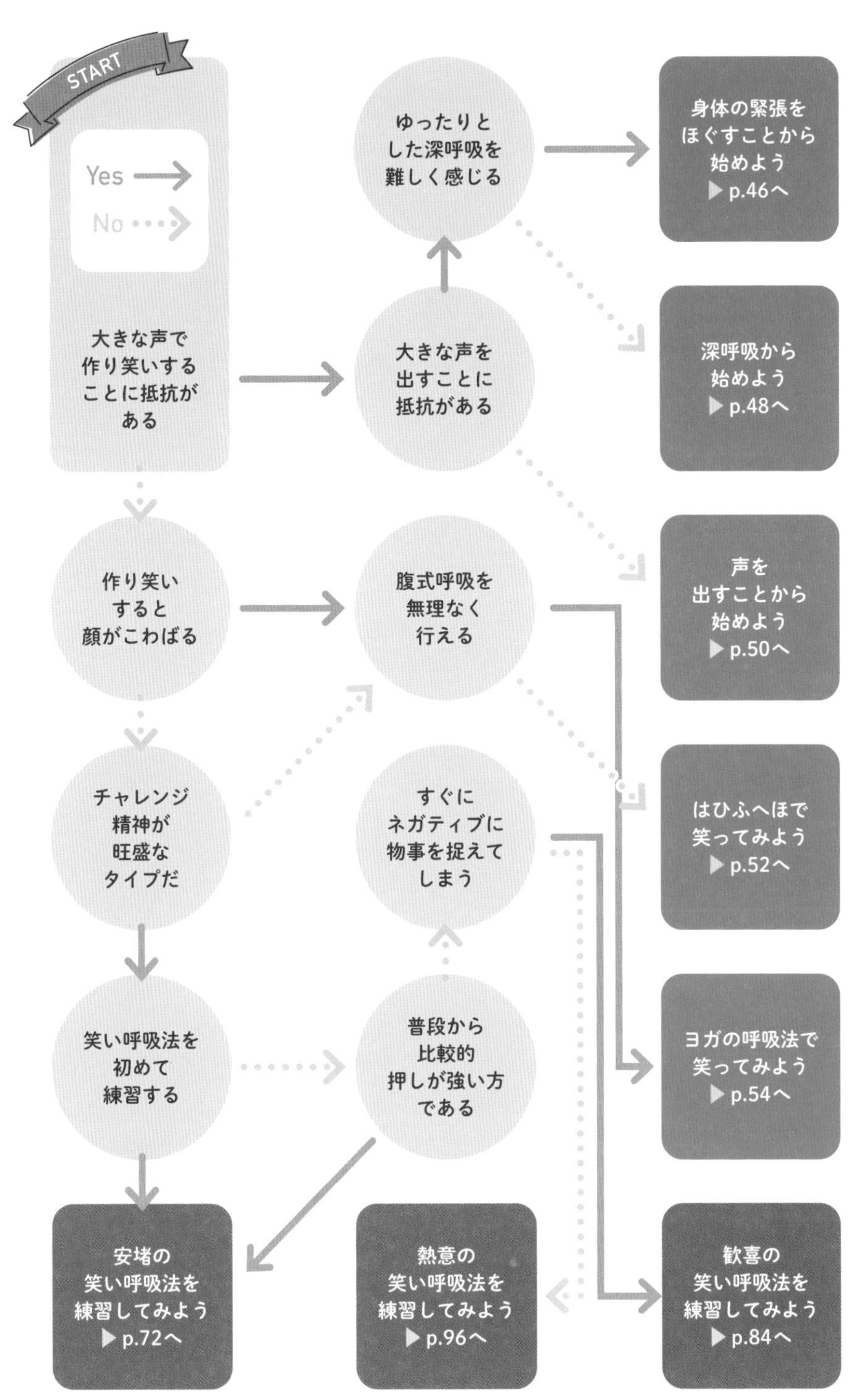
START
Yes
No
大きな声で作り笑いすることに抵抗がある
大きな声を出すことに抵抗がある
ゆったりとした深呼吸を難しく感じる
身体の緊張をほぐすことから始めよう ▶p.46へ
深呼吸から始めよう ▶p.48へ
声を出すことから始めよう ▶p.50へ
作り笑いすると顔がこわばる
腹式呼吸を無理なく行える
はひふへほで笑ってみよう ▶p.52へ
チャレンジ精神が旺盛なタイプだ
すぐにネガティブに物事を捉えてしまう
ヨガの呼吸法で笑ってみよう ▶p.54へ
笑い呼吸法を初めて練習する
普段から比較的押しが強い方である
安堵の笑い呼吸法を練習してみよう ▶p.72へ
熱意の笑い呼吸法を練習してみよう ▶p.96へ
歓喜の笑い呼吸法を練習してみよう ▶p.84へ
「笑い力」初級
「笑い力」中級

Step 1 身体の緊張をほぐすことから始めよう

笑う気分ではないときや強いストレスを感じているときに笑おうとすると、緊張が強くなります。笑いや呼吸に関連する身体の部位をほぐしましょう。

身体の緊張をほぐす 3つのポーズ

のびのびとした呼吸を行い、心の底から笑うには、呼吸や笑いと関連の深い肩、胸、お腹をほぐすことが大切です（p.19）。痛まないギリギリの所でポーズをキープしたら、息を止めずに深呼吸を行い、効いている部分の感覚に集中してみましょう。できれば、ポーズが終わった後の余韻を味わうと、ほぐし効果がさらに倍増します。

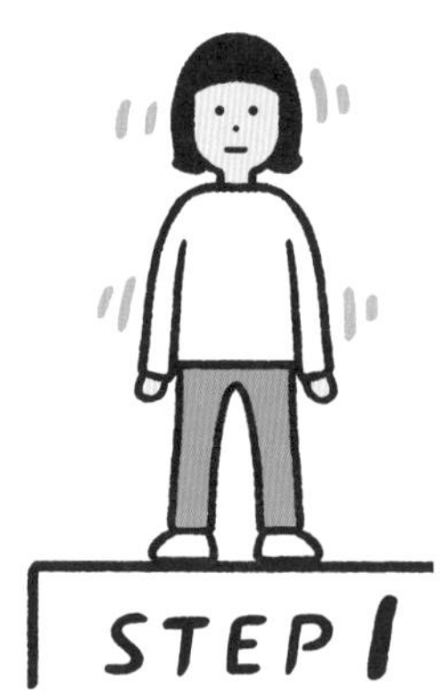

STEP 1

肩をほぐす（押し上げのポーズ）

1
引き上げる
脱力

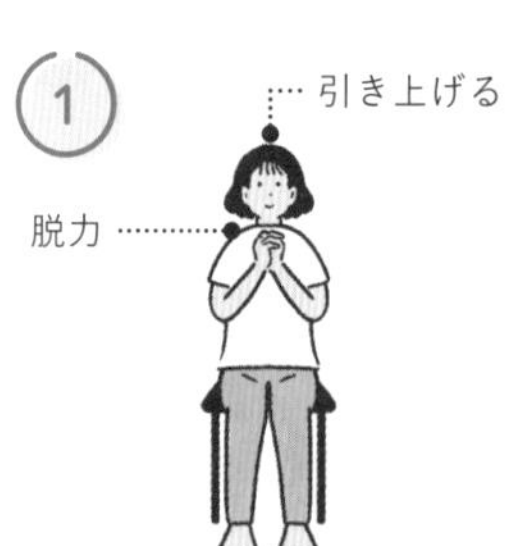

基本姿勢（p.68）でイスなどに坐り、胸の前で手を組む。肩は力を抜いてできるだけリラックスさせる。

2
できるだけ脱力
痛くない範囲で耳に寄せる

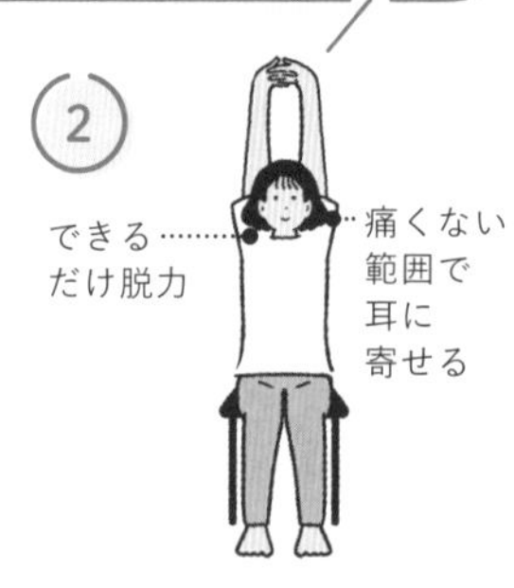

息を吸いながら両腕を上げ、吐きながら手の平を上向きに返す。指の付け根、手首、肩の緊張を感じ、5回ほど深呼吸をする。

3
全身の感覚をやさしく意識する

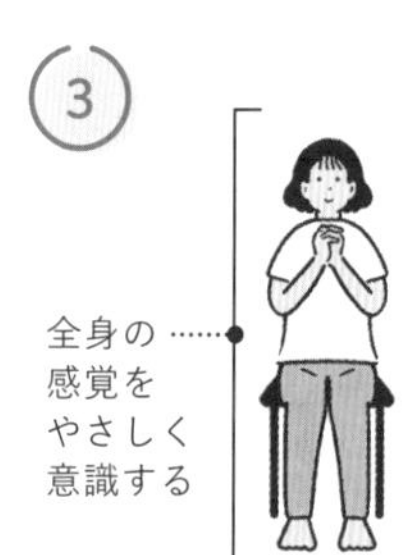

息を吐きながら、ゆっくりと腕を下げて、元の姿勢に戻る。

胸を開く（ツルのポーズ）

①

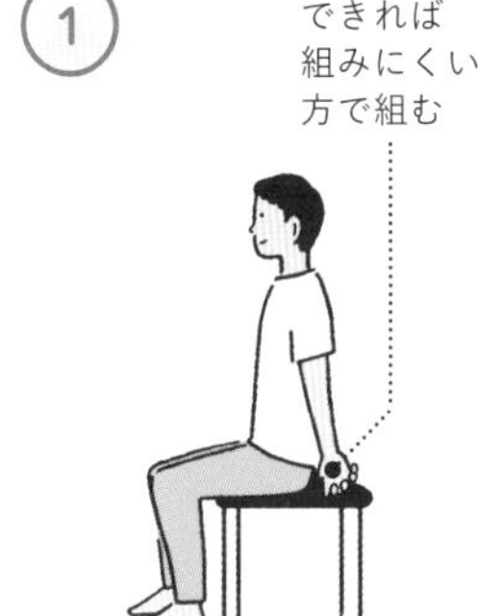

基本姿勢（p.68）で背すじを伸ばし、イスなどに坐り、背後で手を組む。上半身はリラックスさせる。

②

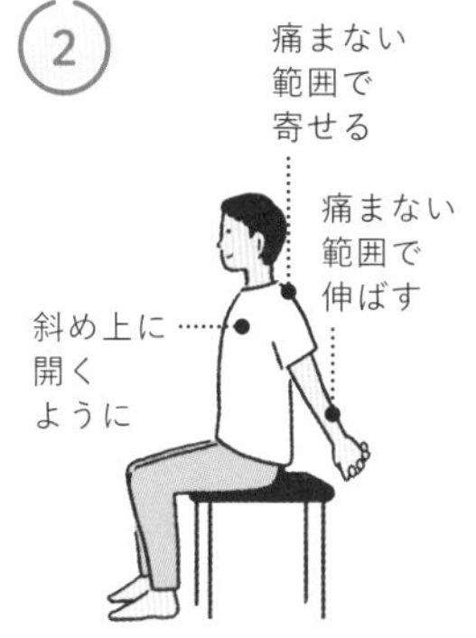

息を吸いながら胸を引き上げ、吐きながら肩甲骨を寄せて腕を伸ばす。首を楽に保ち、肩甲骨の間や、胸を感じながら5回ほど深呼吸をする。

③

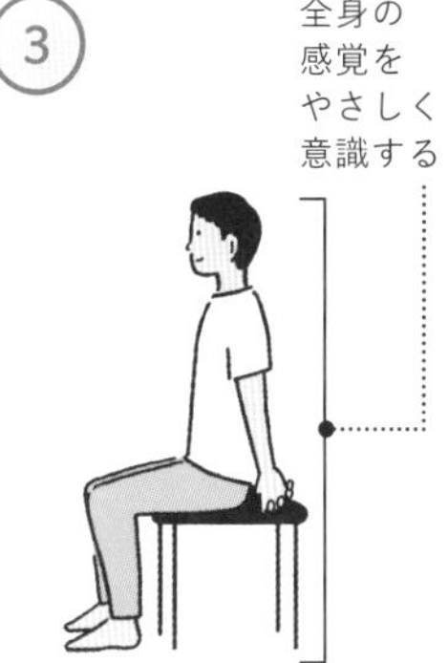

ゆっくりと肩をゆるめ、息を吐きながら元の姿勢に戻る。

腹を引き締める（ねじりのポーズ）

①

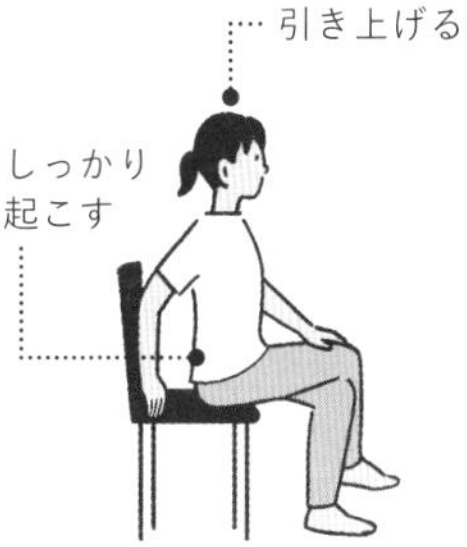

引き上げる

しっかり
起こす

基本姿勢（p.68）でイスなどに坐り、右脚を上にして脚を組む。左手は右膝あたり、右手は背もたれか座面につく。

②

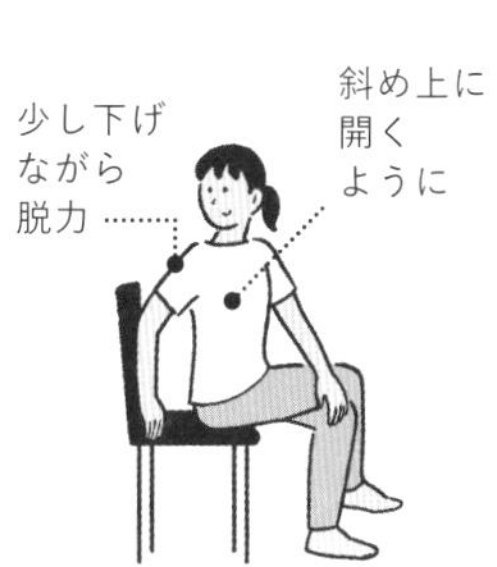

息を吸いながら背筋を伸ばし、吐きながら右にねじる。肩を脱力して、お尻や腰、背中を感じ、5回ほど深呼吸をする。

③

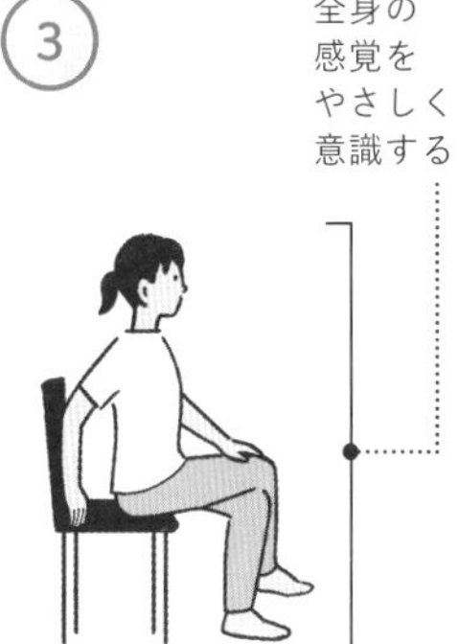

息を吸いながら元の姿勢に戻り、逆も同様に行う。

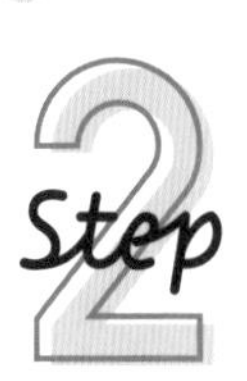

Step 2 深呼吸から始めよう

身体がほぐれたら、心と呼吸の緊張をほぐすために、ヨガの代表的な呼吸法を行いましょう。無理のない範囲で、時間をかけて呼吸を整えましょう。

呼吸の緊張をほぐす 3つの呼吸法

笑うことへの抵抗感を手放すには、心を閉ざしていることと深く関係している、呼吸の抑圧を解消してあげる必要があります。ここでは段階的に呼吸をほぐす、ヨガの伝統的な呼吸法を紹介しますが、息を深めることよりも、呼吸を柔らかくすることを意識して、最低でも3分、できれば5～10分ほど続けてみましょう。呼吸のクオリティが大きく変化し、心地よい感覚を経験していただけることでしょう。

STEP 2

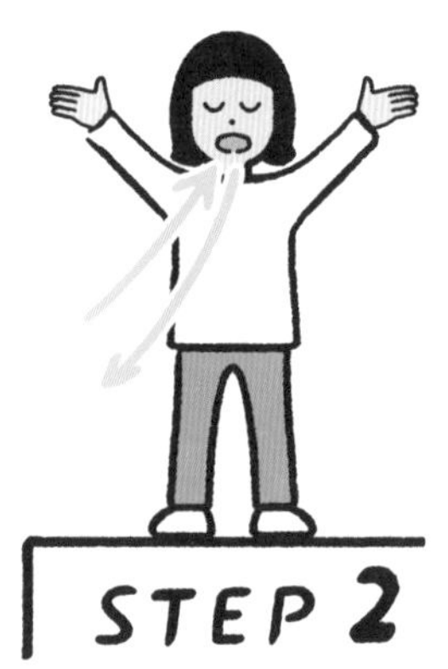

呼吸を楽にする（ヴリッティ呼吸法）

1. 基本姿勢（p.68）で背筋を伸ばし、無理のない範囲で深呼吸を10回ほど行う。
2. 深呼吸を続けながら、何カウントで吸い、何カウントで吐いているかを意識する（意識するだけで、5で吸って10で吐くなどの決めごとは一切不要）。
3. 息を無理に深めようとせず、吸う息と吐く息の終わりの方に注意を向けると、自然に息が深く、長くなっていく。これを3～10分ほど繰り返す。

鼻呼吸
メトロノームを使うと、呼吸に専念しやすい

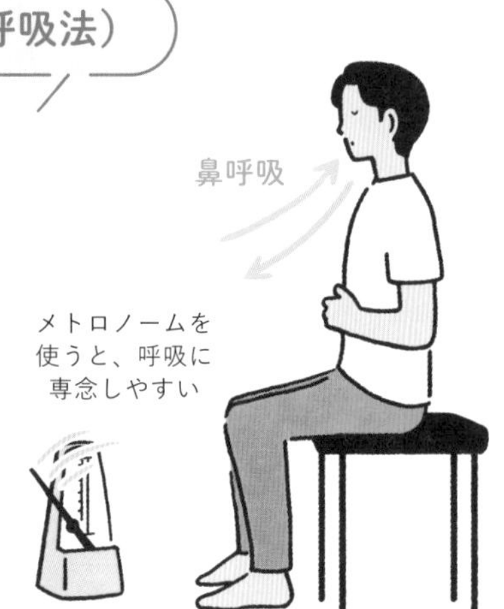

吐き切る感覚をつかむ（腹式呼吸法）

※妊娠中の方、高血圧の方、食後すぐはお控えください。

①

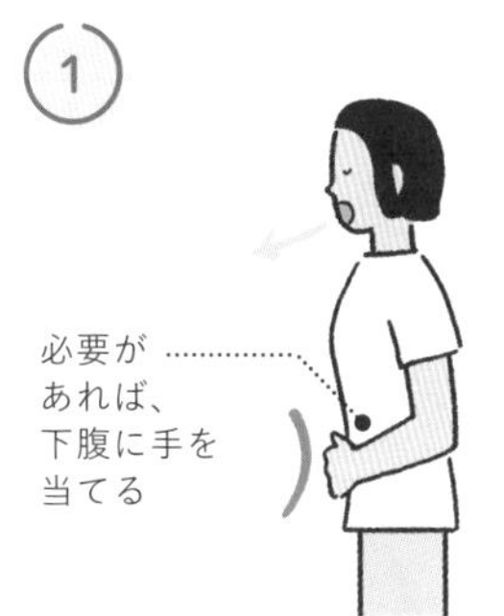

基本姿勢(p.68)で背筋を伸ばし、無理のない範囲で深呼吸を10回ほど行い、リラックスする。次の吐く息は口から吐き、下腹を背中の方へ凹ませながら吐き切る。

②

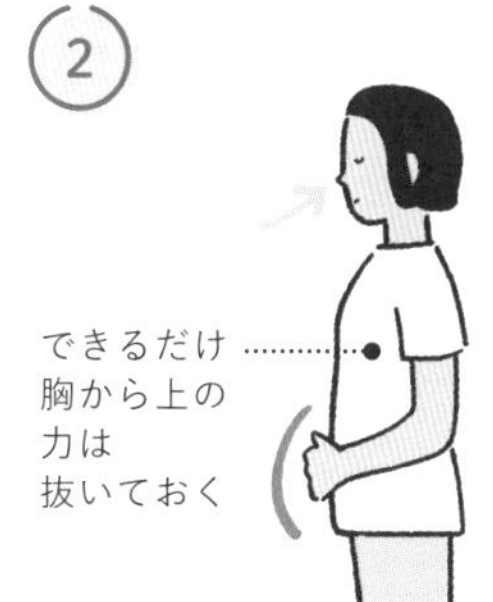

お腹を膨らませながら鼻から息を吸う。難しいと感じたり、力んできたりしたら自然な深呼吸に戻し、くつろいできたら腹式呼吸に戻り、これを3〜10分ほど繰り返す。

Smile Advice!

できれば骨盤底を軽く締めましょう（おしっこを我慢するような力で尿道と肛門を引き上げます)。慣れてきたら、下腹の筋肉を中央に締めるようなイメージで息を吐いていきましょう。

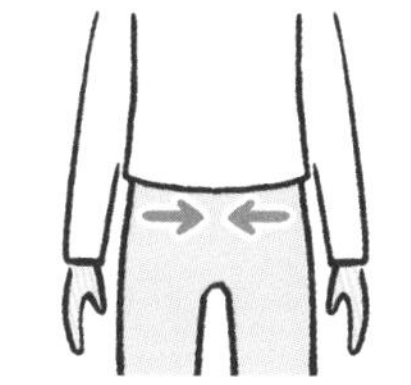

呼吸器をフルにほぐす（完全呼吸法）

※妊娠中の方、高血圧の方、食後すぐはお控えください。

①

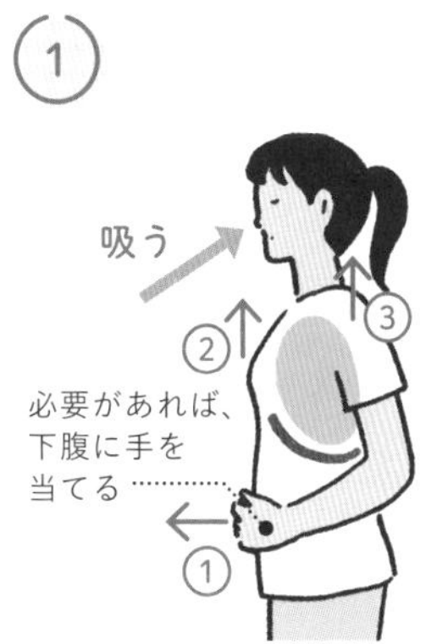

基本姿勢(p.68)で背筋を伸ばし、ひと息吐き出す。お腹を膨らませながら息を吸い、胸や肩を膨らませて吊り上げながら吸い切る。

②

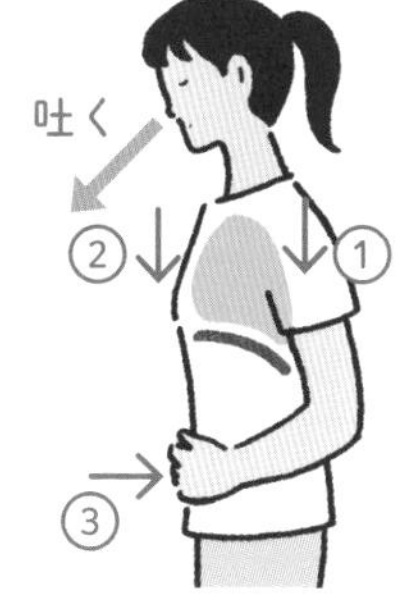

肩をゆるめて吐き始め、胸が落ちていく様子を感じ、最後はお腹で吐き切る。無理のない範囲で3〜10分ほど繰り返す。

Smile Advice!

1分ほど続けても緊張が取れない場合、腹式呼吸かヴリッティ呼吸法に戻って呼吸法を練習しましょう。息を深めようとせず、できるだけ柔らかく気持ちよく呼吸することが大切です。基本は鼻呼吸で行いますが、吐く息は口からでもOKです。

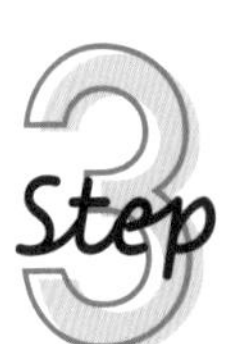

Step 3 声を出すことから始めよう

心から思い切り笑うための助走として、お腹の底から声を出すことに慣れましょう。呼吸と心がほぐれ、笑うことへの抵抗感が大きく軽減します。

3段階で発声練習を深める

心から笑うことに抵抗がある方は、自分の中にあるものを外にさらけ出すこと自体に、無意識にブレーキをかけてしまうことが多々あります。そんな無意識のクセや先入観は、段階的な発声練習でリセットすることが可能です。毎日少しずつ練習を続け、心からの笑いを取り戻していきましょう。

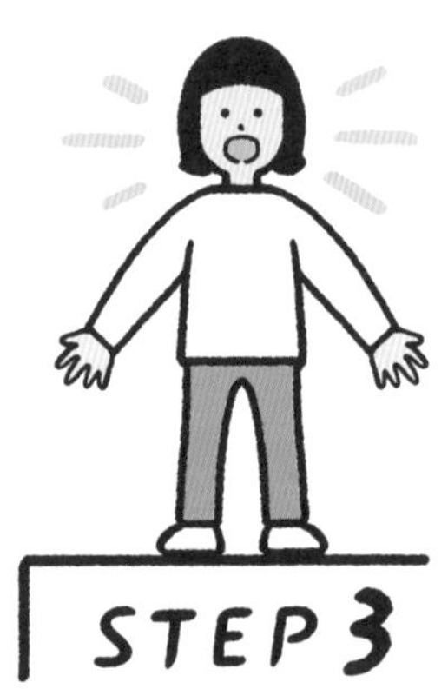

声を出すことに慣れる

発声練習のスタートとして、「あいうえお」を小さな声でいいので発声していきましょう。1つの音を8回ずつ、声を出すことよりも、表情筋を大げさに使うことに注意を向けて発声します。表情筋はストレスと大きな関係があるので、顔がほぐれるだけでも心がすっきりとリフレッシュしてきます。

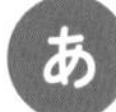

アゴを痛めない範囲で、口を大きく開く。

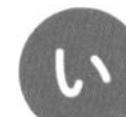

口全体を目いっぱい横に引き伸ばす。

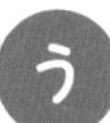

口を中心に集め、極端に前に突き出す。

口の四隅を横長長方形に広げていく。

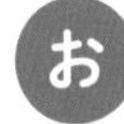

口を中心に集めながら、縦に伸ばす。

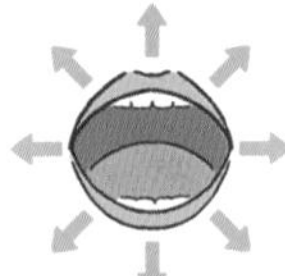
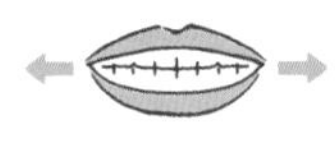
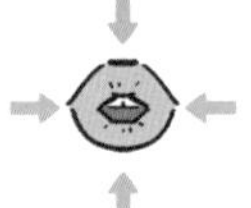
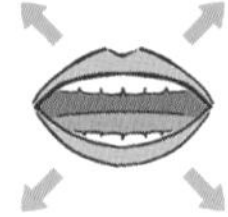
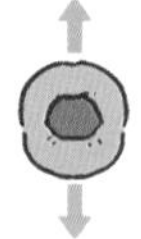

お腹の底から発声する

※妊娠中の方、高血圧の方、食後すぐはお控えください。

表情筋がほぐれたら、今度はお腹と横隔膜をほぐしましょう。今出せる範囲の大きな声で「あいうえお」の発音で発声します。一巡目はお腹を膨らませながら、二巡目はお腹を凹ませながら発声することで、それぞれ横隔膜とお腹の深層筋を刺激することができます。

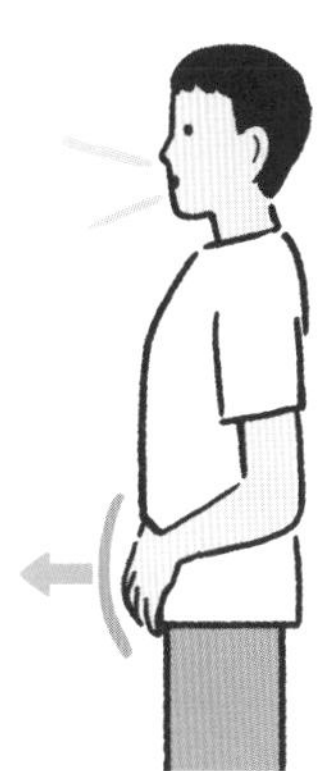

お腹を膨らませ続けながら発声する。お腹とみぞおちのあたりを意識すると、横隔膜を鍛えるトレーニングになります。

2

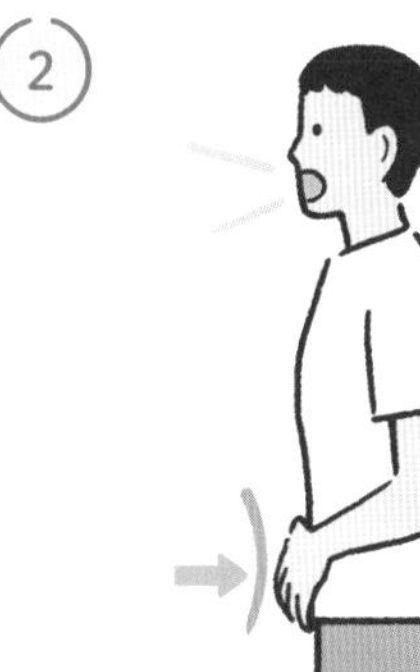

お腹を凹ませていきながら発声する。下腹と脇腹を意識すると、お腹の深層筋を鍛えるトレーニングになります。

お腹の底から早口言葉に挑戦

※妊娠中の方、高血圧の方、食後すぐはお控えください。

お腹から発声することに慣れてきたら、最後は早口言葉をお腹の底から発声する練習で仕上げましょう。お腹を膨らませながらでも、凹ませながらでもいいので、気に入った言葉を３回ずつ、少しずつスピードアップしながら練習します。活舌もどんどんよくなるので、発声に対する自信が日に日に高まってきます。

初級　消費支出費と非消費支出費

中級　ヨーロッパ旅行客が、フルーツジュース抽出中

上級　赤パプリカ、青パプリカ、黄パプリカ

超級　あの長押(なげし)の長薙刀(ながなぎなた)は、誰(た)が長薙刀ぞ

神級　バナナなどのなぞなぞなど謎なのだけれど、バナナの謎はまだ謎なのだぞ

はひふへほで笑ってみよう

あらゆる笑いの要素がつまったウォームアップ。続けていると「毎朝これだけは欠かせない」というほどの実感が湧きます。

レッスン動画へ

毎朝実践したい「はひふへほ笑い」

笑い呼吸法を練習している人の大半が、「これだけは欠かせない」「一日の質が変わる」と絶賛するのが「はひふへほ笑い」です。朝の起き抜けにやると、顔や心がほぐれて脳が目覚め、意欲がググっと高まります。無理に笑おうとせず、発声法としてチャレンジすることがおすすめです。

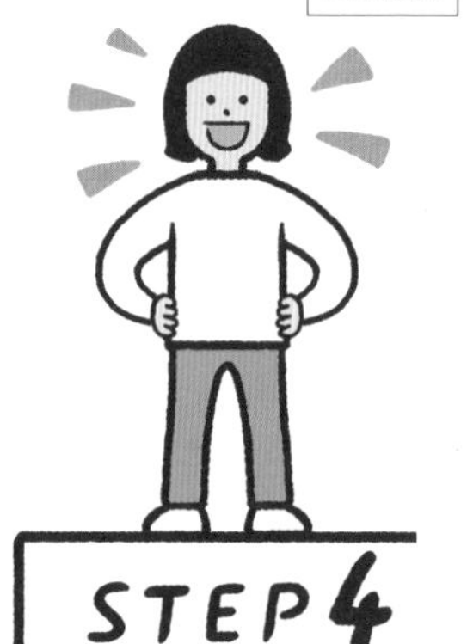

はひふへほ笑い」にチャレンジ！（行い方）

1. 基本姿勢（p.68）を取ったら、発声練習（p.50）を参考にして「あ」の口を作り、できればお腹の底から「はっはっはっはっ」と8回発声する。
   ※力みすぎて顔の筋肉を痛めないように注意。

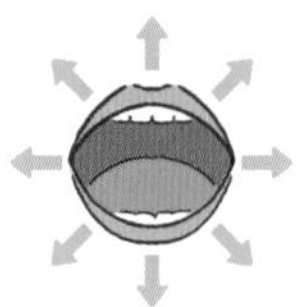

2. 口の形はそのまま、目の方も細めて笑い目にして、「はははははははは」と一気にスピードアップして、30秒ほど作り笑いをする。
   ※心から笑わず、笑いの表情で行う発声練習でOK！
   ※このタイミングで笑いの目にすることが最も大切。

笑うときに意識する筋肉

3. 「ほ」まで❶❷の発声が終わったら、「ははははひひひひふふふふ」という感じで、それぞれの音を10回ずつ程、連続で発声する
   ※適当なタイミングで息継ぎをしてOK。

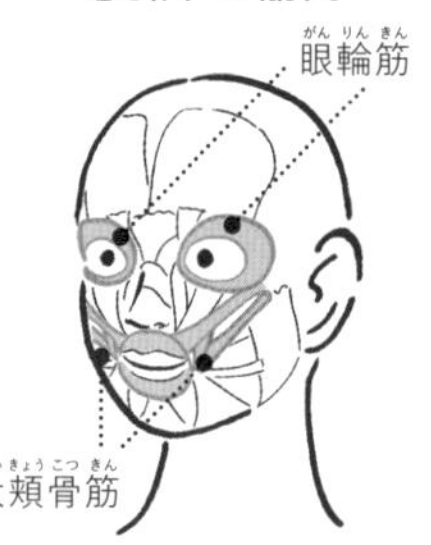

4. すべて終わったら、30秒ほど微笑瞑想（p.126）を行う。

バリエーション①

身体の緊張を
ほぐしながら

Step 1で練習した、押し上げのポーズやツルのポーズ、ねじりのポーズなど、様々なポーズの最中に「はひふへほ笑い」を行うと、さらに心身がほぐれて最高のウォームアップになります。

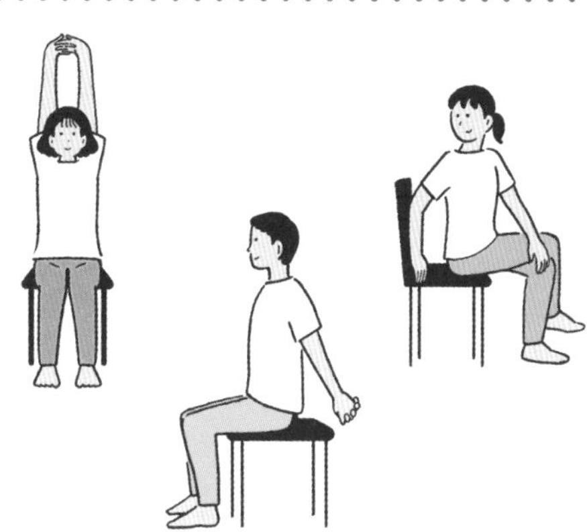

バリエーション②

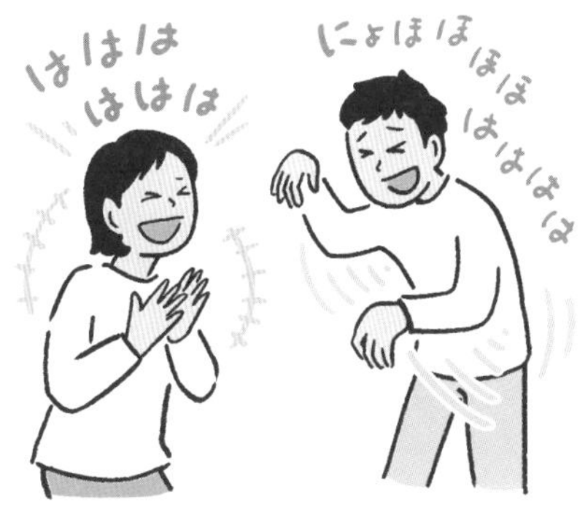

動きや言葉を
合わせて

手拍子や、様々な動きと共に発声すると、心がほぐれやすくなります。はひふへほに限らず、「にょほほほ」「がははは」「がばばば」「くくくく」など、自分好みの自由な音で発声しても効果的です。

バリエーション③

肩・胸・腹を意識する

行い方の手順❷や❸で、「肩が脱力している感覚」「胸が広がっている感覚」「腹が引き締まってくる感覚」（4章で紹介する笑い呼吸法のエッセンス）を意識できると、さらに効果的な笑いの練習になります。

※どの発音で、どのパーツを意識しても大丈夫です。

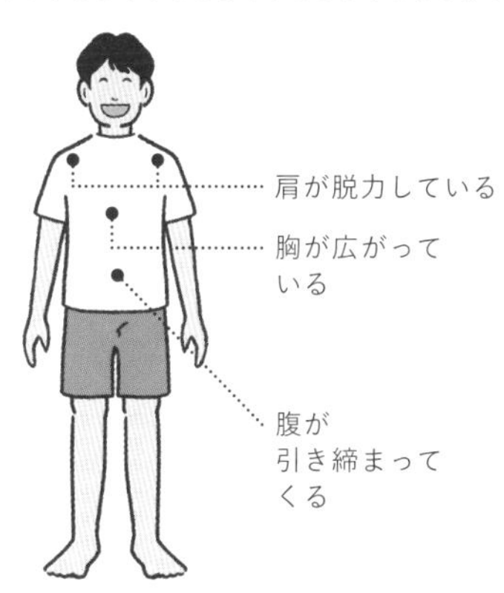

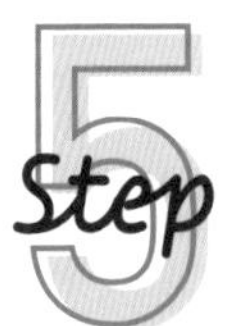

ヨガの呼吸法で笑ってみよう

いよいよウォームアップの最終段階。これから本格的な笑い呼吸法の練習に入るにあたり、笑いが持っている効果を実感しておきましょう。

レッスン動画へ

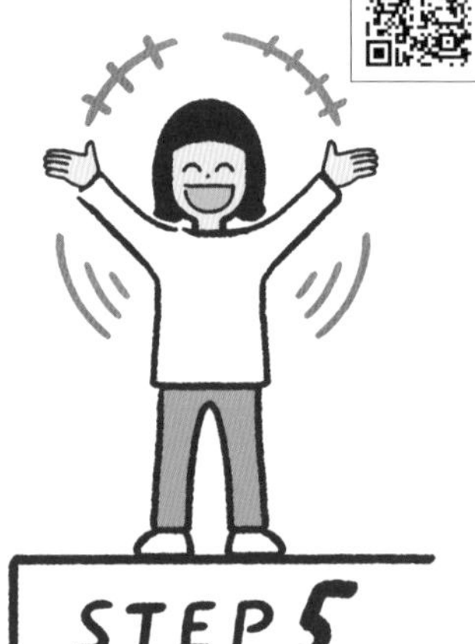

笑いの破壊力を実感する「笑いバティ」

ヨガを代表する呼吸法に「カパラバティ」という、頭をすっきりさせる呼吸法があります。お腹を一瞬で引き締める呼吸法ですが、この呼吸法を利用しながら、いかに笑いが一瞬で張り詰めた空気を破壊する、素晴らしい効果を持っているかを実感していくことにしましょう。

「笑いバティ」にチャレンジ！（行い方）

※妊娠中の方、高血圧の方、食後すぐはお控えください。

①

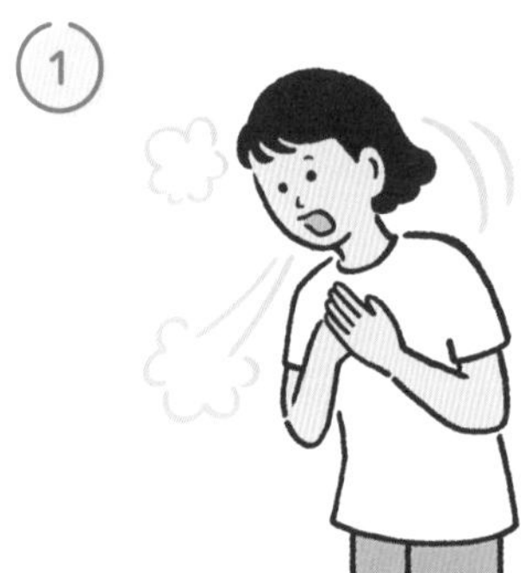

楽な姿勢になり、喉を軽く締めてから何度か「コホッ」と咳をする。
このとき、瞬間的にお腹が凹み、口から勢いよく息が出ていくことを確認する。

②

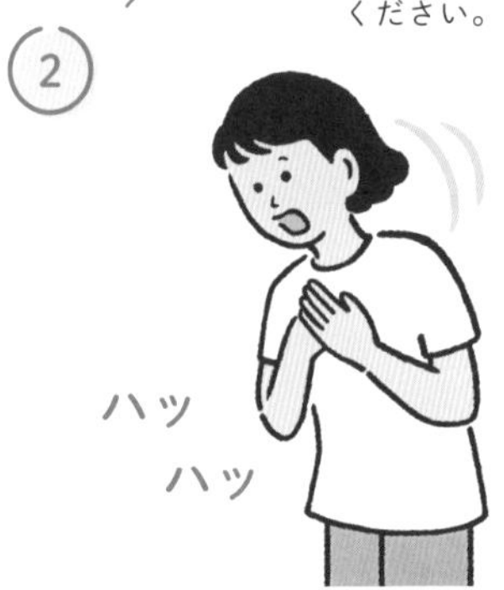

喉を締めるのをやめ、咳の後半部分だけを何度か繰り返す。
やはり瞬間的にお腹が凹み、口から勢いよく息が出ていくことを確認。

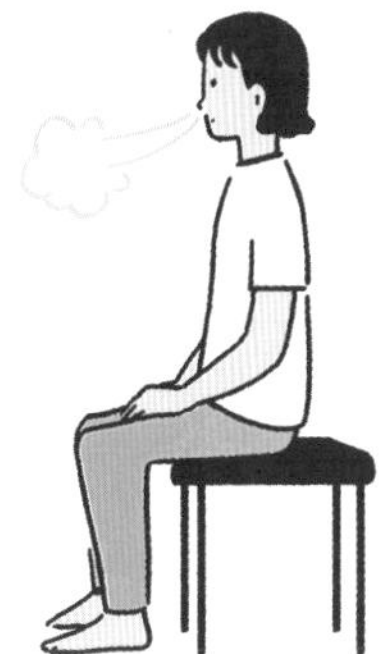

口を閉じて喉を完全にゆるめ、瞬間的にお腹を凹ませると、鼻から勢いよく息が出ていく。お腹をゆるめて息を吸い、再び瞬時にお腹を凹ませて吐きます。これを 20 回ほど続けましょう。これがヨガの呼吸法「カパラバティ」という呼吸法です。肺の淀みを解消して、胸をスッキリさせ、頭をクリアに覚醒させる働きを持っています。

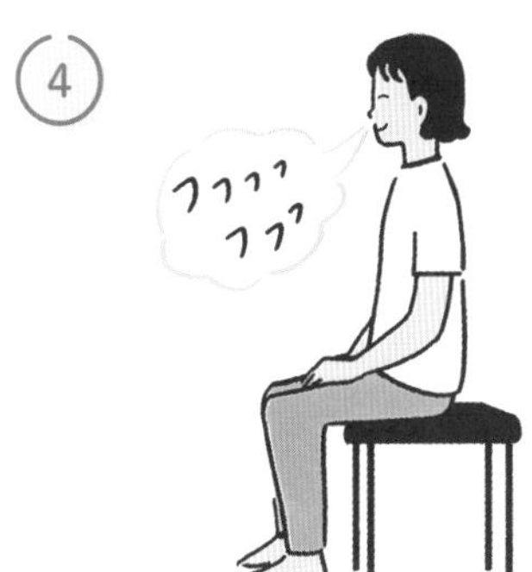

カパラバティを続けながら、吐く息を、何度か笑いのトーンに変えてみましょう。これが「笑いバティ」です。顔がゆるみ、肩の力が抜け、シリアスなトーンがリセットされて、一気にリラックスできる様子を感じましょう。何度か「カパラバティ」と「笑いバティ」を交互に行い、いかに笑いが緊張を解き、心と身体をほぐしてくれるかを実感しましょう。

バリエーション①

「カパラバティ」と「笑いバティ」の違いを実感できたら、この変化を日常のあらゆるシーンに応用してみましょう。一生懸命、何かを為そうとしていると、無意識に肩に力が入り、心も硬くなってしまいがちに。このときに、「笑いバティ」を思い出すだけで、一瞬で肩の力が抜け、自分を和ませることができるようになります。

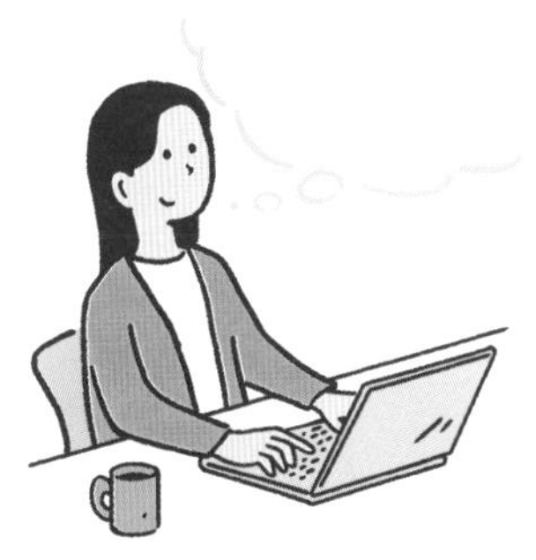

バリエーション②

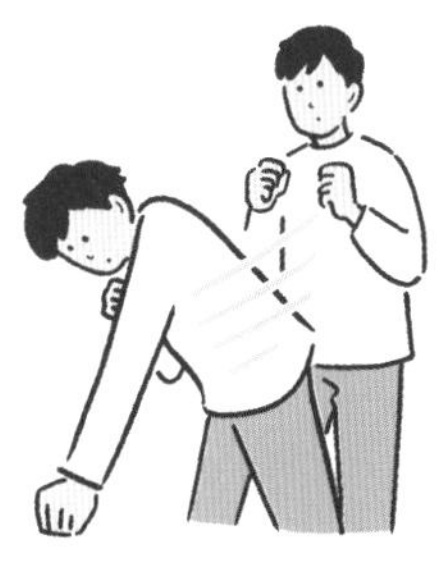

両手を軽く握り、何かをパンチするような動作に合わせて「笑いバティ」を行うと、身体も心もほぐれやすくなって、リセット効果が倍増します。前向きパンチは危険なので、下向きにパンチするとよいでしょう。

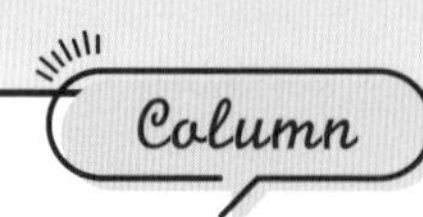

自分に合った加減を知って練習しよう！

トレーニングの世界には「ルーの三原則」という法則があります。筋肉は使わないと萎縮し、使いすぎると障害を起こし、適度に使うと発達するという法則です。これは、身体的なトレーニングについての法則ではあるのですが、日常生活の様々な分野でも適用される法則だといえます。

たとえば食事の場合、特定の栄養素が不足しても、食べ過ぎても障害のもととなるばかりでなく、時期尚早で無理に食べさせたり与えるのが遅すぎたりすると、拒否反応やアレルギーを引き起こすことにも繋がりかねません。食事も勉強もお稽古ごともすべて同じで、適切な量やタイミングを見つけることが大切なのです。

笑いに関しても、まったく同じ。いくら生理現象といっても、笑いたくないときに無理に大笑いしては、心身共にダメージを引き起こしかねません。

最終的には思い切り本気で笑い、ストレスを一掃できるレベルまで高めるところを目指しながらも、今の自分の気分や体調などと照らし合わせて、適切だと思える内容や強度を見極め、少しずつ負荷を高めていくことが大切なのです。

何事もバランスよく、加減が大事！

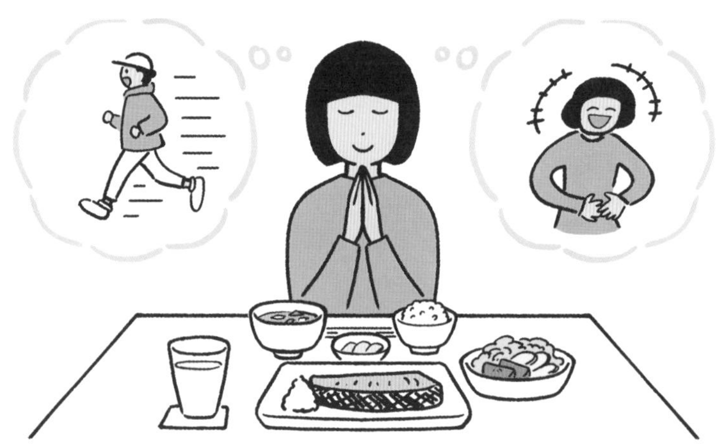

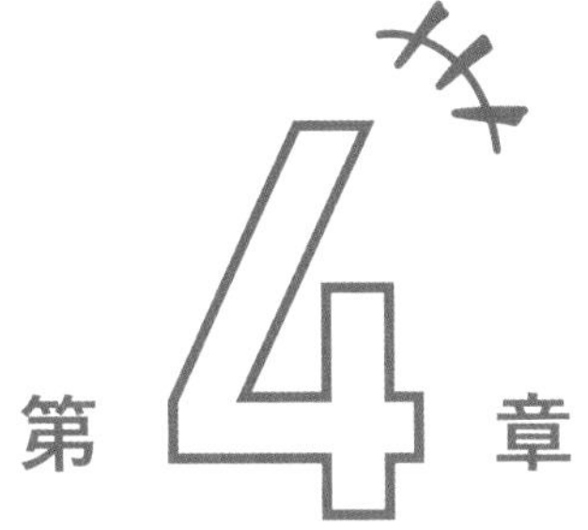

第4章

笑い呼吸法を知ろう

いよいよ笑い呼吸法を実践していきましょう。
安堵・歓喜・熱意の３つの笑い呼吸法を紹介します。
具体的なイメージと共に行うと効果的です。

笑いを呼吸法として練習する理由

「笑い呼吸法」の理論と実践に入る前に、なぜ笑いを呼吸法として練習するのか、ヨガの理論をベースにした、基本的な考え方を紹介します。

東洋思想に共通する心と身体の関係

東洋には、心と身体はひとつのものとする考え方「心身一如」があります。

これを実感するために、まずは姿勢を正して、顔、喉、首、肩、胸やみぞおちをすべてゆるめ、呼吸や鼓動の調子を一切変えずに、本気で怒ってみてください。身体的な変化を引き起こさずに、感情を変化させるのは不可能ですよね。喜びや楽しみも同じ。実はその身体変化や感覚こそが、感情や気分の正体なのです。

身体から心を整えるアプローチ

「心身一如」の考え方に基づいて、身体から「幸せな状態」に近づこうとするのが、ヨガのポーズのルーツです。

ヨガでは、動じないメンタルの正体である「下半身の安定感」を、中腰ポーズで育んだり、大らかな心の正体である「緊張から解放された胸」を、後屈ポーズや呼吸法で育んだり。東洋で昔から大切にされているこの考え方が、笑い呼吸法のベースとなっています。

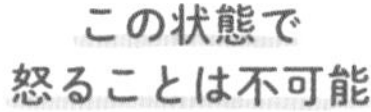

この身体感覚こそが怒りの正体

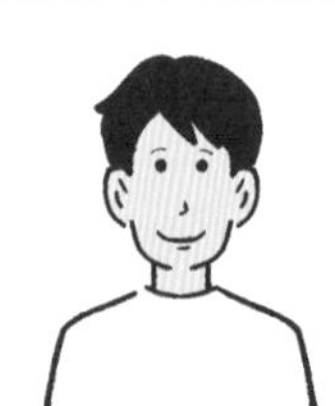

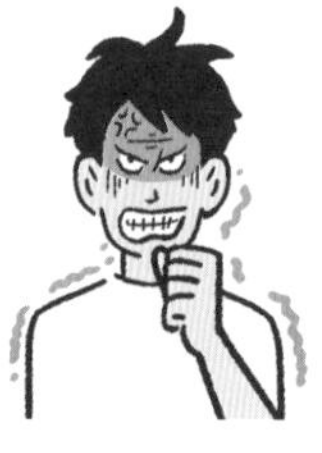

顔	リラックス	怒りの表情
喉	リラックス	緊張
呼吸	平常	加速／抑圧
鼓動	平常	加速
胃	リラックス	ムカムカ

身体が変わると心も変わる

肩が脱力
▶ 心が
リラックス
胸が解放
▶ 心が解放
腰が軽快
▶ 心が軽快
下半身が安定
▶ 心が安定

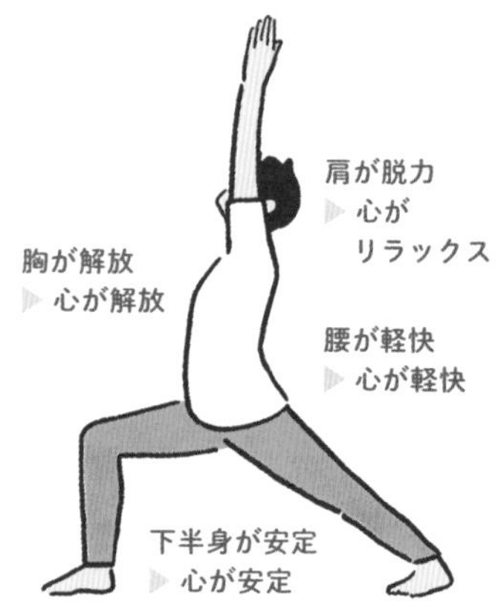

笑っているときの身体変化を真似る

笑いやそのときの心の状態を「身体から真似る」には、心から笑っているときに、身体のどの部位がどう変化しているのかを知ることが大切です。

ただ作り笑いを練習するだけでも悪くはありませんが、その時々の気分やノリ頼みにならないように、笑うときの身体変化を的確に把握することで、より効果的に心からの笑いに近づくことができます。

吐く息の身体変化を確認する

下の図を見てみると、「吐く息に伴う身体の変化」が中心となって、笑いが引き起こされていることが分かります。お腹が引き締まり、胸の詰まりが取り払われ、肩の力が抜ける身体変化。加えて、表情筋が収縮して笑いの表情が作られる変化を真似ることで、喜びや楽しさといった心の状態を引き起こすことが、笑い呼吸法の基本方針となります。

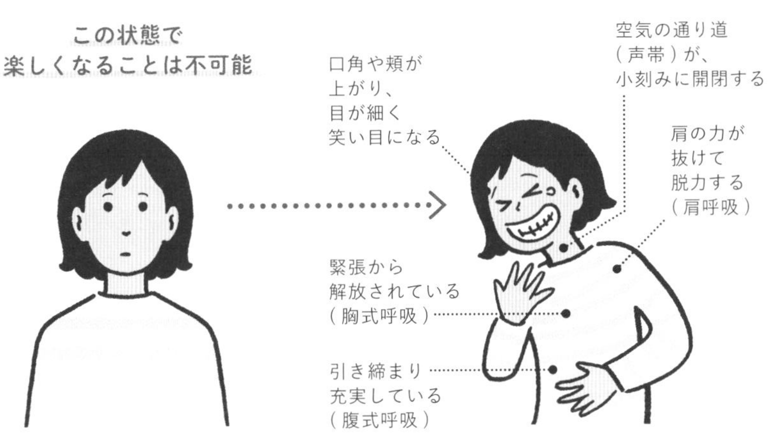

Smile ☺ Advice!

笑いの精神身体論

心身一如の理屈に基づくと「楽しいから笑う」のではなく、笑いそのものが楽しい気分の正体であるということが分かります。ですから、笑いを身体的に再現していくこと、言い換えると笑いの呼吸パターンを再現することで、楽しい気分を身体レベルから作り出し、「笑うから楽しい」ということを実感として理解することができるようになります。

どの筋肉が収縮し、どの筋肉がゆるみ、どんな呼吸をしているのかといった、身体状態のすべてが、精神的な状態と大きく関わっていて、この相関関係のことを私は「精神身体論」と呼び、ヨガや呼吸法を実践するときにとても大切にしています。

呼吸を整える呼吸法の奥義

笑いの身体変化をひも解き、笑いを真似ていくにあたり、呼吸器と呼吸法についての理解が必要です。呼吸や呼吸法について、基礎を押さえましょう。

呼吸の基本

私たちの呼吸は肺で行われていますが、肺自体は筋肉を持っていないため、肺を取り囲む空間が広がったり狭まったりすることで、呼吸が行われます。

この空間の大きさを変化させているのが、鎖骨、肋骨、横隔膜の３つの部位の動きで、どの部位を動かすかによって呼吸の名前が異なります。鎖骨の上下運動によって行われるのが肩呼吸、肋骨の広がりと狭まりによって行われるのが胸式呼吸、そして横隔膜の上下運動によって行われるのが腹式呼吸です。

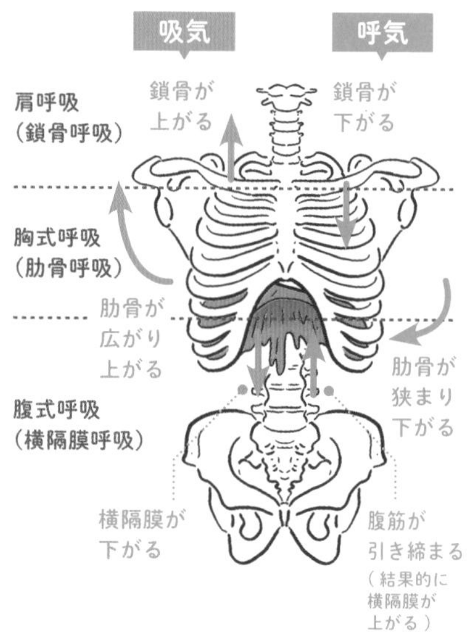

呼吸の３要素

肩呼吸

「鎖骨呼吸」とも呼ばれ、主に全力でダッシュするなどの緊急時に、補助的に行われる呼吸。鎖骨は首や肩の筋肉によって制御されているので、精神的な緊張があるときにこわばり、安心したときにリラックスしやすいという性質を持っています。

胸式呼吸

「肋骨呼吸」とも呼ばれ、主に大容量の呼吸を行う際にメインで活躍します。肋骨は胸まわりの筋肉によって制御されていて、心の抑圧や解放に大きく関わっています。衝動や言動を抑制する際に硬直し、解放されたときにゆるみます。

腹式呼吸

「横隔膜呼吸」とも呼ばれ、肋骨を動かして胸呼吸をするまでもない、安静時に主に行われます。腹圧を高めるような活動のときには、力強い腹式呼吸と胸式呼吸が活躍します。特に力強く作動するときは、意欲や活力と大きく関わっています。

心と呼吸の関係

呼吸活動を行う筋肉は「呼吸筋」と呼ばれ、これらは自律神経と運動神経の2種類の神経で作動する、とても珍しい筋肉です。他の臓器同様、心の働きと連動して、緊張したり弛緩したり、ペースを早めたり抑制したりするのと同時に、意思の力でリズムや力強さをコントロールすることもできるので、心の状態を間接的にコントロールするカギとなります。

東洋の世界では、この働きに古くから着目し、呼吸を介して心の状態をコントロールしようとする「呼吸法」が、インド、中国、日本などの各地で行われていたのです。

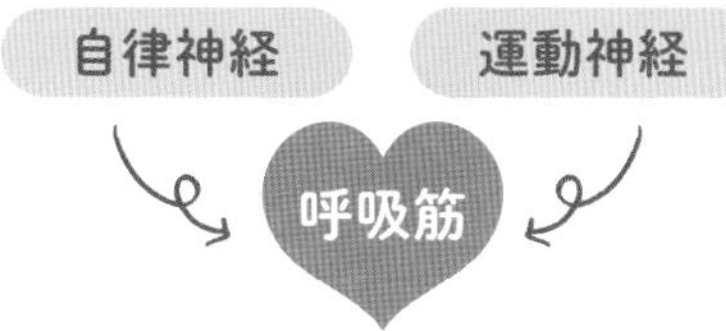

2種類の神経で作動！

呼吸のパターンとしての笑い

笑いも呼吸を使って行われるので、脳がおもしろい、嬉しいと判断すると、勝手に呼吸筋が収縮して、笑いという独特の呼吸のパターンが自動的に引き起こされます。

そして他の呼吸法と同じように、笑いと同じパターンの呼吸を再現することで、おもしろい、嬉しいといった精神状態を再現することができるようになるのです。

しかも現代人は、精神的な緊張感から呼吸が抑制され、呼吸筋がガチガチになっていることが多く、笑いの呼吸パターンを再現することで、こういった呼吸筋の根深い緊張を解消し、心を楽にすることができるのです。

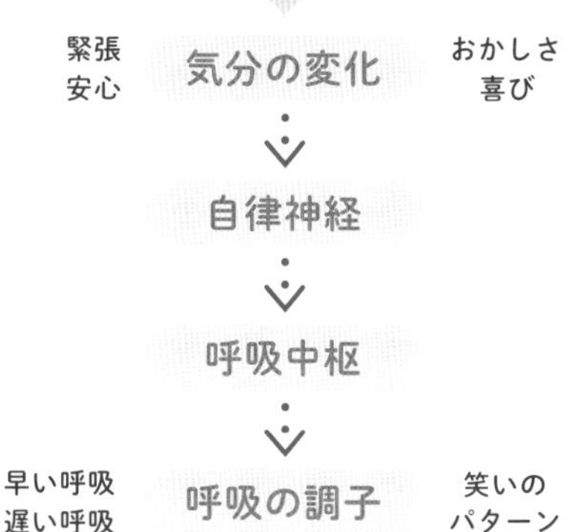

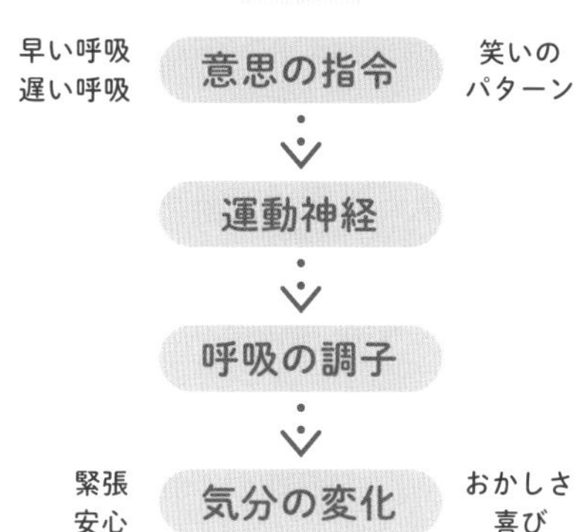

4章 笑い呼吸法を知ろう

笑いのツボを押さえよう
～笑いの3要素～

これまで、身体的な観点で笑いの特徴を確認し、呼吸のメカニズムや働きについて見てきました。ここでは笑いが持つ心理的な特徴を見ていきましょう。

笑いの中にある笑いの３要素

一章で確認したように、あらゆる笑いの中には、共通する３つの要素があります。

退屈な状態をおかしさに反応して一掃させる「覚醒」の要素、抑圧された状態を一瞬で解放させる「充足」の要素、そして張り詰めた空気を一瞬で解消する「安心」の要素です。

本書では、笑いの中に必ず含まれるこの３つの要素を「笑いの三要素」と名付け、前のページで触れた腹、胸、肩の呼吸の３要素との関連から、３種の笑い呼吸法を提案しています。

笑いの３要素

腹式呼吸と関連	胸式呼吸と関連	肩呼吸と関連
覚醒	**充足**	**安心**
〈意外性への興味を示す要素〉	〈認知対象に満たされる要素〉	〈緊急反応を解除する要素〉

覚醒 → 充足 → 安心

意外性のある状況に対して興味を示し、脳を覚醒させて集中力を高める要素。
「熱意の笑い」で練習を。

興味を示した対象に対して心を許し、それに満たされるという笑いの要素。
「歓喜の笑い」で練習を。

知覚の対象を受け入れることで安心し、呼吸筋の緊張と弛緩で心身をほぐす要素。
「安堵の笑い」で練習を。

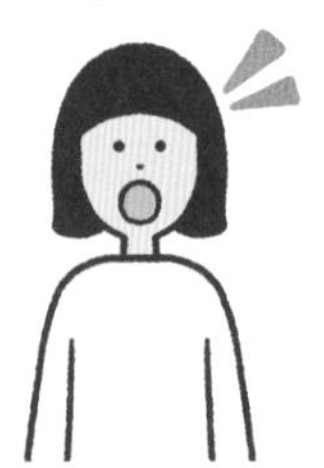

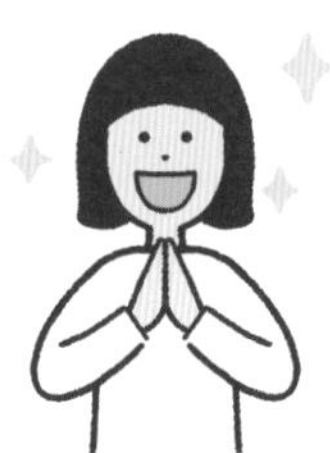

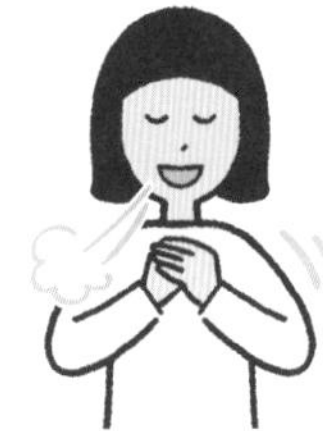

脳を 覚醒 させる
笑いの要素

笑いを引き起こす原因（きっかけ）には、必ず「おかしさ」「想定外」の要素が存在します。

予測を裏切るオチ、想定外に美味しい料理、すっかり忘れかけていたあるあるのシーンなど、必ず予測していた範囲を越えた要素と出会い、そこに興味が生まれ、笑いが起きて脳を覚醒させます。

笑いの「覚醒」要素は、呼吸の3つのパートの中でも、お腹での呼吸が密接な関わりを持っています（p.97）。

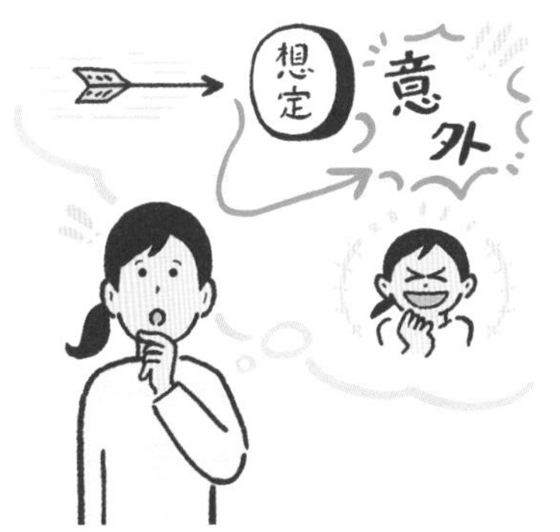

心を 充足 させる
笑いの要素

笑いが引き起こされるときには、収まるべきものが、収まるべきところに、収まったときの充足感があります。

赤ちゃんがミルクに満たされたとき、イマイチの冗談に抜群のツッコミが入ったとき、あるあるネタで共感できるときなど、充足感や満足感、納得、共感、肯定感が笑いの中に必ず存在します。この笑いが持つ「充足」の要素は、呼吸の3つのパートの中で、胸を使って行う呼吸と密接な関わりを持っています（p.85）。

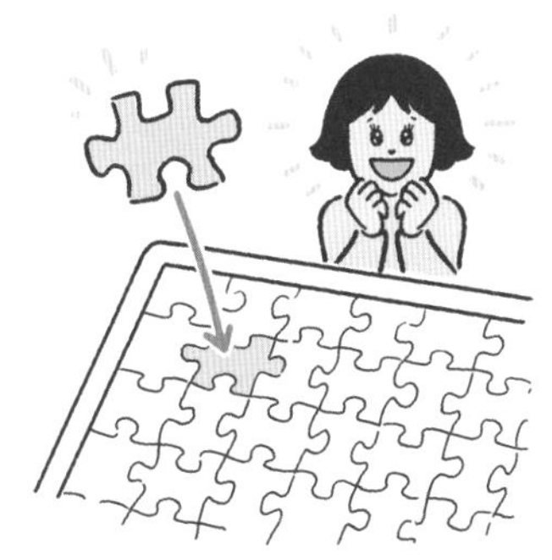

心を 安心 させる
笑いの要素

笑いを引き起こすもう一つの要素は、張り詰めた緊張を弛緩させたり、非日常から日常へと引き戻してくれたりする「安心」の要素です。

先生が激怒している一瞬の静寂に誰かがおならをしたり、遅刻かと焦りまくったら休講だったり、混沌とした場面に定番のボケが入ったりなど、笑いには「おかしさ」に伴う緊張や深刻さを打ち消す、「安心」の要素が必ず存在します。

この「安心」の要素は、呼吸の3つのパートの中では、肩での呼吸が密接な関わりを持っています（p.73）。

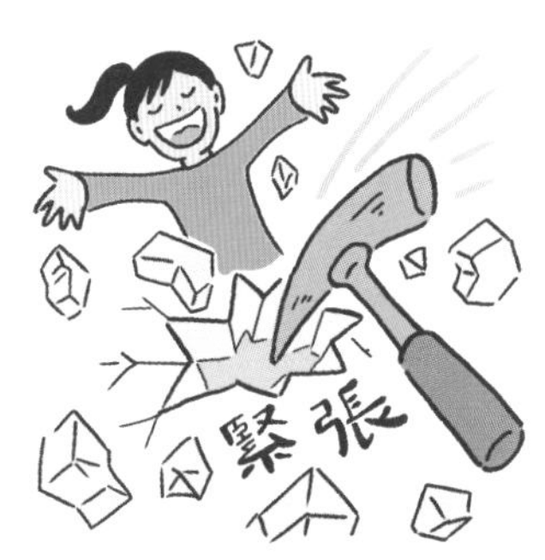

笑い呼吸法の基本

笑いを身体から真似るための身体論と、笑いの中に必ず含まれる笑いの３要素の理論が融合して、３種の笑い呼吸法が誕生しました。

３種の笑い呼吸法とは

笑い呼吸法とは、心から笑っているときの幸せな状態を育むために、「笑いの３要素」のそれぞれの要素を「呼吸法」として反復練習できる形にしたものです。

笑いを構成する３つの要素が、呼吸機能を支える肩、胸、腹の３つの部位の呼吸とそれぞれ関係性が深いことに着目して、ヨガの呼吸法との融合から生まれた呼吸法です。

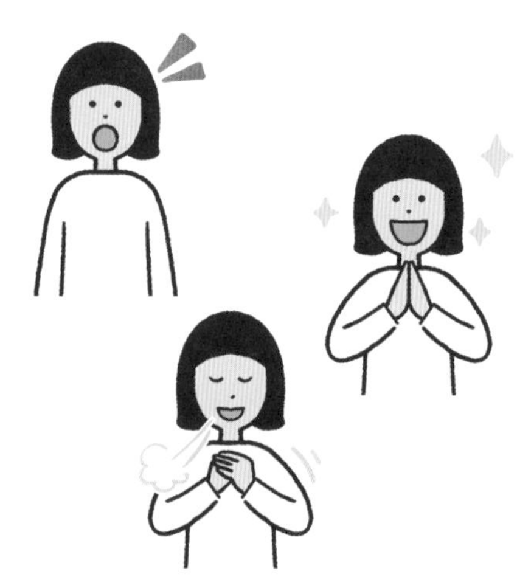

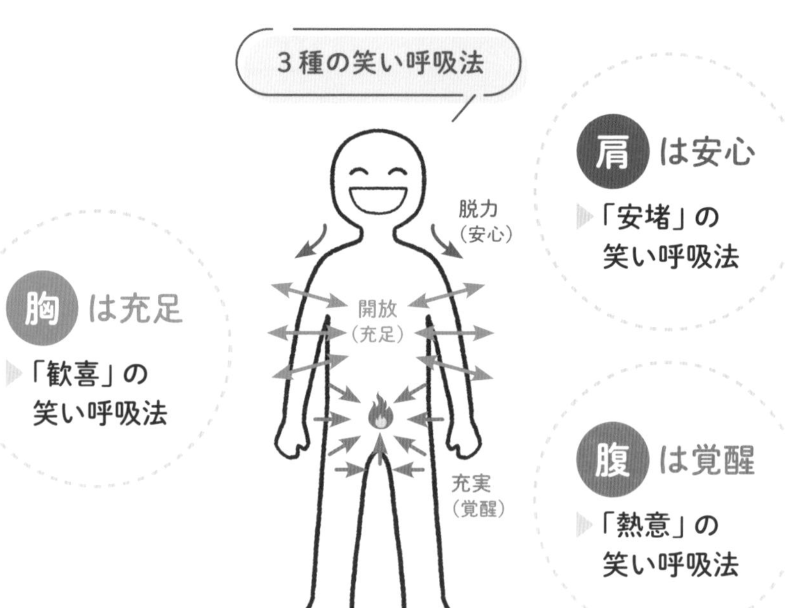

安堵の笑い呼吸法

笑いの３要素の「安心」を育むために、
「肩の脱力感を意識した笑い」を練習する呼吸法。

狙い	精神的な緊張感と関連が深い首肩の緊張を、呼吸法と笑いによって弛緩させ、心を「緊張」から「安心」へと導く
笑いのタイプ	軽快な喉笑い
関連する呼吸	肩呼吸（鎖骨呼吸）
関連する筋肉	胸鎖乳突筋、斜角筋群、僧帽筋（上部）肩甲挙筋など
関連する感情	安心、安堵、安全、鎮静、感謝、拍子抜け
方法	肩をすくめながら息を吸い続け、吐く息で脱力する際に笑う

歓喜の笑い呼吸法

笑いの３要素の「充足」を育むために、
「胸の開放感を意識した笑い」を練習する呼吸法。

狙い	精神的な抑圧と関連が深い胸まわりの緊張を、呼吸法と笑いによって弛緩させ、心の「抑圧」を解消して「充足」へと導く
笑いのタイプ	爽快な胸笑い
関連する呼吸	胸式呼吸（肋骨呼吸）
関連する筋肉	外肋間筋、内肋間筋、小胸筋など
関連する感情	充足、満足、共感、肯定、解放、自由
方法	胸の広がりを助ける手の動きと共に笑い、あらゆる存在を歓迎するイメージと共に息を吸う

熱意の笑い呼吸法

笑いの３要素の「覚醒」を育むために、
「腹の充実感を意識した笑い」を練習する呼吸法。

狙い	精神的な意欲と関連が深いお腹まわりの収縮を、呼吸法と笑いによって強化して、心を「退屈」から「覚醒」へと導く
笑いのタイプ	力強い腹笑い
関連する呼吸	腹式呼吸（横隔膜呼吸）
関連する筋肉	骨盤底筋群、腹横筋、内腹斜筋、外腹斜筋、横隔膜など
関連する感情	熱意、本気、真剣、興奮、覚悟、覚醒
方法	お腹の充実感を高める姿勢で、お腹で息を吐き、笑いでその引き締めを最大限に高める

笑い呼吸法5原則

いよいよ笑い呼吸法を実践するにあたって、押さえておきたい5つの原則。とても大事なことばかりなので、先にチェックしておきましょう。

笑い呼吸法を始めるにあたって

これから笑い呼吸法を練習する日々が始まります。何の道具も準備も必要なく、身体ひとつで始められるのが、笑い呼吸法の大きなメリットではありますが、形から入りたい方は、表情を確認するための鏡や、ガイダンス動画を観るためのスマートフォン、実践日を書き込む手帳などがあると、モチベーションがアップするかもしれません。

1。うまく笑わなくていい

笑い呼吸法を練習する上で、最も大切な大原則です。笑いは生理現象ですから、自然に笑おうとすればするほど、不自然な笑いになります。出かかったくしゃみを、意識すればするほど出なくなってしまうのと同じです。

本物のくしゃみを引き起こそうとせず、嘘のくしゃみを何度も繰り返すような感じで、あくまでも呼吸法として、繰り返し作り笑いを練習しましょう。

2。継続が命

1とセットになっている、最も大切な大原則です。ヨガのポーズや呼吸法も、最初から100%のパフォーマンスで、100%の効果を引き出すことはできません。うまく笑おうとせず、笑い呼吸法の型練習をひたすら続けていると、いつか必ず本物の笑いを習得できるようになります。6章を参考にしながら日々の生活に笑い練習を取り入れ、コツコツと今できることを積み上げていきましょう。

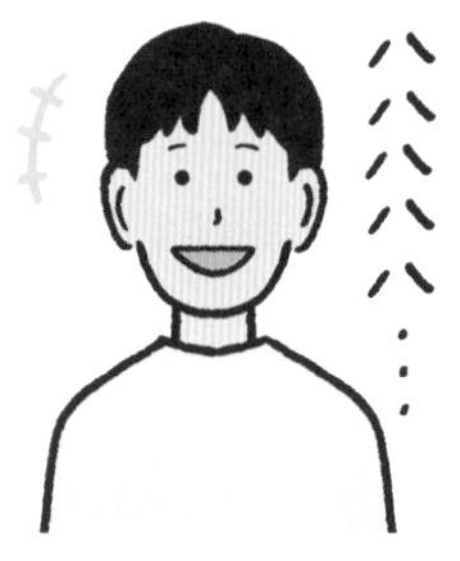

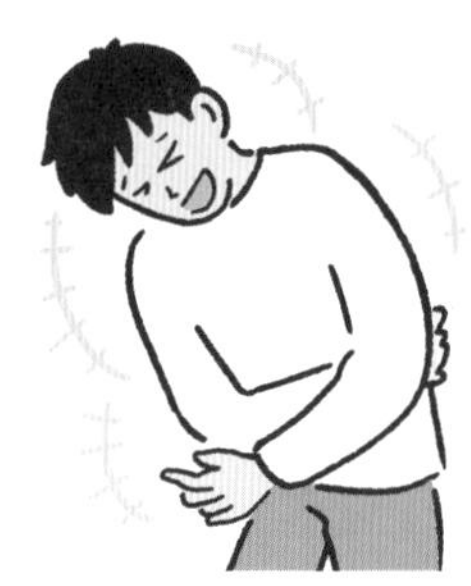

3. 余韻を大切にしよう

笑い呼吸法の本当の効果は、実は笑っているときではなく、笑いの後の余韻を味わっているときに訪れます。引きつった頬や首の緊張、呼吸の変化など、緊張や興奮が完全に収まるまでそれらの感覚を意識していると、交感神経から副交感神経に切り替わる、極上の時間を経験することができます（微笑瞑想 p.126）。

どれだけ忙しくても、ぜひこの時間をたっぷりと取って、笑い後の感覚を満喫しましょう。

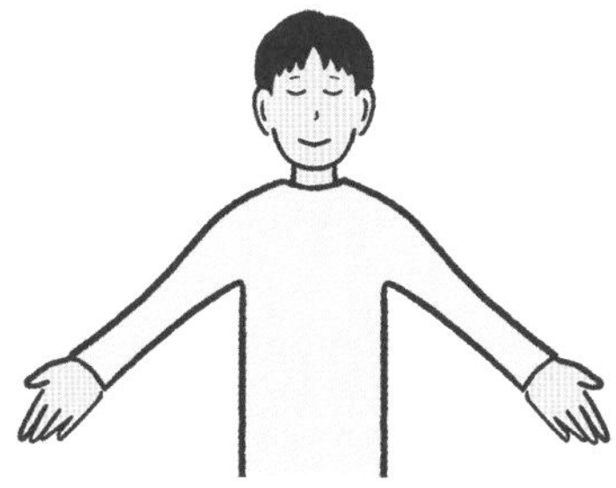

4. 笑いを感じよう

笑い呼吸法の基本は、あくまでも呼吸法として作り笑いを練習することにありますが、少しずつ自然な笑い、心からの笑いを習得していくには、笑っているときの身体感覚や心の状態を感じることが大切です。

まずはそれぞれの呼吸法をしっかりと身体に染み込ませ、慣れてきたら、少しずつ笑いながら、身体のどこにどんな感覚があるのかを意識してみましょう（観笑瞑想 p.128）。

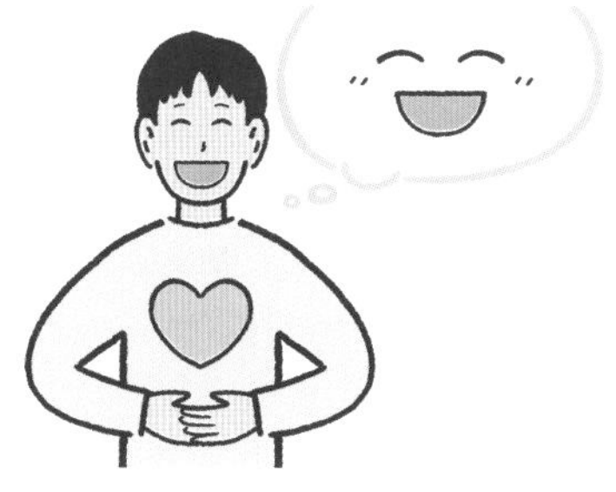

5. 周囲に配慮しよう

笑い呼吸法を安心して続けるには、家族や近隣の方に配慮することがとても大切です。

誰かと同居している場合や、近隣の方と会話できる間柄なら、笑い練習の意図や主旨を丁寧に話しして理解してもらうことが好ましく、時間帯などに配慮して、場合によっては声を出さないサイレント笑い（p.144）をするようにしましょう。屋外で練習する際は、自分が笑われていると勘違いして傷つく方がいるかもしれないので、そういった配慮も大切です。

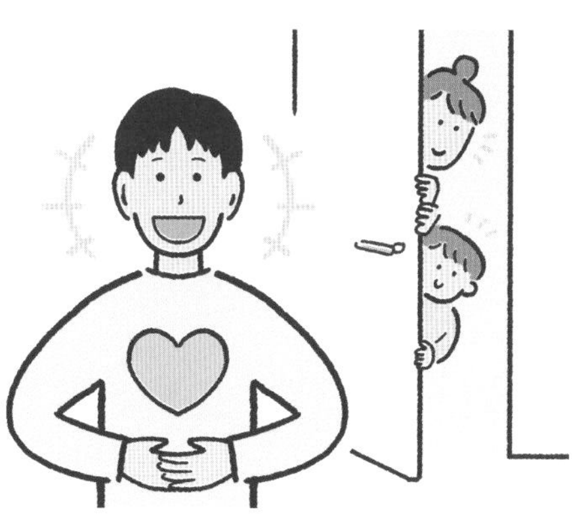

笑い呼吸法の姿勢

笑い呼吸法に限らず、ウォームアップや普段の姿勢でも、この「基本姿勢」を心がけてみましょう。格段に笑いが起こりやすい状態が作れます。

基本姿勢の作り方

笑い呼吸法を行うときは、このページのいずれかの基本姿勢で行うことがおすすめです。

姿勢作りの基本は、❶骨盤底を軽く引き締めて背筋を伸ばし、❷軽く胸を開いて、❸肩の力を抜くこと。これら３つは、まさに❶熱意 ❷歓喜 ❸安堵の笑い呼吸法で培う感覚です。完璧な姿勢を目指さなくてもよいので、できる範囲で気楽に行いましょう。

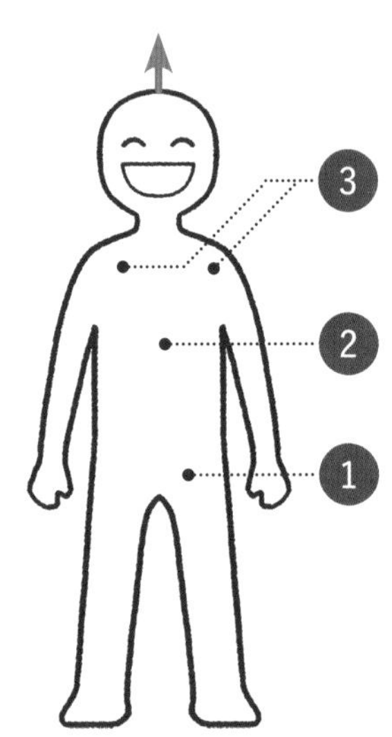

坐位の基本姿勢

最もスタンダードな姿勢です。
勉強中や仕事中など、いつでも気軽に、
姿勢を整えるように心がけていきましょう。

1. **床かイスに坐って、軽く背筋を伸ばす。**
   - できれば背もたれのあるイスやベッドに坐る
   - 床の場合は、あぐらがおすすめ
   - 左右の坐骨で上半身のバランスをとるイメージ

2. **頭のてっぺんを引き上げ、肩の力を抜く。**
   - 頭を首の骨の上にのせてバランスをとるイメージ

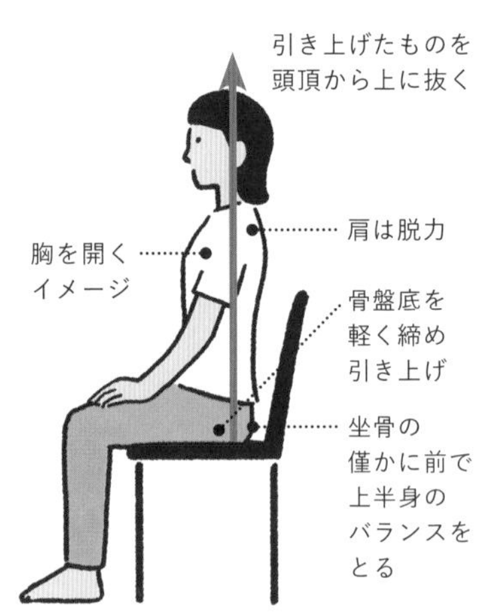

立位の基本姿勢

お腹に力が入りやすく、
「熱意」の感覚を得やすい姿勢です。
出先や歩いているときにも、
姿勢を意識してみましょう。

足を閉じるか腰幅程度に開いて立つ。
- つま先を外側に広げ過ぎない
- 足裏に満遍なく体重が分散するように

頭のてっぺんを引き上げ、肩の力を抜く。
- 頭を首の骨の上にのせてバランスをとるイメージ

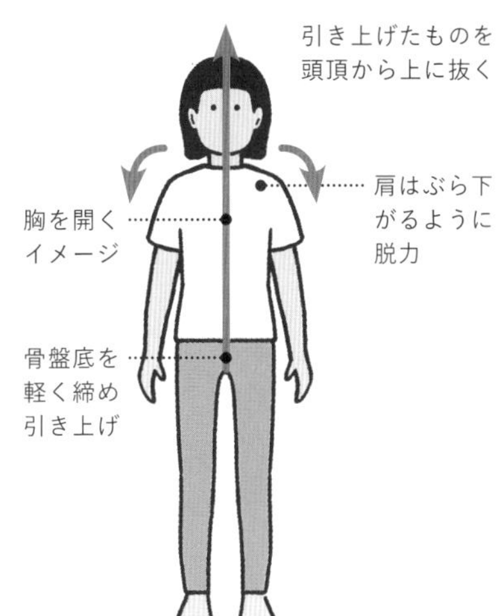

臥位の基本姿勢

寝起きや寝る前などに
姿勢を整えてみましょう。
また、気分をリセットしたいときにも
おすすめです。

マットなどを敷いた床に仰向けになる。
- 手は身体から少し離して手の平は上
- 足は肩幅程度に開いて完全に脱力
- 笑う場合は、膝を立てるか横向きが◎
- 四肢が伸びていくイメージで脱力

仰向けの場合

・「歓喜」の笑いに向いている
・膝を立てると笑いやすい
・万歳してもＯＫ
・肩甲骨を軽く寄せ、胸を空に向けて開くイメージ

横向きの場合

・「熱意」の笑いと「安堵」の笑いに向いている
・軽く丸くなると笑いやすい

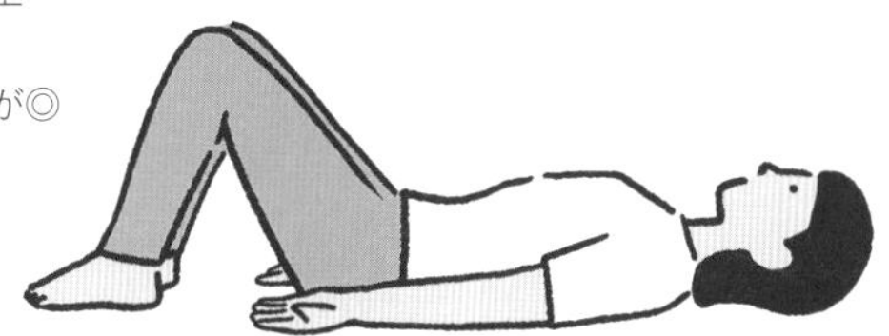

Smile ☺ Advice!

呼吸と姿勢の関係

ヨガや瞑想やメンタルトレーニングを長年続けている方は、口を揃えてその奥義が呼吸にあると答えます。呼吸の調子を少し変えるだけでメンタルが大きく変化し、心を整えるカギとなるからです。

その呼吸と深い関係を持つのが姿勢です。姿勢を少し変えるだけで呼吸の調子が大きく変化し、心にも大きな影響を与えます。ヨガのポーズも、呼吸調整のためにあるといっても過言ではありません。

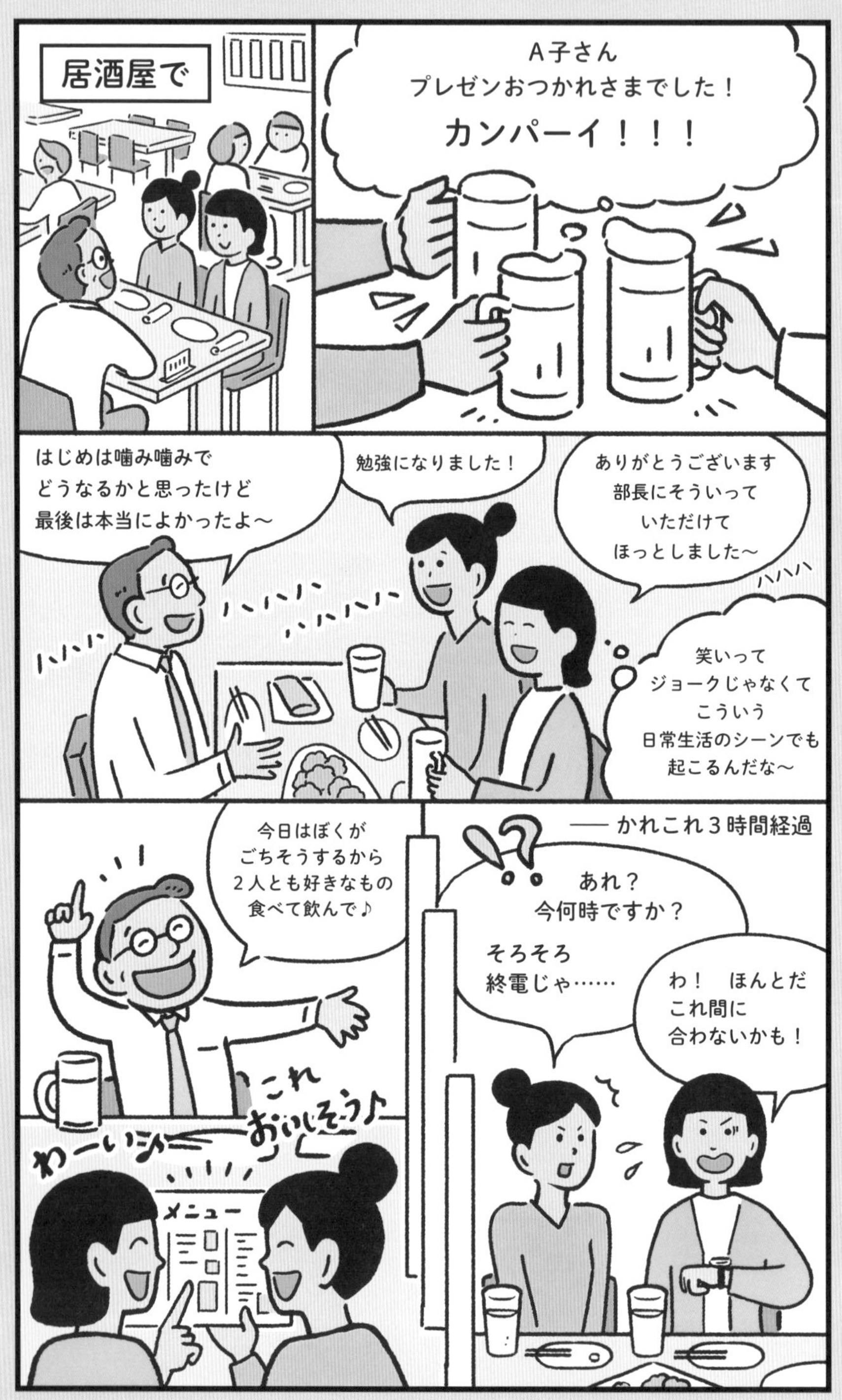
居酒屋で
A子さん
プレゼンおつかれさまでした！
カンパーイ！！！
はじめは噛み噛みで
どうなるかと思ったけど
最後は本当によかったよ〜
勉強になりました！
ありがとうございます
部長にそういって
いただけて
ほっとしました〜
ハハハ
笑いって
ジョークじゃなくて
こういう
日常生活のシーンでも
起こるんだな〜
今日はぼくが
ごちそうするから
2人とも好きなもの
食べて飲んで♪
わーい♪
これ
おいしそう♪
メニュー
── かれこれ3時間経過
あれ？
今何時ですか？
そろそろ
終電じゃ……
わ！　ほんとだ
これ間に
合わないかも！

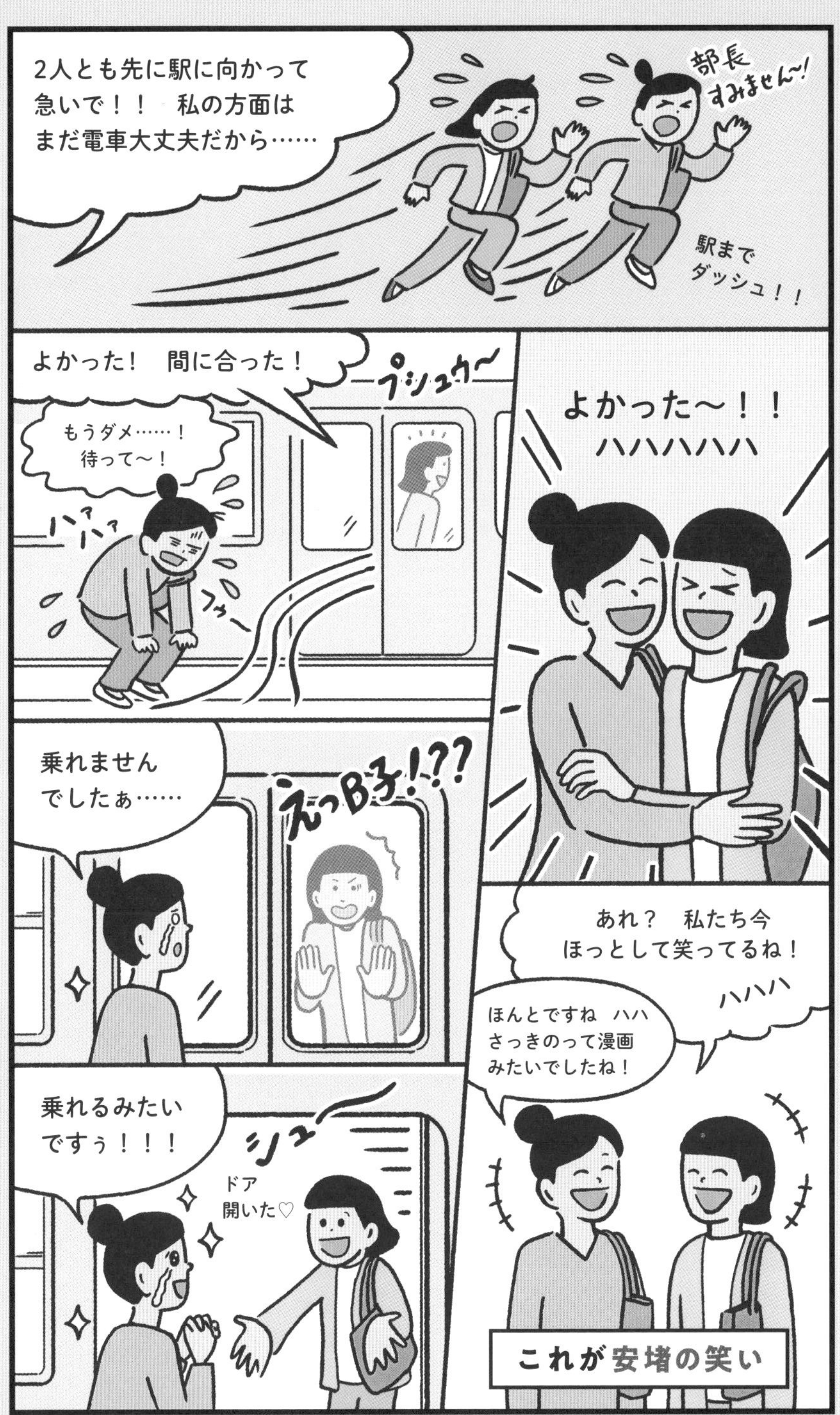
2人とも先に駅に向かって
急いで!! 私の方面は
まだ電車大丈夫だから……
部長
すみません〜!
駅まで
ダッシュ!!
よかった! 間に合った!
プシュウ〜
もうダメ……!
待って〜!
ハァハァ
フゥ〜
よかった〜!!
ハハハハハ
乗れません
でしたぁ……
えっB子!??
乗れるみたい
ですぅ!!!
シュ〜
ドア
開いた♡
あれ? 私たち今
ほっとして笑ってるね!
ハハハ
ほんとですね ハハ
さっきのって漫画
みたいでしたね!
これが安堵の笑い

防御の要「首」をゆるめる

安堵の笑い呼吸法とは

まずは「安堵の笑い」呼吸法です。日常のほっとした場面で湧き起こる安堵の笑い。そのエッセンスにフォーカスした呼吸法の全体像を見ていきましょう。

日常の中にみる「安堵」の笑い

安堵の笑いとは、焦ったり心配したりする状況から、ほっと肩をなでおろしたときに湧き起こる笑いです。

買ったばかりの飲み物を落としかけて見事にキャッチできたときや、ギリギリの状態でトイレに間に合ったとき、大切な人の無事を何とか確認できたときなど、自分や大切な人にとって望ましくない状況を回避できたときに湧き起こり、緊張状態をリセットしてくれるのが「安堵の笑い」です。

安堵の笑い呼吸法とは

安堵の笑い呼吸法とは、安堵の笑いで得られる「緊張事態を回避したときの安心の感覚」を、呼吸法として反復練習できる形にしたものです。

息が詰まるような切迫した状況が一気に緩和し、拍子抜けしたような深い安堵の感覚を、主に肩周辺の筋肉を使った呼吸法によって習得していきます。

この呼吸法をマスターすることで、日々の生活の中でもほっと肩の力が抜けた感覚を取り戻しやすくなります。

あっ
ドキッ
あぶなかった〜
ホッ

安
心
安堵の笑い
呼吸法で
反復練習
ホッ

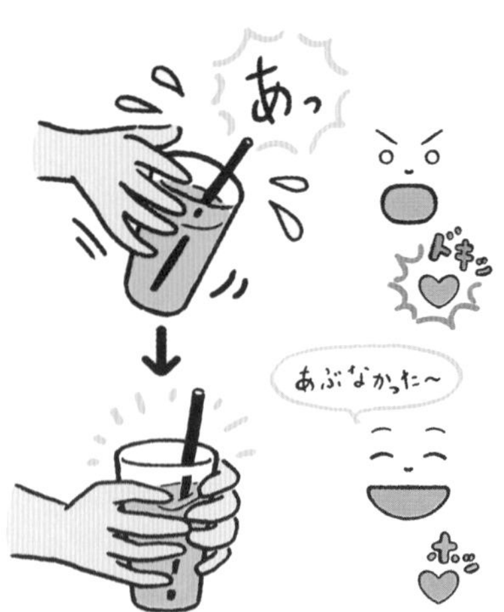

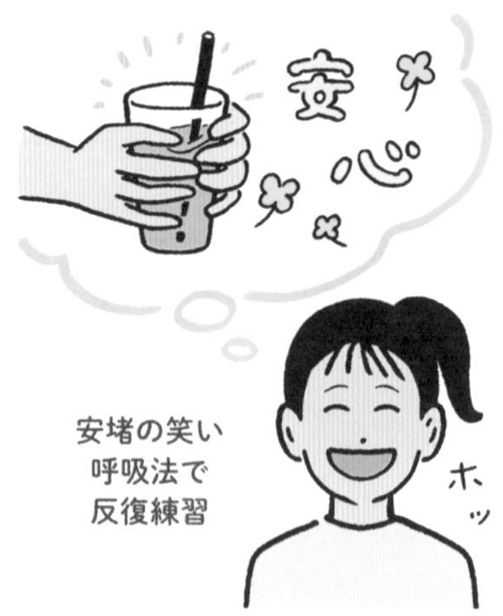

安堵の要は「首」

私たちは身の危険を感じたとき、首や肩まわりに付いている筋肉を硬くして、急所である首を本能的に守ろうとします。この反応は、昔から備わっている本能ではありますが、精神的に身構えたときにも、無意識に首を守ろうとして肩まわりに力が入り、肩が凝ったり首が回らなくなったりします。ですから、逆にこの部分の力を抜くことによって、身構えるような精神状態を解除し、安堵の気持ちを取り戻すことができるのです。

安堵の笑い呼吸法で首肩の緊張をゆるめる

安堵の笑い呼吸法は、身構えるときに使う筋肉がある首や肩の緊張をゆるめることで、安堵の感覚を育んでいくための呼吸法です。

簡単な動きによって、あえて肩まわりの緊張を強調し、心身共に緊張状態を高めたところで脱力します。このときに軽快な喉笑いを行うことで肩の脱力を助けます。

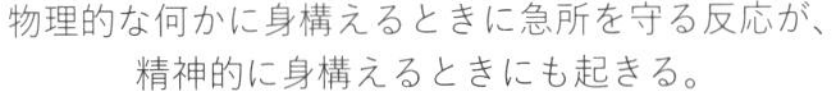

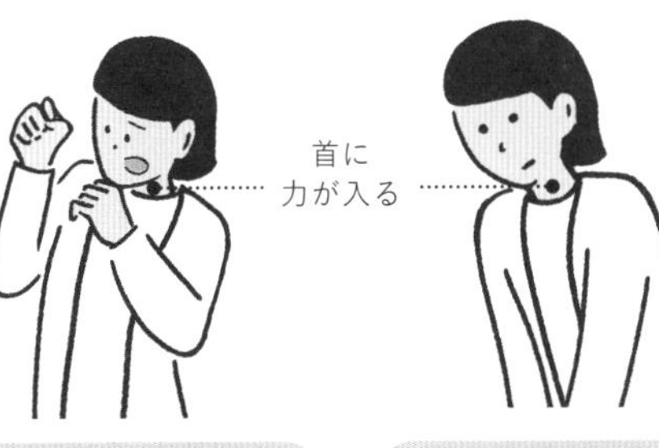

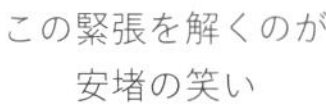

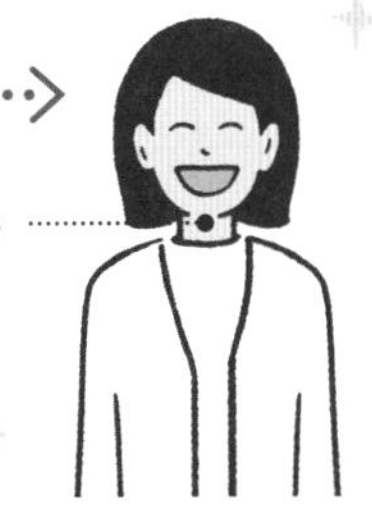

物理的な反応　精神的な反応　軽快な喉笑い

Smile Memo

首を守る筋肉って？

首を守るための筋肉は、図のように首から肩にかけて付いていて、緊張状態が続くとこれらの筋肉が硬くなって肩凝りや、精神的に緊張した状態が続いてしまいます。

安堵の笑いはこの緊張をゆるめ、精神的な安堵をもたらす働きがあります。

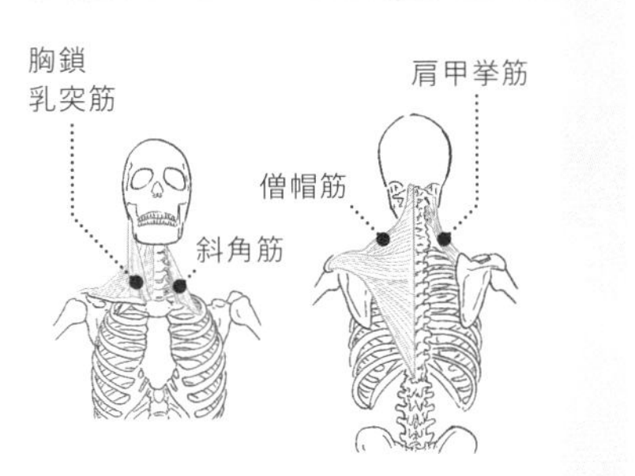

行い方

安堵の笑い呼吸法

首や肩まわりの緊張をリセットしてくれる安堵の笑い呼吸法を練習しましょう。基本の呼吸法に「笑い」を加えていきます。

レッスン動画へ

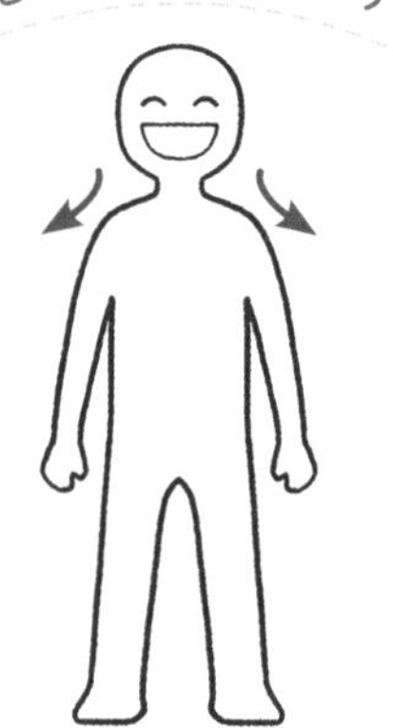

すべての笑い呼吸法は、基本の呼吸法とそこに笑いをミックスする2つのパターンで構成されます。まずは「安堵の呼吸法」だけをしっかり練習し、慣れてきたら「安堵の笑い呼吸法」を実践してみましょう。はじめは少しだけ笑いをミックスしてみてもOKです！

安堵の呼吸法

❶→❷→❸→❹A→❺→❻→❼

安堵の笑い呼吸法

❶→❷→❸→❹B→❺→❻→❼

How To

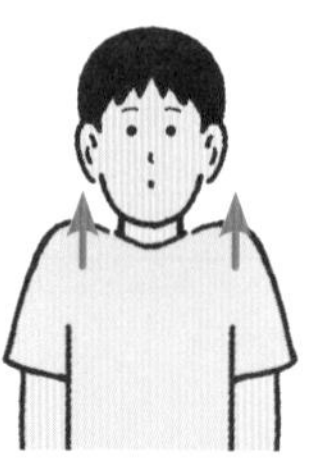

1. 基本姿勢（p.68）をとる。
2. ひと息吐いてから、肩を耳に向けて引き上げながら息を吸っていく。
3. 息を吸い切ったら息を止め、緊張している部位を感じながら息苦しくなるまで待つ（クンバカ※1）。

※1：クンバカとは、ヨガを代表する呼吸法のひとつで、主に息を吸い切ったところで止めること。精神的な集中状態を作り、呼吸や心の緊張を深く解消します。

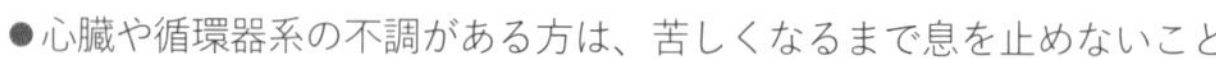
●心臓や循環器系の不調がある方は、苦しくなるまで息を止めないこと

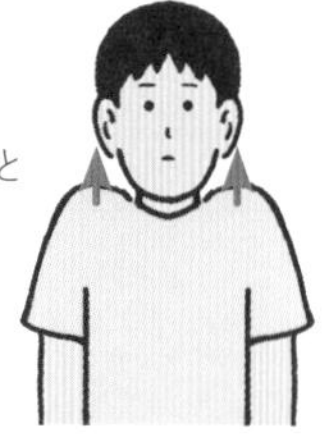

●痛まない範囲で十分に首肩まわりの筋肉（p.73）を緊張させ続ける
●わずかに息を吸い続け、肩を軽く引き上げ続ける
●精神的に追い詰められた場面をイメージすると効果的

はじめは…

❹ A

息苦しさがピークになったら、口から息を吐きながら、肩の力を抜いていく。

- 温泉に入ってほっとしたときのようなため息で
- 具体的に緊急事態を回避したイメージをすると効果的
- 肩の力が抜けて安堵する感覚を意識
- 脱力時に「はぁ」や「ふぅ」と声に出すと効果的

慣れてきたら…

B

呼吸と共にイメージを「肩」に重ねると効果的。

息苦しさがピークになったら、口から息を吐きながら肩をゆるめ、軽快な喉笑い[※2]で肩の脱力を助ける。

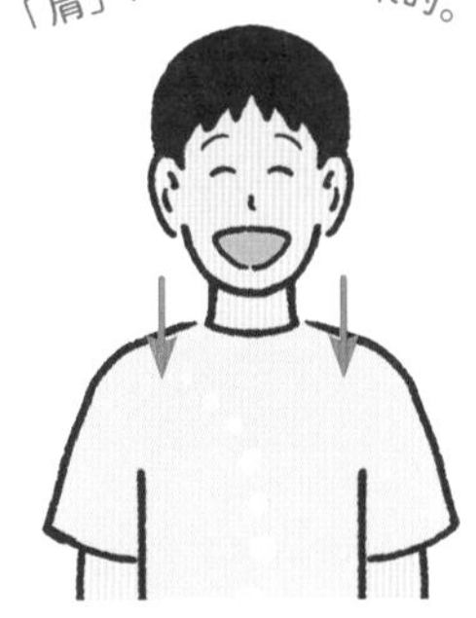

※2：喉笑いとは、喉の小刻みな開閉によって行われる軽快な笑い。力強く収縮するのは表情筋くらいで、お腹の力はほとんど入らず、肩の力が抜けて肩甲骨が引き下げられていきます。

- はひふへほ笑いの要領の作り笑いでＯＫ
- 何度か息継ぎしてから連続で笑いを繰り返してもＯＫ
- 小さくてもいいので、できれば声を出して笑う
- 声を出したくないときや、環境が許さない場合はサイレントでＯＫ

イメージ

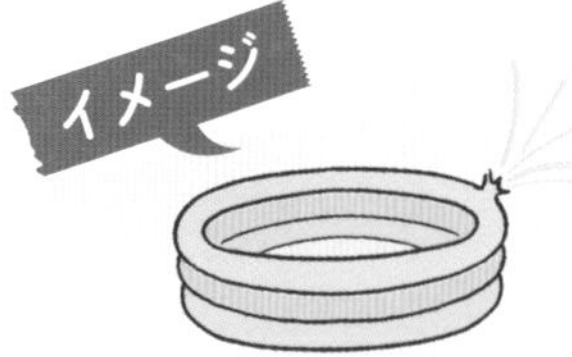

パンパンに膨らみ切った風船が一気にゆるんで萎む。

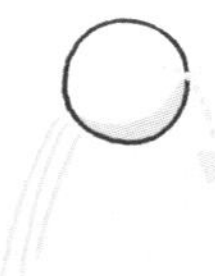

上に投げたボールが一瞬止まってから落下する。

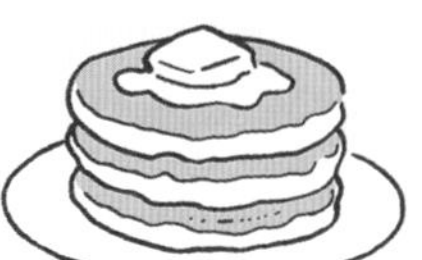

パンケーキの上でバターが溶けていく。

このほか、過去に切羽詰まった状況を回避できた、具体的なシーンを思い出すのもとても効果的！

❺ 1～3回、ゆったりとした深呼吸を行い、安堵感を味わう。

❻ ❷～❺を1～5分ほど繰り返す。

❼ 基本姿勢に戻って軽く目を閉じ、1～5分ほど微笑みの気分でゆったりと呼吸をする（微笑瞑想 p.126）。

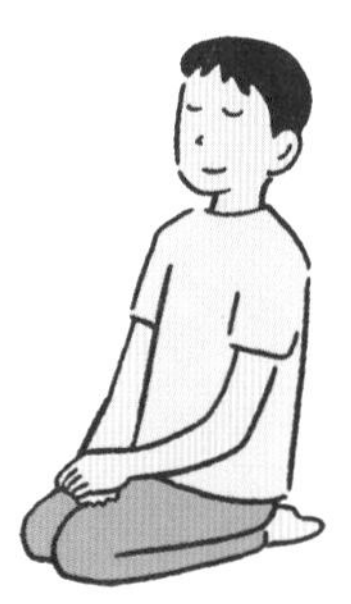

安堵の笑い呼吸法のバリエーション

安堵の笑い呼吸法は様々なバリエーションで、身体をほぐしながら実践することができ、それぞれまた違った効果を得ることができます。

万歳のバリエーション

最も簡単で効果を実感しやすいものが、万歳した後に安堵するバリエーションです。万歳の仕方、手の下げ方によって、緊張の仕方、安堵の仕方が異なります。

様々な万歳で、緊張の違いを試してみよう

万歳スタイル

最もスタンダードで、安堵の基本バージョンよりも爽快感が味わえます。

1. 両腕を万歳した状態で息を吸って、息苦しくなるまで軽く吸い続ける。
   - できれば手の平を内側に
   - 痛くない程度に、できるだけ肩をすくめる
   - 肩が痛い場合は、斜め前に万歳してＯＫ
2. 息を吐きながら腕を下げ、笑いながら脱力する。

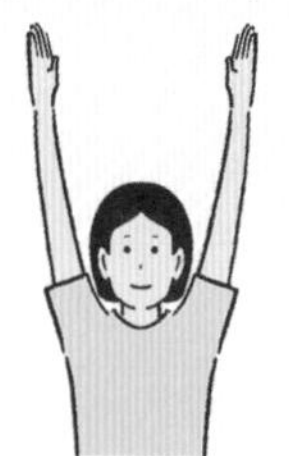

押上スタイル

肩から腕の負荷が高く、それだけ首肩まわりをほぐす効果が抜群です。

1. 両手を組んで頭上に上げ、手の平を上に返して息を吸い、息苦しくなるまで軽く吸い続ける。
2. 息を吐きながら、手をほどいて腕を下げ、笑いながら脱力する。
   - 痛くなるまで肩をすくめないこと
   - 痛くなければ十分に肘を伸ばす
   - 指の付け根や手首を反り返すと効果的

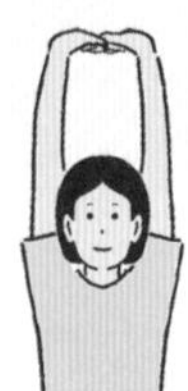

合掌スタイル

上下に伸びる爽快感を味わいやすいスタイルです。

1. 手の親指をクロスして合掌し、息を吸いながら頭上に持ち上げ、息苦しくなるまで軽く吸い続ける。
2. 息を吐きながら、手をほどいて腕を下げ、笑いながら脱力する。
   - 親指をクロスすると合掌が離れにくい
   - 頭上に上げた腕を軽く後ろに引くと、さらに肩に効いてくる

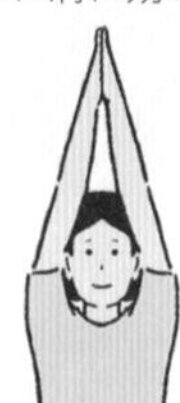

様々な腕の下げ方で、脱力感の違いを試してみよう

失速スタイル

ほっと安心して脱力する感覚を
最もつかみやすいスタイルです。

どんな形で腕を上げた場合も、そのままゆっくりと脱力して腕を下げていく。

- 緊張から解放され、一気に全身の力が抜けるイメージで

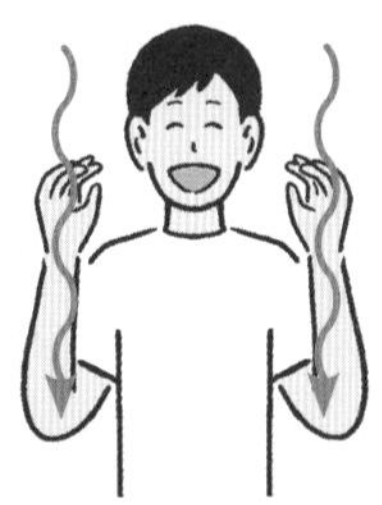

扇形スタイル

歓喜の笑い（p.86）のように、
心が広がる様子をミックスします。

手を左右に大きく開き、円を描くように下げていく。

- 安堵と歓喜がミックスしたような気持ちで息を吐き、笑う（安堵の気持ちが多め）
- 軽く上を見上げると爽快感がアップ
- 肩をほぐしたい場合は、肩を軽く背後で寄せるようにする

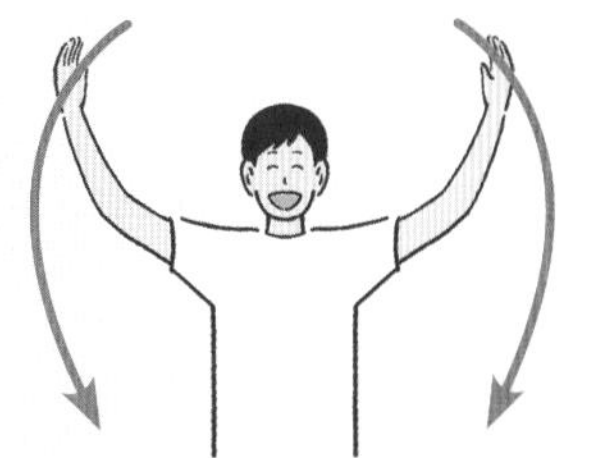

水平スタイル

手を左右に大きく開き、
下げずに左右に広げたままにしましょう。

何かから逃れ、歓喜に満ちて安堵する感覚を育む（歓喜の気持ちが多め）。

- 軽く胸を反って見上げるとよい
- 手の平が上向きになるように、腕を付け根から軽くねじると効果的
- 手を左右に開いていくヨガのポーズとの相性抜群

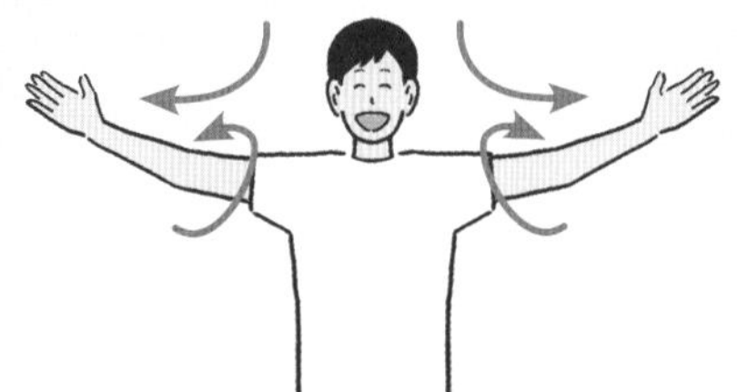

合掌スタイル

安堵することへの感謝の
気持ちが深まりやすいスタイルです。

合掌でホールドした場合に限り、合掌のまま笑いながら下げる。

- 軽く顔を下げると、感謝する気持ちが深まりやすい
- 解放されて本当によかったという気持ちで下げると安堵が深まる

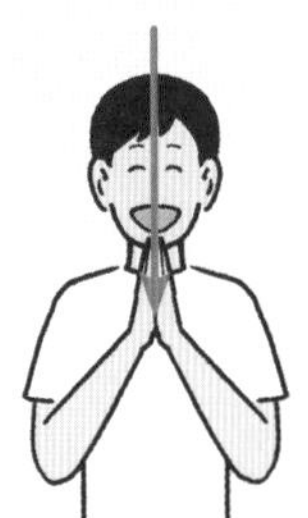

肩回しのバリエーション

肩まわりの筋肉をほぐすことに特化したバリエーション。肩は人体で最も複雑な関節の一つで、様々な動きが可能で、様々な筋肉が関与しているので、それらの多くの筋肉を根こそぎ緊張させ、笑いと共にほぐしましょう。

1. 楽な姿勢で坐り、ひと息吐く。

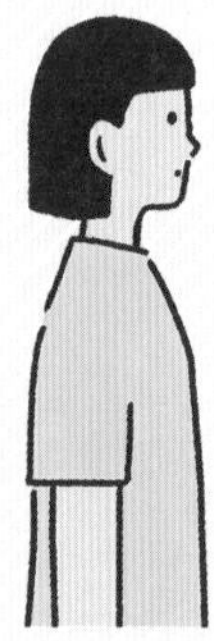

2. 息を吸いながら、肩を前から上にゆっくりと回し上げていく。
   - 軽く猫背になると前から回し上げやすい
   - 痛くない範囲でできるだけ大きく回す

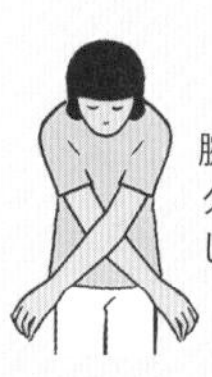

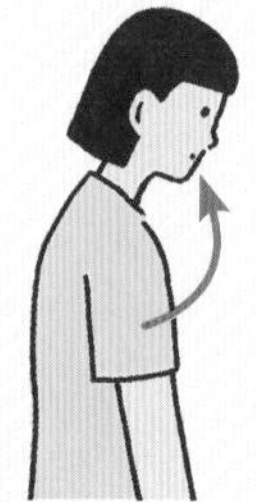

3. 肩が最も高くなったところで息を吸い切り、息苦しくなるまで軽く吸い続ける。

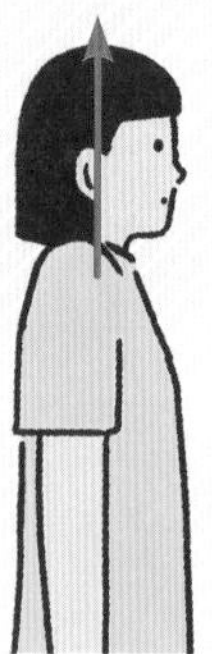

4. 息を吐きながら、肩を後ろから下にゆっくりと回しながら下げ、途中から笑って脱力する。
   - 途中までは、ゆっくりと息を吐きながら十分に肩を後ろで寄せる
   - 笑うのは完全に肩を下げきったところからでもＯＫ
   - 最初は笑わず、呼吸と共に肩を回すだけでもＯＫ
   - 肩を背後で寄せたところから、一気に脱力してもＯＫ

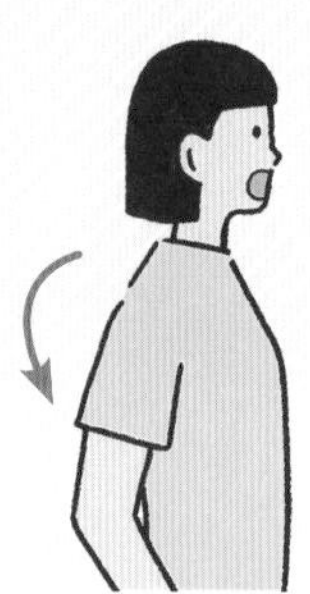

5. 逆回しも同様に行う。

身体がほぐれてくると、
笑う気分になりやすくなります。

フグのバリエーション

フグのようにほっぺを思い切り膨らませて息を止め、フグのように息を吐くことで心が和み、安堵の感覚や笑いを自然と引き起こすバリエーション。鏡を見ながら実践すると、セルフにらめっこのように噴き出し笑いすることも。

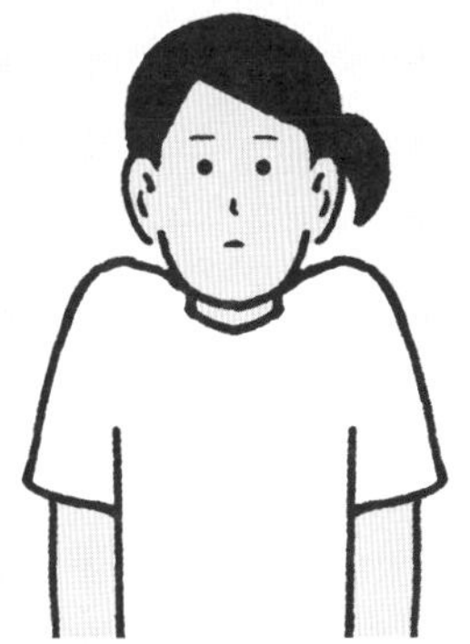

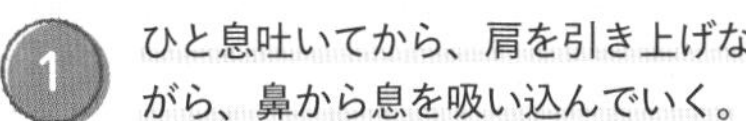

1　ひと息吐いてから、肩を引き上げながら、鼻から息を吸い込んでいく。

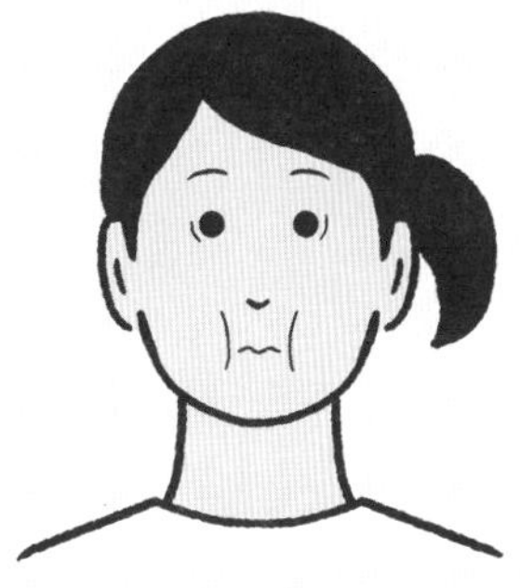

2　息を吸い切ったら、最後のひと口を口から吸いこんで肺を空気で満たし、ほっぺを膨らませながら息を止める。

- 吸う息の最後に、口から何かをすするように息を吸い込む
- ほっぺは痛くなるほどに膨らませなくてＯＫ
- フグ顔のまま軽く息を吸い続けるようなイメージで息を止める

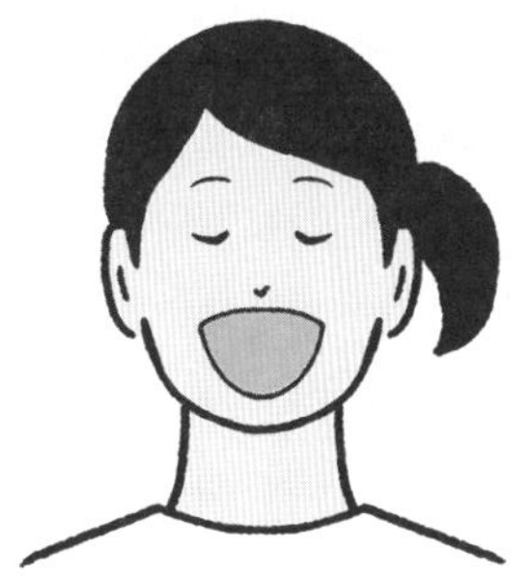

3　苦しくなったら、口からプハァと息を吐き始め、笑いながら脱力する。

- 口から淀んだ空気を吐き出すイメージで
- 吐く息の前半はプハァと吐くのを味わい、後半は笑って吐いていく

起き上がりのバリエーション

前屈して背骨を丸めた状態から起き上がることで、より強い爽快感を作り出し、苦しい状況から解放された安堵の気持ちを演出しやすいバリエーションです。妊婦さんや血圧に異常のある方はＮＧです。

1 坐位でも立位でも、無理のない状態で前屈になる。

- 腰や首に強い負担を与えないようにする
- 立ちくらみの経験がある方は、立位では絶対にＮＧ

2 ひと息吐いてから、息を吸いながら背中を丸めながら起き上がってくる。

- 頭部の血流の変化に慣れるまで、立位での練習は控えること
- 腰が痛くなければ背中を丸めながら起こしてくる（ロールアップ）
- 立位でめまいがしたら、すぐにしゃがむこと

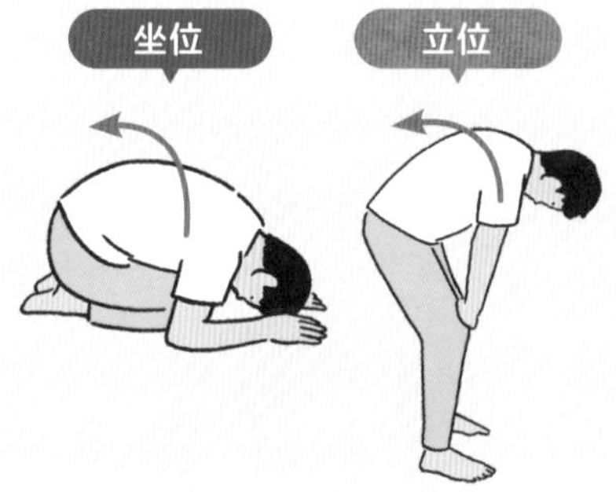

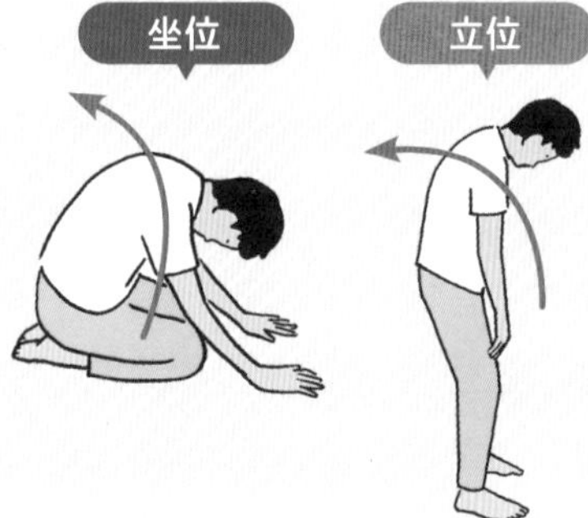

3 完全に起き上がり肩を引き上げ、息を吸い切ったところで少しだけ止め、息苦しくなるまで軽く吸い続ける。

4 口から息を吐きながら肩をゆるめ、軽快な喉笑いで肩の脱力を助ける。

- めまいがしなければ、長く息を止めてもＯＫ
- 万歳のバリエーションとミックスしても効果的

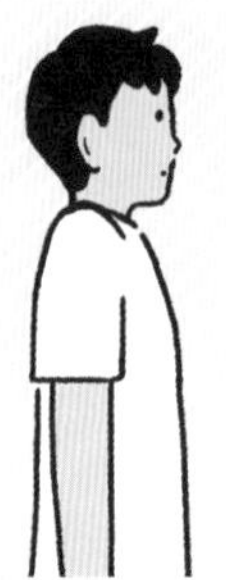

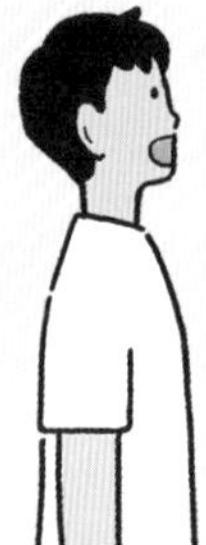

ワシのバリエーション

ヨガの世界では「ワシのポーズ」と呼ばれている腕を前で絡めるポーズで肩を緊張させ、その緊張を解くときに、笑いを使って弛緩を助けるバリエーションです。

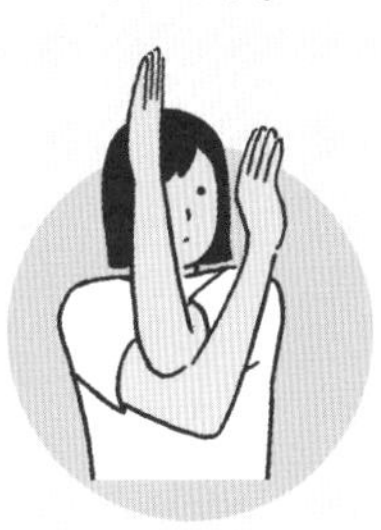

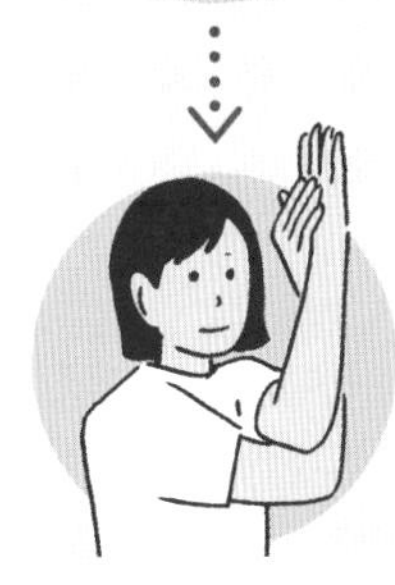

1. 左手を片手拝み、右手を下から絡めるように巻き付ける。
   - ●右腕で左肘を右へ引くことで、左肩甲骨のストレッチになる
2. 余裕があれば、左右の手を合掌させ、この姿勢で息苦しくなるまで軽く吸い続ける。
   - ●ヨガのポーズでは、この部分を前方に伸ばしてワシの口のようにする
   - ●十分に肩が緊張するので、肩を引き上げる必要はない
   - ●緊張している部位を感じると効果アップ!
3. 息を吐きながら、ゆっくりと腕を解き、途中から笑いながら脱力する。
   - ●緊張が強い場合は、できるだけゆっくりと腕を解くこと
   - ●最初から笑うのではなく、腕を解いてから笑うと安全
4. 逆も同様に行う。

牛のバリエーション

ヨガの世界では「牛の顔のポーズ」と呼ばれている、手を背後で組む形で肩を緊張させその緊張を解くときに、笑いを使って弛緩を助けるバリエーションです。

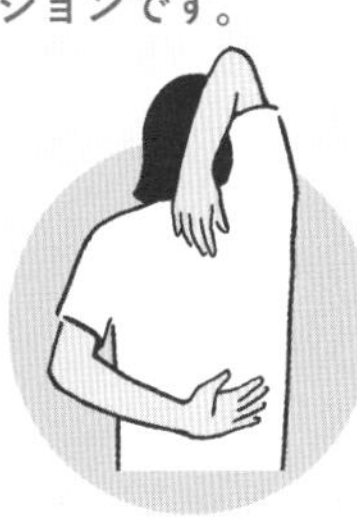

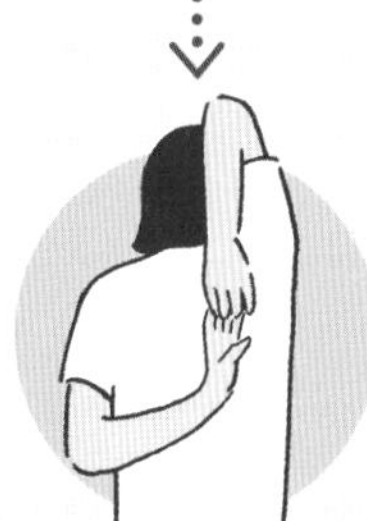

1. 右腕を万歳して肘を曲げ、左腕を下から回して腰当たりに押し付ける(痛い場合はゆるめる)。
2. 余裕があれば、左右の手を近づけたり、握り合ったりして、この姿勢で息苦しくなるまで軽く吸い続ける。
   - ●ヨガのポーズでは、頭の後ろに飛び出た肘が牛のコブを表現
   - ●十分に肩が緊張するので、肩を引き上げる必要はなし
   - ●緊張している部位を感じると効果アップ
3. 息を吐きながら腕を解き、途中から笑いながら脱力する。
   - ●緊張が強い場合は、できるだけゆっくりと腕を解くこと
   - ●最初から笑うのではなく、腕を解いてから笑うと安全
4. 逆も同様に行う。

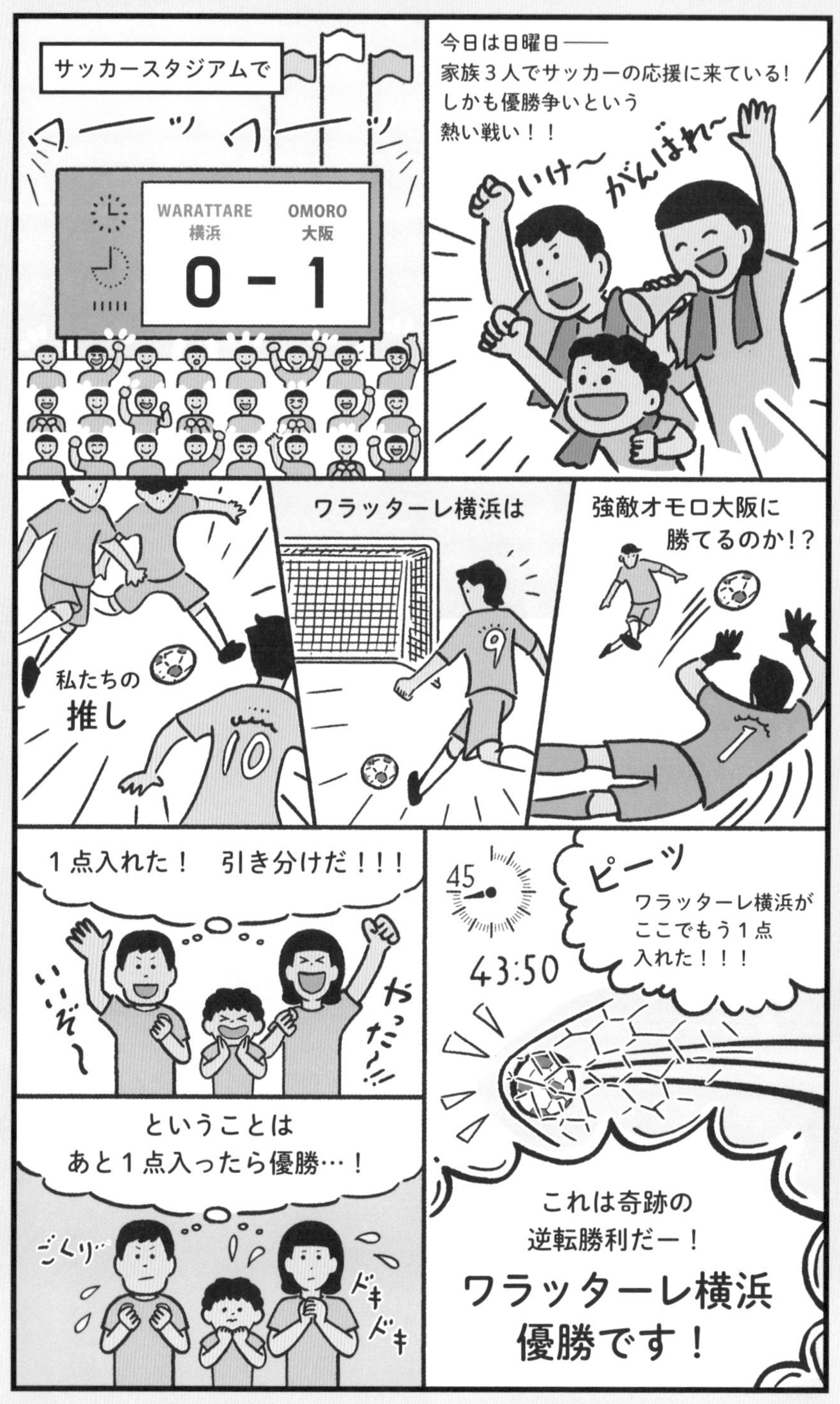
サッカースタジアムで
ワーッ ワーッ
WARATTARE
横浜
OMORO
大阪
0 - 1
今日は日曜日――
家族３人でサッカーの応援に来ている！
しかも優勝争いという
熱い戦い！！
いけ〜
がんばれ〜
私たちの
推し
ワラッターレ横浜は
強敵オモロ大阪に
勝てるのか！？
１点入れた！　引き分けだ！！！
いいぞ〜
やった〜!!!
45
43:50
ピーッ
ワラッターレ横浜が
ここでもう１点
入れた！！！
ということは
あと１点入ったら優勝…！
ごくり
ドキドキ
これは奇跡の
逆転勝利だー！
ワラッターレ横浜
優勝です！

やった〜♪
優勝だー！！
すごい
すご〜い！
ハハ
ハハハ
ハハハ
ハハ
この解放感！
この笑いって
何の笑いなのかな？
……まぁ
そんなことはさておき
腹ごしらえ
RESTAURANT
いらっしゃいませ〜
おいしい〜！
このハンバーグも
パフェも
最高においしいねっ！
アハハ
なんか笑いが
止まらない
しかもラッキー！
なんと全額
無料になった！！
祝1万人目無料!!
お腹
いっぱーい！
笑う角には
福来たるだね〜！
ハハ
ハハハ
ハハ
ハハハ
ハハハ
これが歓喜の笑い

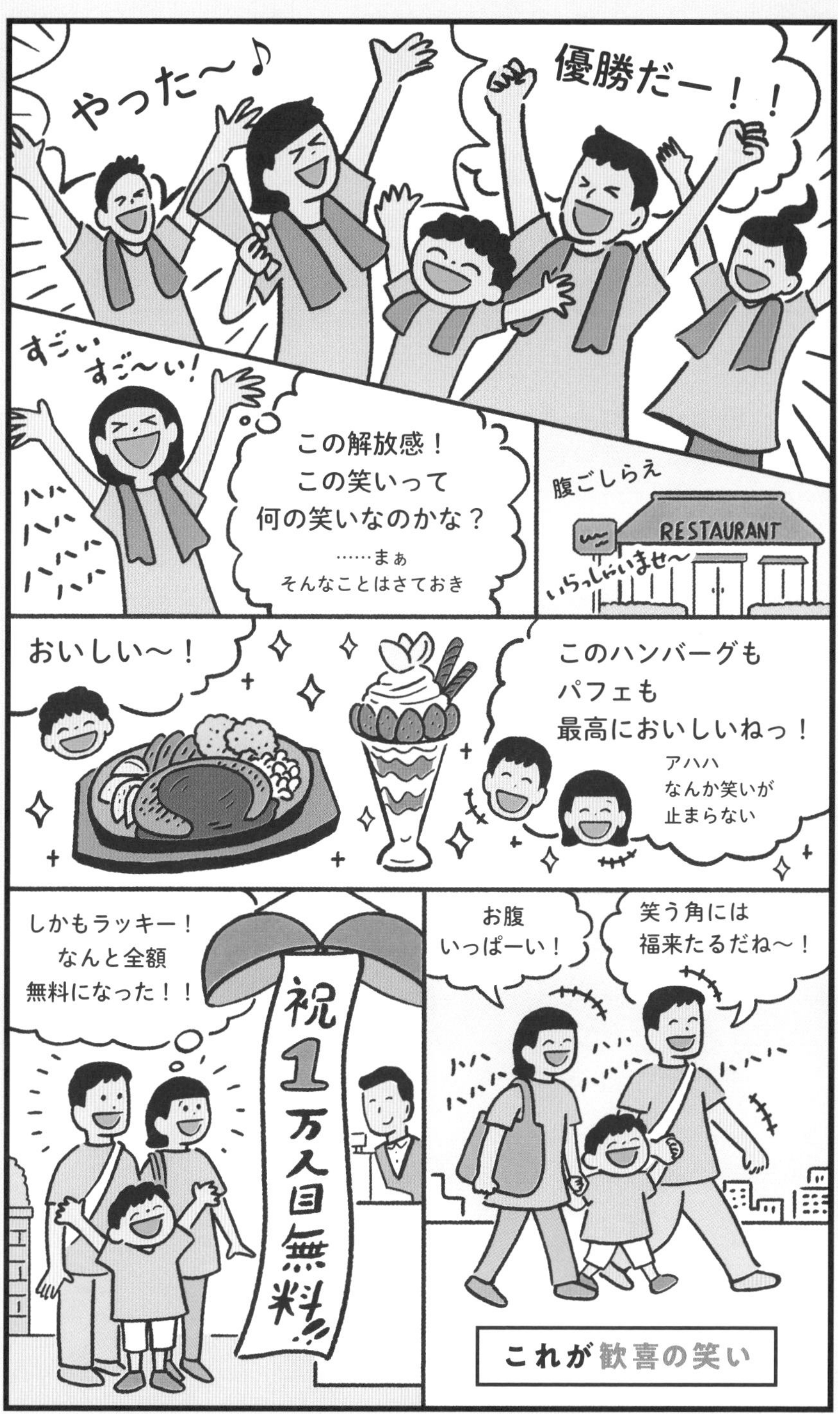

4章
笑い呼吸法を知ろう

肯定の要「胸」を解放する

歓喜の笑い呼吸法とは

笑い呼吸法で最も重要な役割を担う歓喜の呼吸法。心を開き、あらゆるものを受け入れる心はとても大切です。歓喜したときの感覚を思い出しましょう。

日常の中にみる「歓喜」の笑い

歓喜の笑いとは、大きな目標を達成したり、抑圧された環境から解放されたときに湧き起こる笑いです。

応援しているチームが逆転勝利をしたとき、長年温め続けてきた企画が通ったとき、あり得ないほど美しい景色が目の前に広がっていたとき、ついに地獄のような特訓が終わったときなど、願いが叶って深い充足感が得られたときに生じ、ストレスフルな空気をリセットしてくれるのが「歓喜の笑い」です。

歓喜の笑い呼吸法とは

歓喜の笑い呼吸法とは、歓喜の笑いで得られる「深い充足感の中で全肯定する感覚」を、呼吸法として反復練習できる形にしたものです。強い感情が胸一杯にこみ上げて、一気に発散されていく感覚や、あらゆる出来事を胸に招き入れ受け入れていく感覚を、主に肋骨の動きを使った胸式呼吸と共に習得します。

この呼吸法をマスターすることで、塞ぎ込んだ心を解放し、一瞬で明るいトーンに変えられるようになります。

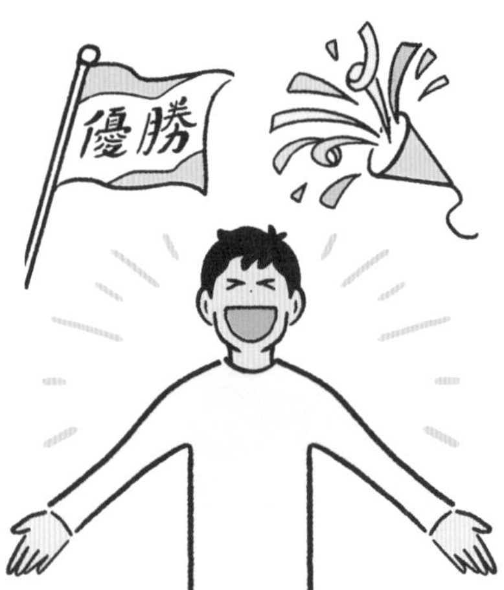

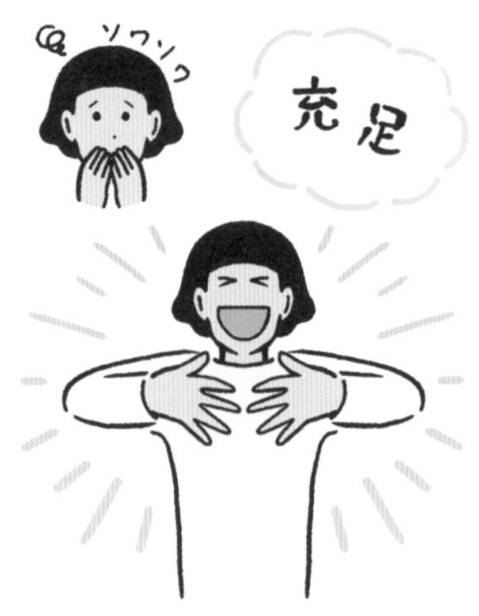

歓喜の要は「胸」

私たちは何かを抑圧したり、我慢したりするとき、息を抑圧することで心の働きを抑制しようとします。心を精神力でコントロールすることは不可能に近いので、本能的に、息を押し殺すことで心を抑え込もうとするのです。ですから、胸が広がるようなイメージと共に、息のブロックを解消することができると、解放感や充足感を得ることができるのです。

歓喜の笑い呼吸法で胸の緊張を解放する

歓喜の笑い呼吸法は、抑圧の中心となる胸まわりの緊張を解消し、呼吸を解放することで歓喜の感覚を育んでいく呼吸法です。

気功法的な手の動きで胸の広がりを強調しながら、爽快な胸笑いを行うことで、この働きを助けます。

欲望や衝動を抑え込むために
本能的に呼吸を抑制させる

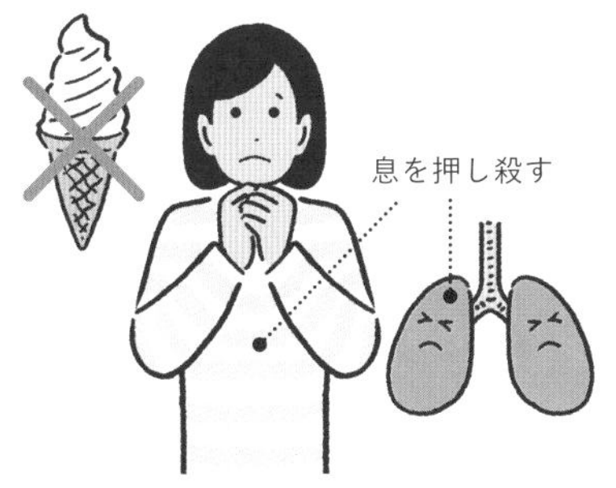

我慢や頑張るときの反応

この抑制を解放するのが
歓喜の笑い

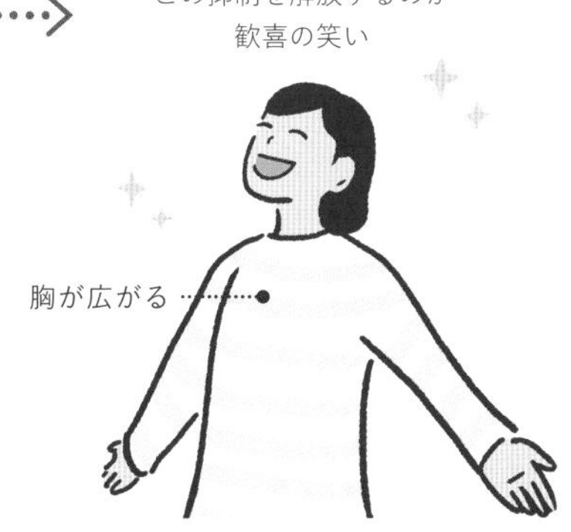

爽快な胸笑い

Smile Memo

呼吸を緊張させる筋肉

呼吸を抑制し、息苦しさを引き起こす筋肉の多くは、図のように胸まわりに付いていて、我慢や努力が続くとこれらの筋肉が硬くなり、精神的にも閉塞感が引き起こされます。歓喜の笑いはこれらの筋肉の緊張を解消し、精神的な解放感と充足感をもたらします。

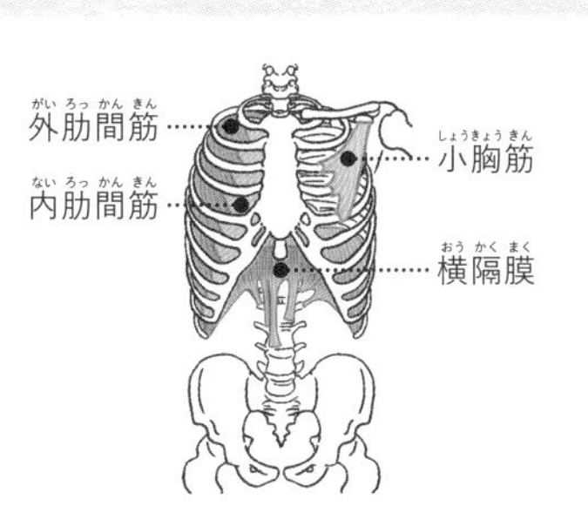

行い方　歓喜の笑い呼吸法

まずは歓喜の呼吸法を行い、そこに「笑い」を加えていきましょう。歓喜の笑い呼吸法は、胸まわりの緊張を解放してくれます。

レッスン動画へ

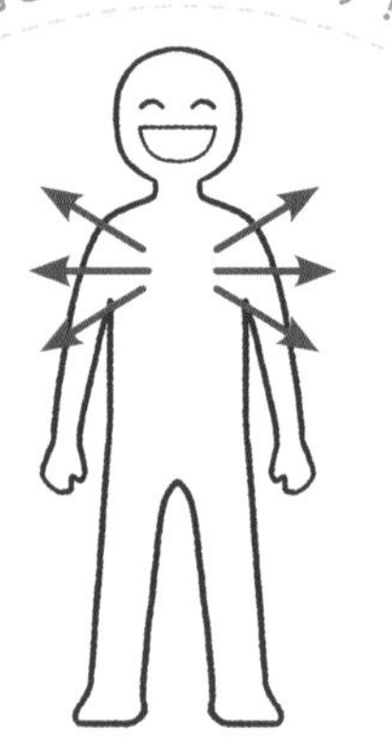

「安堵の笑い呼吸法」(p.74) でリラックスすること以上に、「歓喜の笑い呼吸法」で心を開くことは、とても大切です。まずは歓喜の呼吸法を1～5分続けると、呼吸が柔らかく気持ちよくなります。その感覚と出会ったら、次に歓喜の笑いの呼吸法をします。

歓喜の呼吸法

❶→❷→❸ A→❹→❺→❻→❼→❽

歓喜の笑い呼吸法

❶→❷→❸ B→❹→❺→❻→❼→❽

How To

基本姿勢 (p.68) をとり、ひと息吐く。
- 両手をお腹の前で手の平を上向きにして、ひと息吐く。
- 腹式呼吸法 (p.49) で息を吐き切るとさらに効果的

ゆっくりと息を吸って手を胸の高さまで持ち上げ、軽く胸を反り、息を吸い切ったら一瞬だけ息を止める。
- 喜びなどの強い感情がこみ上げていくイメージを描くと効果的

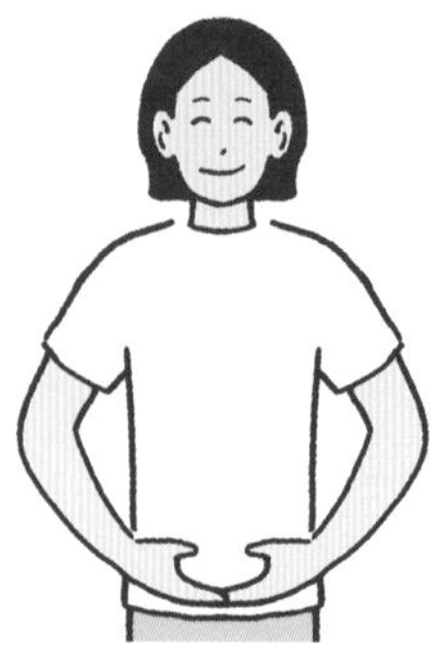

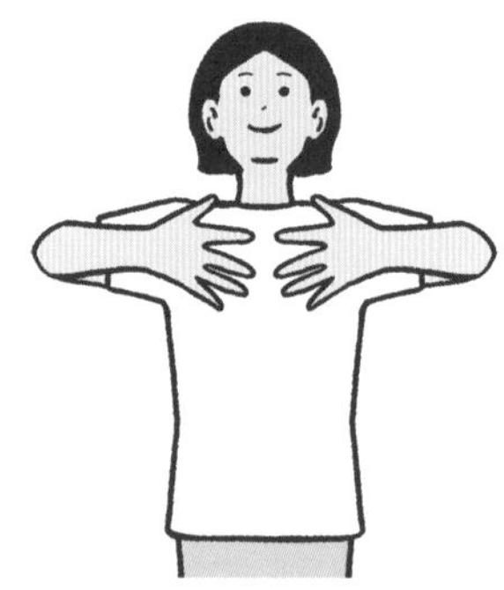

はじめは…

③ A

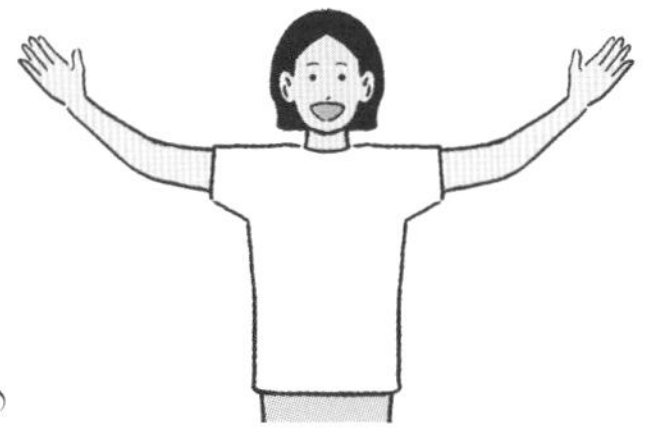

ゆっくりと口から息を吐きながら手を左右に広げる。

- こみ上げたものを全解放するイメージで。
- 具体的に何かを達成したイメージを描くと効果的
- 歓喜の気持ちを込めて「はぁ」と声を出すと効果的
- 胸のつっかえが取れ、中心から全開する感覚を意識
- 胸の反らせ具合や腕の開き具合は、気分に合わせて♪

慣れてきたら…

B

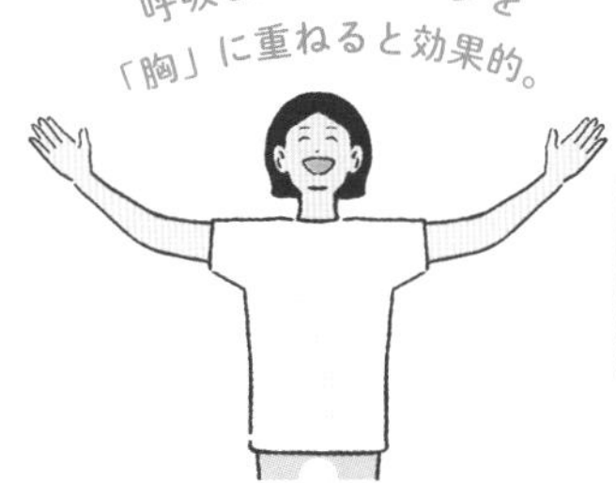

呼吸と共にイメージを
「胸」に重ねると効果的。

ゆっくりと口から息を吐きながら手を左右に広げ、爽快な胸笑い[※1]で胸の解放を助ける（作り笑いもＯＫ）。

- 次の❹で吸い込み、何度か連続で笑ってもＯＫ
- できれば声を出して笑うとより効果的

※１：胸笑いとは胸の奥のつっかえが取れ、深い開放感を伴う爽快な笑い。腹笑いと喉笑いが絶妙にブレンドして、腹からこみ上げたものが解放されていく感覚を伴います。

イメージ

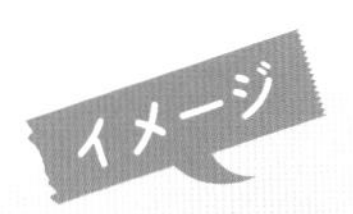

花火が上昇し、一瞬の静寂の後に一気に炸裂し、大きく広がる

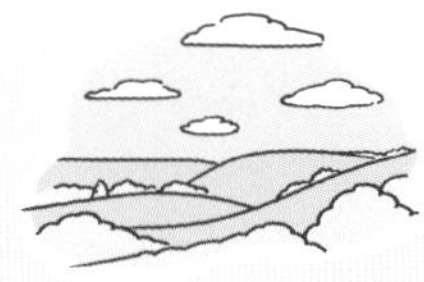

視界を遮るものが何一つない、広大な草原

強烈な光が中心から無限の彼方へと放射する

このほか、過去に抑圧から解放されたときなどの具体的なシーンを思い出すのもとても効果的！

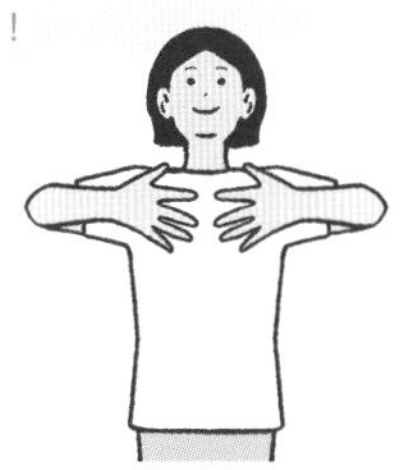

④ **息をゆっくりと吸いながら、手を胸の前に戻す。**
- 大切なものを抱き寄せ、深く満たされるイメージを描く
- 吸う息を全身全霊で味わうような気持ちで行う

⑤ **息を吐きながら、手をお腹の高さまで下げていく。**
- 胸に集めたものを、腹に収めていくようなイメージで

⑥ **必要があれば、1～3回、ゆったりとした深呼吸を行い、胸まわりの爽快感を味わう。**

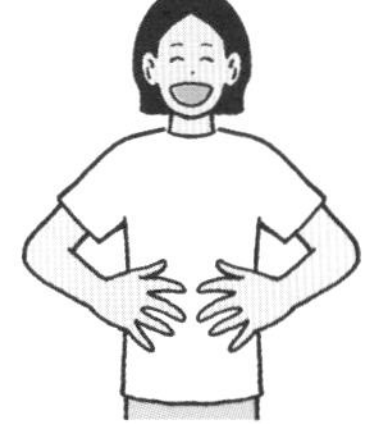

⑦ **❷～❺を1～5分ほど繰り返す。**

⑧ **基本姿勢に戻って軽く目を閉じ、1～5分ほど微笑みの気分でゆったりと呼吸をする（微笑瞑想 p.126）。**

歓喜の笑い呼吸法のバリエーション

胸を爽快に開き、呼吸の抑圧を解放する歓喜の笑い呼吸法ですが、様々なバリエーションで胸の広がりや爽快感を補助でき、違う感覚を味わえます。

平泳ぎのバリエーション

最も爽快で分かりやすいバリエーション。全身をフルに使い、内側の抑圧を解放し、自由と解放を全身で表現するように行うと効果的です。

1. **ひと息吐いてから、息を吸いながら、両手を顔の高さまで持ち上げ、ほんの一瞬息を止めながら手の平を上に返す。**
   - 軽く背骨を反らせておく
   - 十分に息を吸い切っておく
   - 息を止めているときに、バレーボールのトスをする形で手の平を上にする

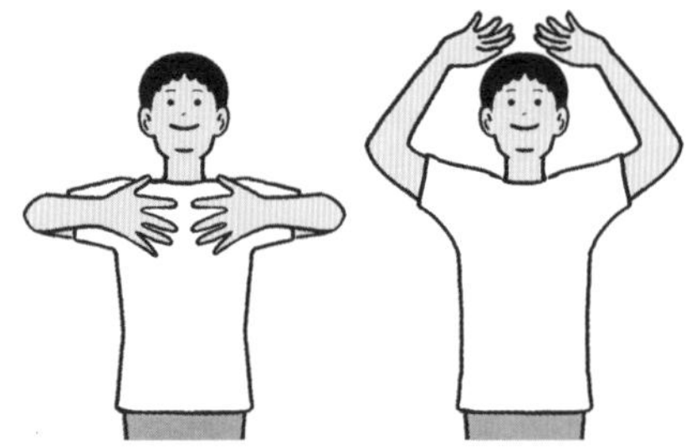

2. **笑いを我慢するときのようなうめき声を出しながら腕を上方に伸ばし、開放のイメージと共に笑い、手で外に大きな円を描くようにして下げていく。**
   - 噴水の水を上から周囲にまき散らすように、腕を上から左右へ開いて下げる
   - 連続で笑う場合は、次の吸う息で手を顔の高さまで持ち上げる

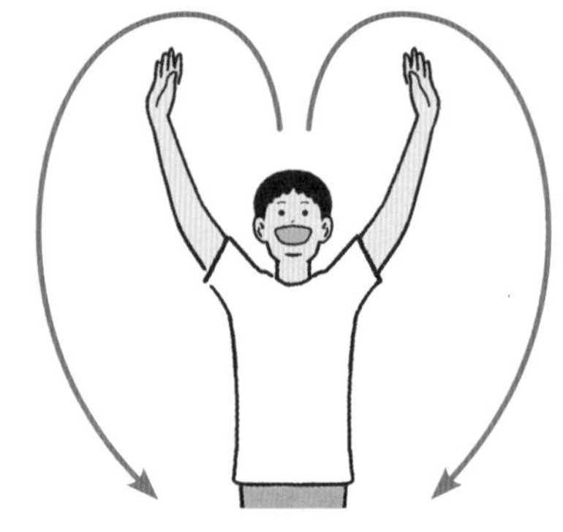

3. **息を吸いながら、手を左右から万歳した後、吐く息で手を胸から腹の方へ下げていく。**

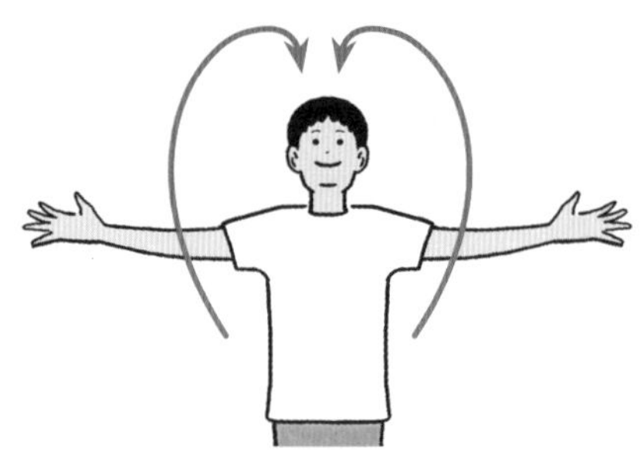

肩甲骨回しのバリエーション

小さく肩を回し、胸の広がりを味わうことを大切にする繊細な動きです。マスターすると、人前でも人知れず、最高の歓喜を導くことができます。

1 楽な姿勢でひと息つく。

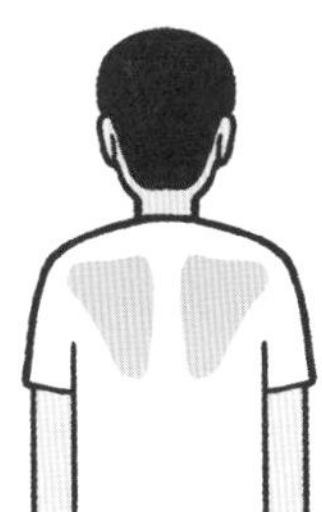

2 ゆっくりと息を吸いながら、肩甲骨を左右に広げていく。

- 肩を前で寄せるようにすると、肩甲骨が左右に開いていく

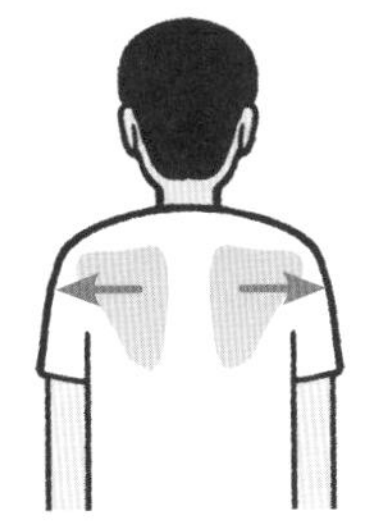

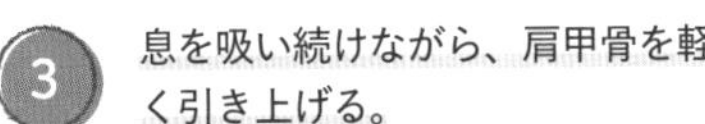

3 息を吸い続けながら、肩甲骨を軽く引き上げる。

- 肩に力が入らない程度に柔らかく動かすこと
- 吸い切ったところで、ほんの一瞬息を止める

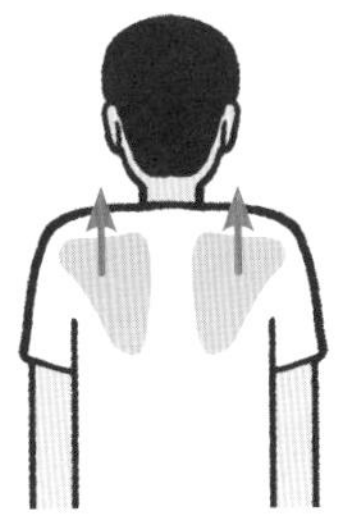

4 息を吐きながら、肩甲骨を軽く寄せ、引き下げながら胸を軽く反らせて笑う。

- 背中の上で、肩甲骨の滑らかに滑るようなイメージで行う
- 腕は使わないものの、手を左右に大きく広げているイメージと共に行う
- 最初は大きく、少しずつ動きを小さくして練習する
- この感覚を会得すると、ヨガの後屈ポーズが格段に深まる
- 連続で行うときは、次の吸う息で❷❸を行う

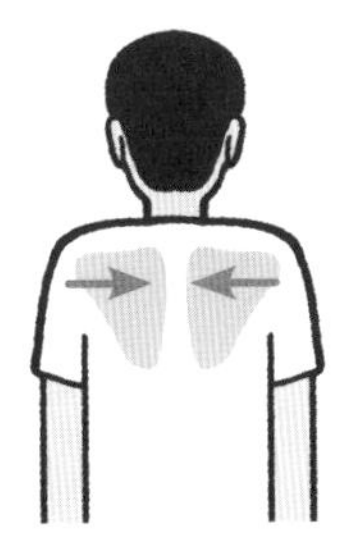

5 最後に一回だけ、逆回しで持ち上げ、吐く息ですべてを受け入れて身体の内へ導くイメージをもって息を吐いていく。

万歳のバリエーション

吐く息で伸びや広がりを感じるため、安堵のときとは、笑うタイミングや感覚がまったく異なります。日常的なシーンで万歳するときを思い出し、自然な万歳の位置に腕を伸ばしながら、歓喜の笑いを練習していきましょう。

様々な万歳で、伸びや広がりの違いを試してみよう

縦伸スタイル

縦への伸びと爽快感をマックスに味わうことができるバリエーション。

1. 息を吸いながら両手をゆるく万歳させ、吸い切ったら一瞬だけ息を止める。
2. 爽快な胸笑いと共に、思い切り身体を縦に伸ばしていく。
   - 万歳しながら飛び跳ねて喜ぶようなイメージで
   - 万歳する様々なヨガポーズのときに行うと、ポーズが大いに深まる

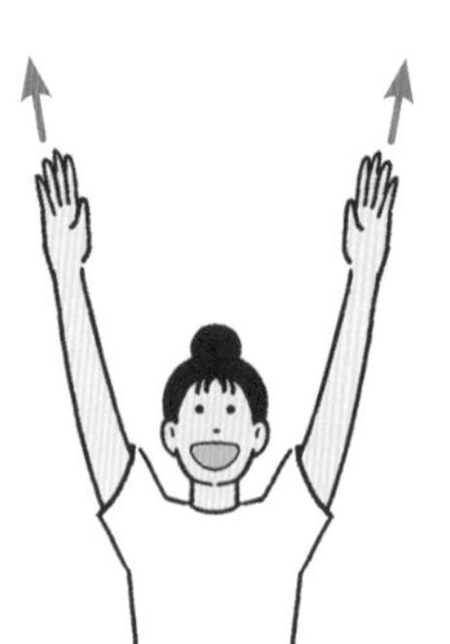

幅広スタイル

縦への伸びと、横への広がりの感覚が得られるバリエーション。

1. 息を吸いながら両手をゆるく万歳させ、吸い切ったら一瞬だけ息を止める。
2. 爽快な胸笑いと共に、両腕を幅広に万歳し、思い切り身体を大きく広げていく。
   - 内側から湧き起こる万歳のように、好きな角度で自然に
   - 繰り返し笑うときは、縦や横などその時々で自由な角度に広がる。

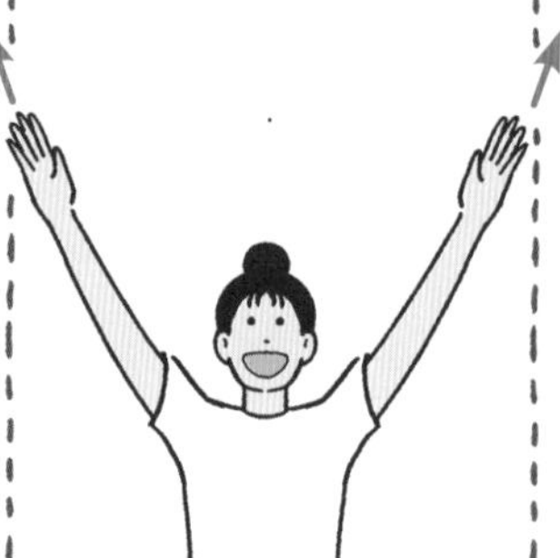

拳骨スタイル

お腹からの力強い歓喜を表現することができるバリエーション。

1. 息を吸いながら両手をゆるく万歳させ、吸い切ったら一瞬だけ息を止める。
2. 爽快な胸笑いと共に、両手で拳骨を作り万歳し、思い切り身体を伸ばし広げていく。
   - 逆転勝利など、歓喜の場面をイメージして、自然なガッツポーズへ
   - 肩に力が入ったら、最後に安堵の笑いを行う

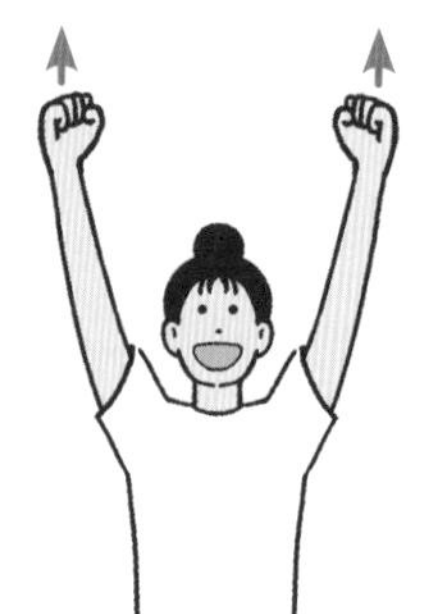

様々な姿勢で、力強さや広がりの違いを試してみよう

立位スタイル

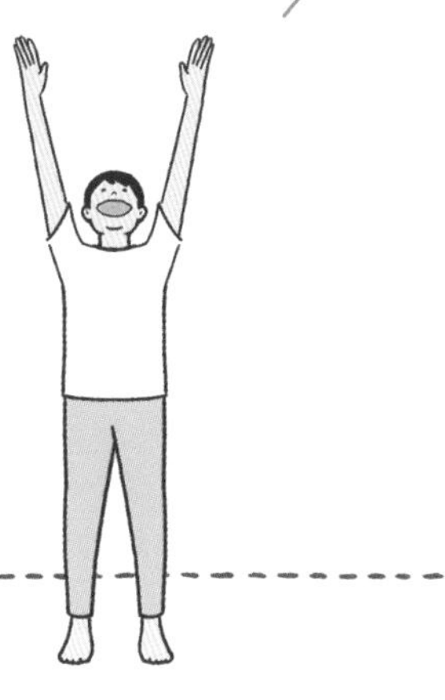

立位で万歳のバリエーションを行うと、足の踏み締めが手伝って、熱意と歓喜の感覚を共に味わうことができます。あらゆる万歳スタイルと相性がよく、とりわけ縦伸バリエーションは、他では得られない縦方向の歓喜を味わえます。

- 気分次第でジャンプしながら行っても抜群に効果的
- 基本姿勢 (p.68) で丁寧に姿勢を作るとさらに効果的

仰臥スタイル

仰臥で万歳のバリエーションを行うと、全身の脱力が手伝って、安堵と歓喜の感覚を共に味わうことができます。特に幅広スタイルと相性がよいので、ぜひ寝る前や休憩時にトライして、意外な爽快感を味わいましょう。

- スポーツ選手がゴールした後をイメージすると◎
- 草原に寝っ転がって大空を見上げているイメージも◎

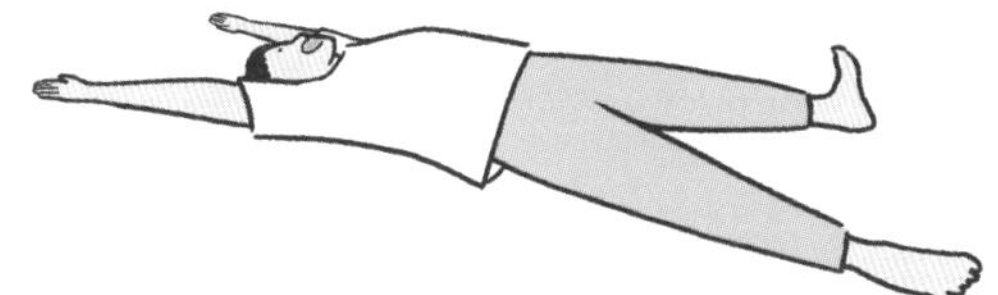

万歳の前の吐く息で、ポーズをとるのもおすすめ

ガッツスタイル

スポーツの試合でゴールが決まったときの喜びを表現するように、膝を曲げてガッツポーズをして息を吐きます。歓喜と熱意が入り混じった感覚で足腰が安定し、そこから吸う息で足腰に力を込めて万歳をすると、より強い歓喜を爆発させることができます。

- 首や肩に力を入れ過ぎると脳圧が上がるので注意
- 骨盤底を締め、熱意の要領で息を吐く

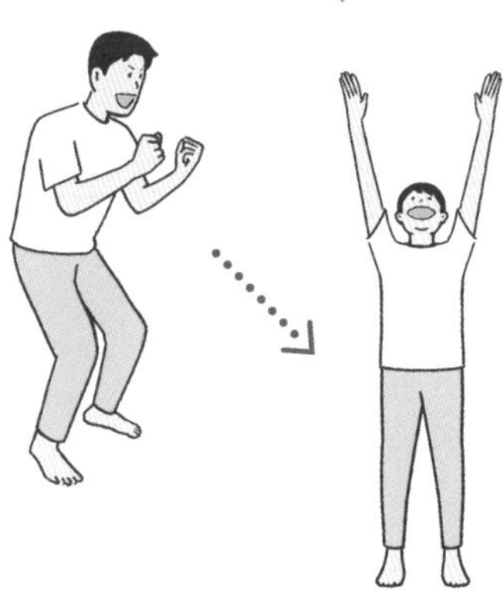

起き上がりのバリエーション

下を向いた姿勢から解放され、強烈な歓喜を爆発させる感覚を味わえます。

※妊婦さんや血圧に異常のある方、腰が痛い方は控えましょう。
　また、貧血や立ちくらみの経験がある方は、坐位で行いましょう。

様々な姿勢で、歓喜がこみ上げる感じの違いを実感しよう

立位スタイル

抑制された状態から起き上がり、思い切り身体を縦に伸ばして解放という、最高のメリハリが感じられるスタイルです。

1. **足を腰幅程度に開いて軽く膝を曲げ、背中を軽く丸めて膝を持つ。**
   - ●つま先は外側に広げず、ほぼ正面に向ける
   - ●腰に違和感がある方は背中を丸めない
   - ●骨盤底を軽く締めておく
2. **手で膝を押し、息を吸いながら上体をゆっくりと起こし、手を垂らしながら下から順に背を伸ばす（ロールアップ）。**
   - ●少しでもくらっときたら、すぐにしゃがんで中止する
   - ●下半身は力強く、上半身はできるだけリラックス

坐位スタイル

正坐やあぐらなどの前屈などから起き上がるスタイルです。爽快感は立位に劣るものの、安心安全に起き上がり、爽快感を味わうことができます。

1. **手で床を押し、息を吸いながら上体をゆっくりと起こし、手を垂らしながら下から順に背を伸ばす（ロールアップ）。**
   - ●腰に違和感がある方は手で床を押しながら上体を起こす

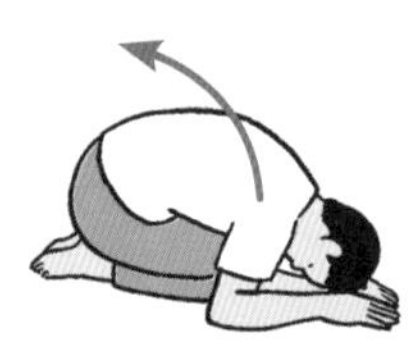
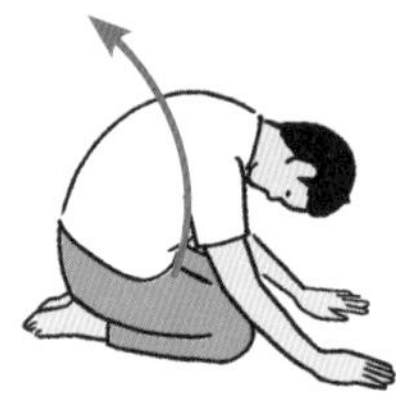
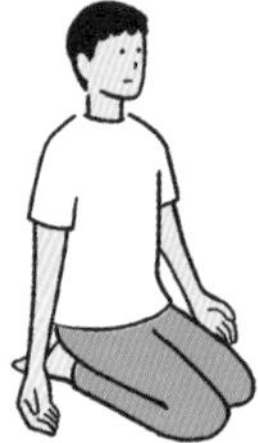

様々な腕の位置で、解放の感覚の違いを味わってみよう

脱力スタイル

起き上がったときに、生きている喜びをじわっと味わうような、穏やかで爽やかな、安堵混じりの喜びを表現できるバリエーションです。

息を吸いながら上体を起こし、軽く胸を反らせたら、息を吐きながら肩の力を抜き、笑いながら胸の解放感を味わう。

- 腕は使わないものの、手を左右に大きく広げているイメージと共に行う
- 首と肩を完全に脱力しながら笑う

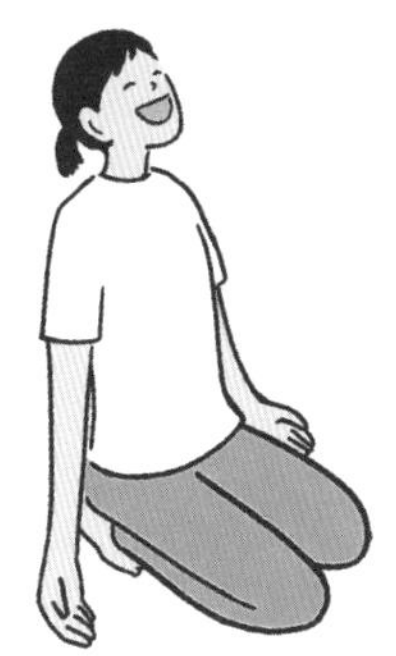

万歳スタイル

猫背で抑制された状態から起き上がり、思い切り伸びをします。振れ幅が大きく、歓喜を最大に味わうことができるバリエーションです。

息を吸いながら上体を起こし、万歳をして一瞬息を止めてから、爽快な胸笑いと共に、思い切り身体を縦や斜めに伸ばし、最高の爽快感を味わう。

- 息を吐く直前に、軽く肘を曲げるとさらに効果的
- こみ上げてきた歓喜を、全身で炸裂させるイメージで

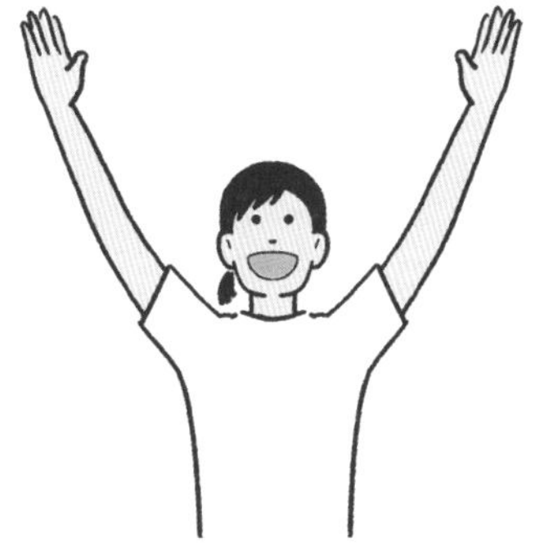

平泳ぎスタイル

十分に溜めを作ってから、歓喜を周囲に放出させます。陰から陽への移り変わりを全身で表現できるバリエーションです。

息を吸いながら上体を起こし、手を胸の高さまで持ち上げて一瞬息を止め、解放と共に笑いながら、手で外に大きな円を描くように下げていく。

- 噴水の水を上から周囲にまき散らすように、腕を上から左右へ開いて下げる

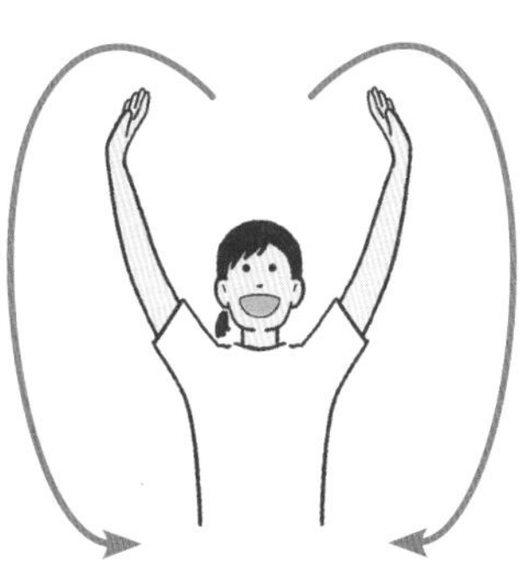

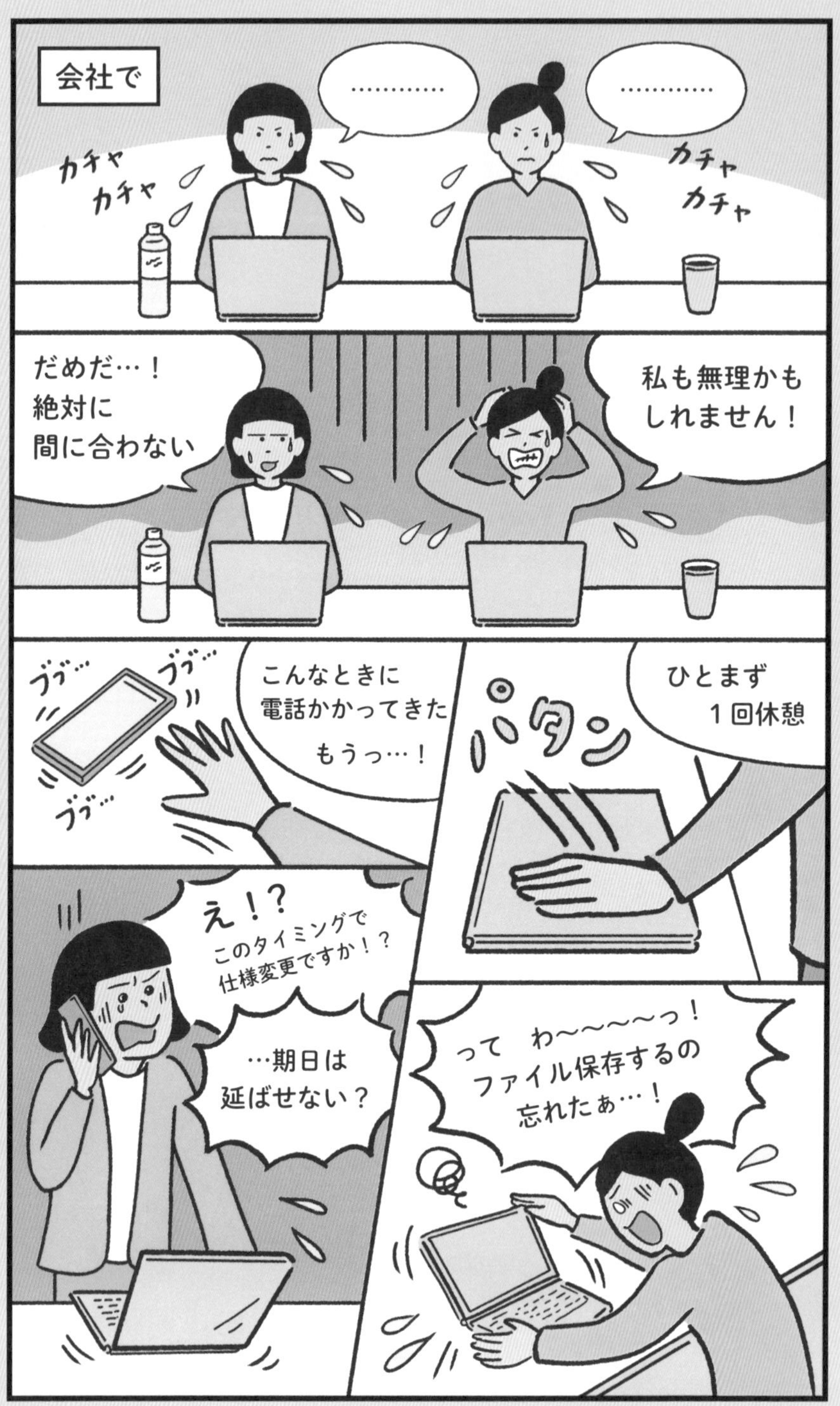
会社で
…………
…………
カチャ
カチャ
カチャ
カチャ
だめだ…！
絶対に
間に合わない
私も無理かも
しれません！
ブブ…
ブブ…
ブブ…
こんなときに
電話かかってきた
もうっ…！
ひとまず
１回休憩
パタン
え！？
このタイミングで
仕様変更ですか！？
…期日は
延ばせない？
って　わ～～～～っ！
ファイル保存するの
忘れたぁ…！

2人とも、
頑張ってるね！
って、なんだか
ずいぶん暗くないか？
大丈夫か？
ず〜ん…
今は大変な
時期かもしれないけど
この仕事を
無事に乗り切ったら
ハワイで1週間
現地視察があるからね
さっき
決まったよー！
ハ……
ハワイ！？
やってやろうじゃないのー！
アハハハハハ
かかってこいってのよ！
オホホホホホ
私たちはパソコンと向き合いながら全力で笑っていた
これが熱意の笑い

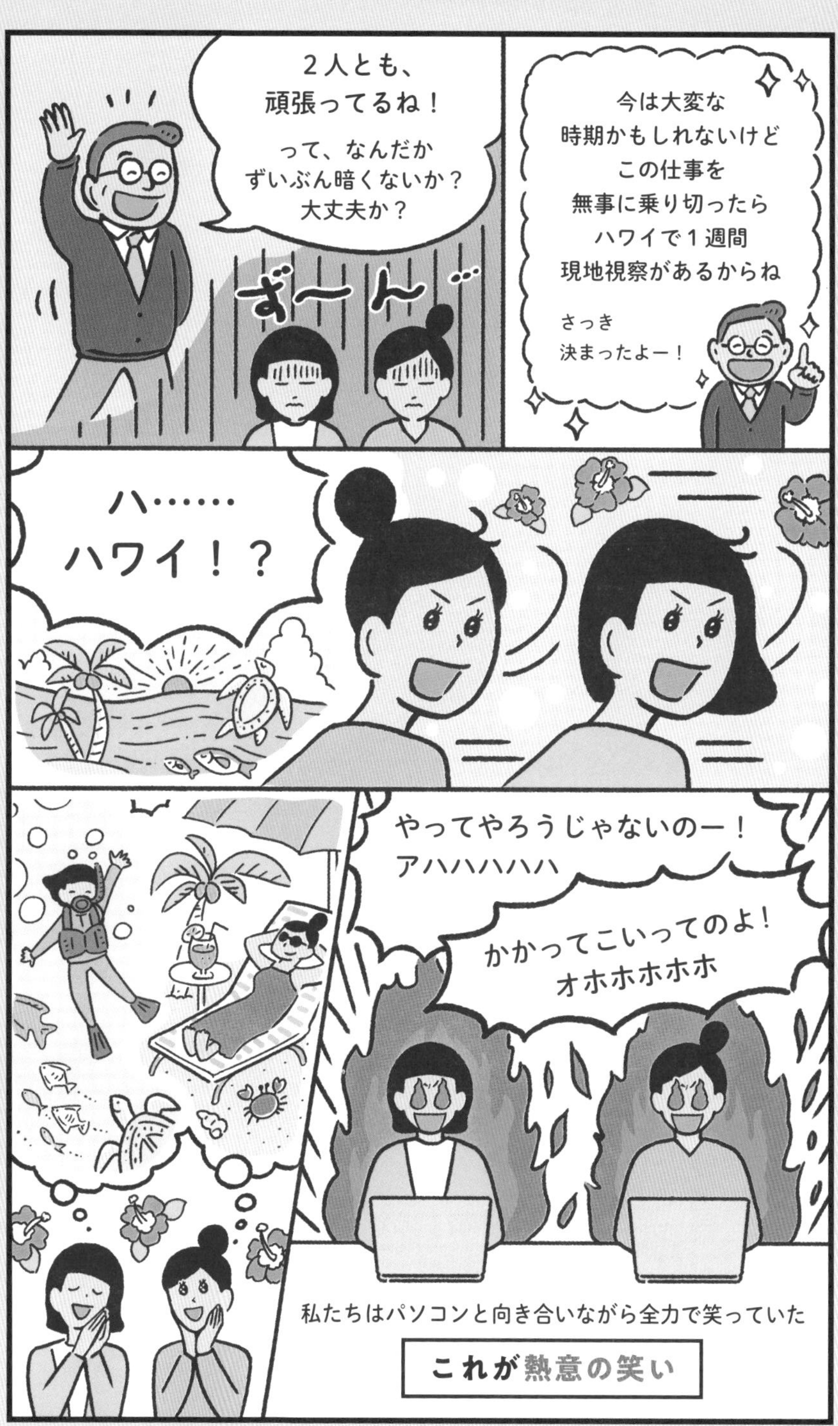

4章
笑い呼吸法を知ろう

意欲の要「腹」を充実させる

熱意の笑い呼吸法とは

意欲や元気をかき立ててくれる呼吸法です。慣れてきたら、3種の笑い呼吸法の最初に実践し、それ以降の呼吸法に集中する元気を引き出しましょう。

日常の中に見る「熱意」の笑い

熱意の笑いとは、想定外の困難から逃げることを諦め、覚悟を決めて受け入れたときに湧き起こる笑いです。

何日もかけて作成した書類が消えてしまったとき、まさかの終電に乗り遅れたとき、カップ焼きそばの麺を台所にぶちまけてしまったときなど、受け入れるしか選択肢がない状況のときに湧き起こる笑いで、脳を覚醒させ、困難と向き合う活力を心身に与えてくれるのが「熱意の笑い」です。

熱意の笑い呼吸法とは

熱意の笑い呼吸法とは、「想定外の困難を受け入れ、立ち向かう覚醒の感覚」を、呼吸法として反復練習できる形にしたものです。困難から逃げよう、目を背けようと弱気モードになっていたのが一変し、気持ちを入れ替えて強気に立ち向かっていく感覚を、主に腹部の筋肉を収縮させる呼吸法によって習得していきます。この呼吸法をマスターすることで、どんな状況でも一度受け止め、前向きに向き合う気持ちを育むことができます。

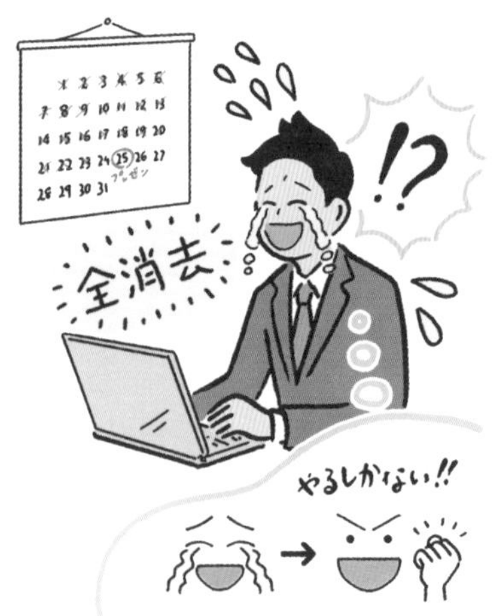

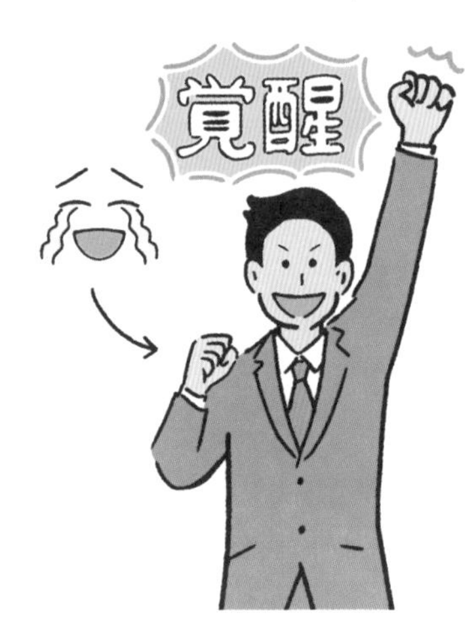

熱意の要は「腹」

私たちの身体には、脳が何かしら興味のある対象と出会ったとき、自動的に腹部の深層筋が収縮して腹圧が高まり、いつでも動ける態勢を作ってくれるというメカニズムが備わっています。

逆に、ネガティブな対象に出会って逃げ腰のときには､腹圧が弱まるのですが､こんなときに、お腹の深層筋を刺激して腹圧を回復することができれば、状況に前向きに向き合うためのメンタルを取り戻すことができるのです。

熱意の笑い呼吸法で腹を引き締める

熱意の笑い呼吸法は、意欲と関わる腹部の深層筋群を引き締めることで、活力に満ちた状態を育むための呼吸法です。

骨盤底の引き締めを意識しながら腹式呼吸を行い、吐き切るときに力強い腹笑いを行うことで、この働きを助けます。弱気なときも熱意の笑い呼吸法で腹圧を回復し、腹をくくる、腹を据えるなどの前向きの精神状態を作りましょう。

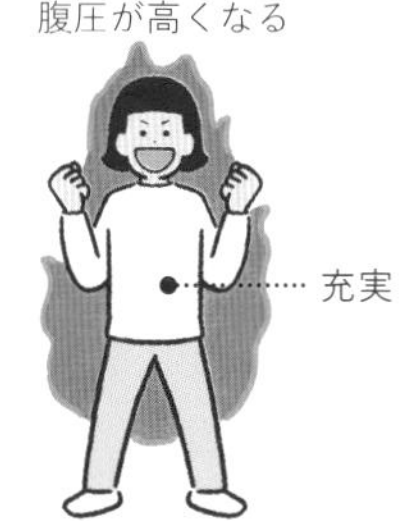

腹圧が高くなる
充実

意欲があるとき

腹圧が弱くなる
ゆるむ

弱気なとき

熱意の笑いはどんなときでも
腹圧を回復してくれる

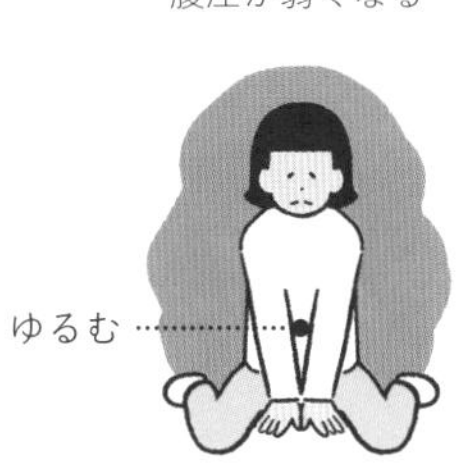

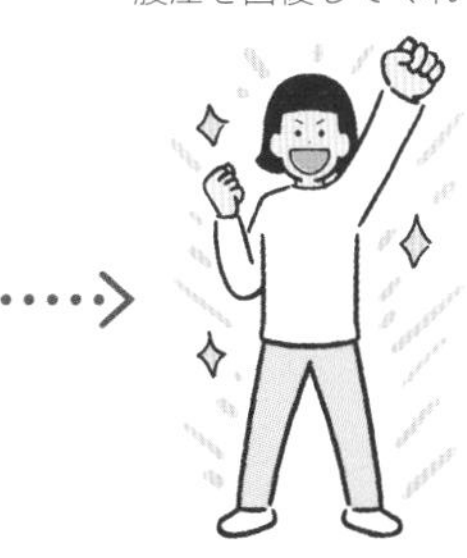

力強い腹笑い

Smile Memo

腹圧を高める筋肉

腹圧を高める筋肉は、腹部の四方を取り囲んだ筋肉群で、これらがゆるんで腹圧が弱まると、身体に活力が湧き起らなくなり、精神的にも意欲が湧かない状態になります。

熱意の笑いはこれらの筋肉を効果的に引き締め、心身共に活力をもたらし、頭を覚醒させます。

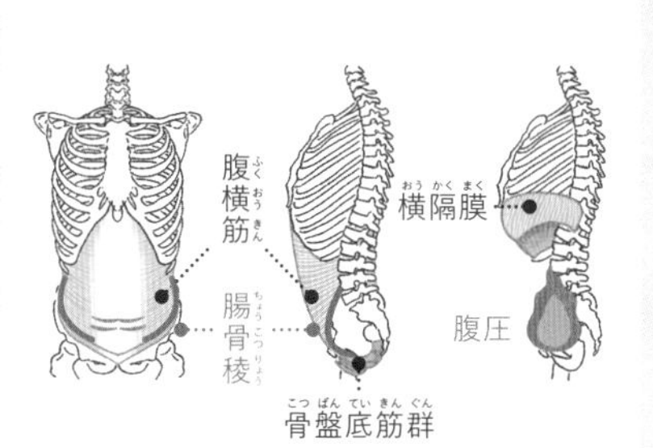

行い方

熱意の笑い呼吸法

腹圧を高め、意欲や元気をかき立ててくれる呼吸法です。「熱意の呼吸法」から始め、慣れてきたら「熱意の笑い呼吸法」にトライ!

レッスン動画へ

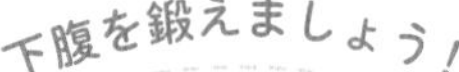

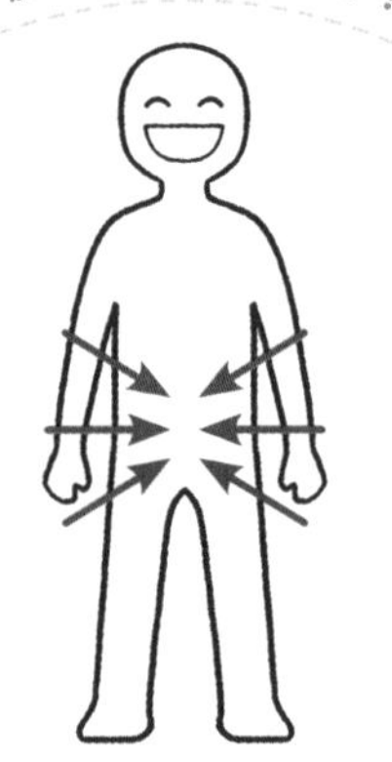

呼吸法から始め、次に笑い呼吸法に取り組む流れは「安堵」「歓喜」と同じです。「熱意」をマスターしたら、3種の笑い呼吸法の最初に実践し、それ以降の呼吸法に集中する元気を引き出しましょう。

※妊娠中の方、高血圧の方、食後すぐは控えましょう。

熱意の呼吸法

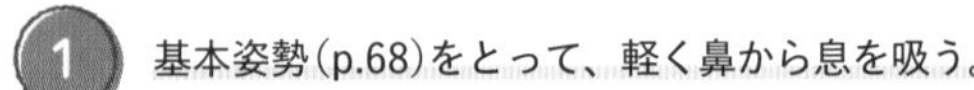

熱意の笑い呼吸法

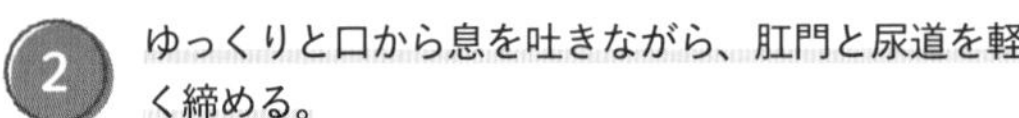

How To

1. 基本姿勢(p.68)をとって、軽く鼻から息を吸う。

2. ゆっくりと口から息を吐きながら、肛門と尿道を軽く締める。
   - わずかに背中を丸くすると、後でお腹の引き締めを意識しやすい(腹圧の感覚が分かる方は、背骨を伸ばしたままでOK)。
   - お腹を膨らませながら吐くと、下腹のみなぎりを実感しやすい場合もある。

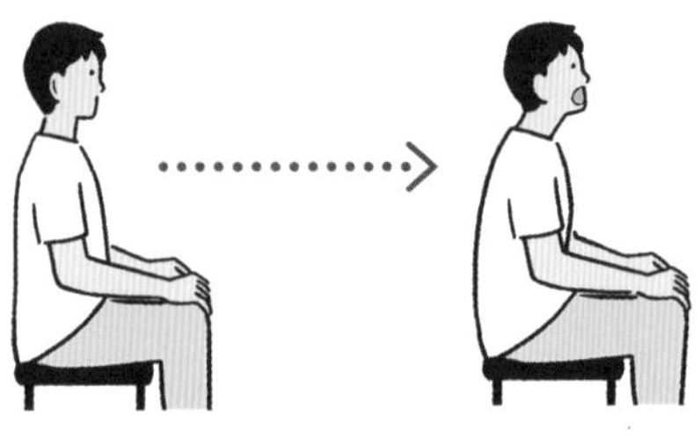

Smile Memo

首や肩の力は抜きましょう。腹圧を高めるとき、首や肩に力が入っていると脳圧が上がり、とくに循環器系に不調のある方には好ましくない状態になります。どうしても上半身が力む場合は腹圧は弱めにして、脳圧をできるだけ上げないように心がけましょう。

はじめは…

③ **A**

下腹を背中の方へ凹ませながら吐き切り、下腹の感覚を意識する（咳をする感じで吐き切ると、深く吐ける）。

- 月経中の方は、強くお腹を凹まさないこと
- できるだけ胸から上の力は抜いておく
- 慣れてきたら、下腹の筋肉を中央に締めるように息を吐く
- 「はぁ」や「ひぃ」と発声すると腹部を引き締めやすい

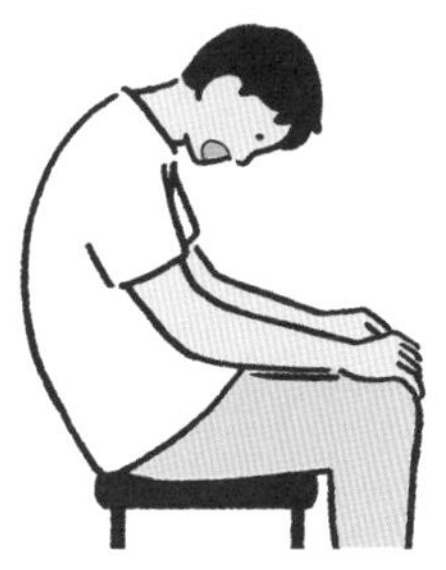

慣れてきたら…

B

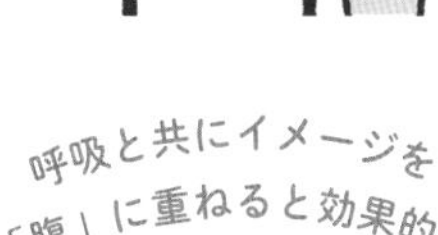

下腹を背中の方へ凹ませながら力強い腹笑い※1を行い、下腹まわりの充実感を味わう。

- 下腹と股関節、下半身全体に力がみなぎる様子を感じる
- できるだけ肩はリラックスし、慣れてきたら下腹が中央に寄る感覚、腰骨（こしぼね）（腸骨稜（ちょうこつりょう）p.97）を寄せる感覚を意識する
- 咳き込むような瞬間的な笑いと共に腹部を引き締めてもOK

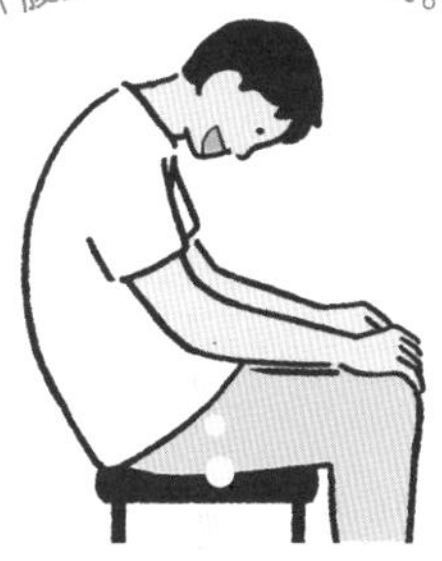

※1：腹笑いとは、お腹の深層筋に強く長い収縮を伴う笑い。声のボリュームが最も大きく、一瞬の息継ぎを経て、再び腹がよじれるような深い笑いが繰り返されていきます。

イメージ

強い火力でお湯が沸騰し、煮えくり返るイメージ。

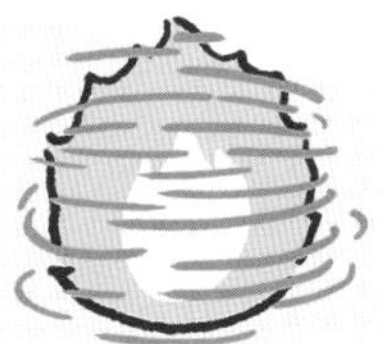

火の玉が強烈な勢いでぐるぐる回るイメージ。

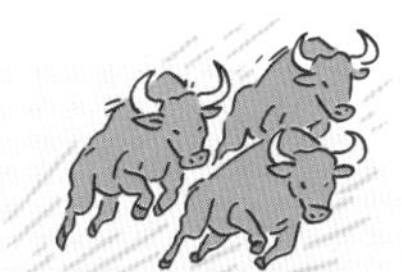

おびただしい数の水牛が、地響きを立てて突進するイメージ。

このほか、過去に追い詰められながらも立ち向かっていった、具体的なシーンを思い出すのもとても効果的！

④ **下腹と骨盤底を軽く締めたまま、吸う息で背筋を伸ばす。**

- 下腹の奥に生じた圧力、力強い感覚、エネルギーを胸まで引き上げるイメージ

⑤ **1～3回、ゆったりと深呼吸を行い、上半身をリラックスさせる。**

⑥ **❷～❺を1～5分ほど繰り返す。**

⑦ **基本姿勢に戻って軽く目を閉じ、1～5分ほど微笑みの気分でゆったりと呼吸をする（微笑瞑想 p.126）。**

熱意の笑い呼吸法のバリエーション

熱意の笑い呼吸法は、基本では上半身に力が入ったり、感覚が分かりづらかったりすることもあります。バリエーションを利用して感覚を育みましょう。

骨盤底を開閉するバリエーション

熱意の笑いを「覚醒」に結び付けるには、骨盤底の引き締めが不可欠です。わずかな力で骨盤底を引き締められるようにバリエーションで練習しましょう。

※妊娠中の方、月経中の方、血圧に不調のある方は控えましょう。

1. 四つん這いになる（坐った姿勢で行ってもＯＫ）。

2. 息を吸いながら、お尻を突き出して骨盤底をゆるめる（そうすることで、この後の引き締めの感覚を際立たせることができる）。
   - 腰が痛むほどに反らせないこと

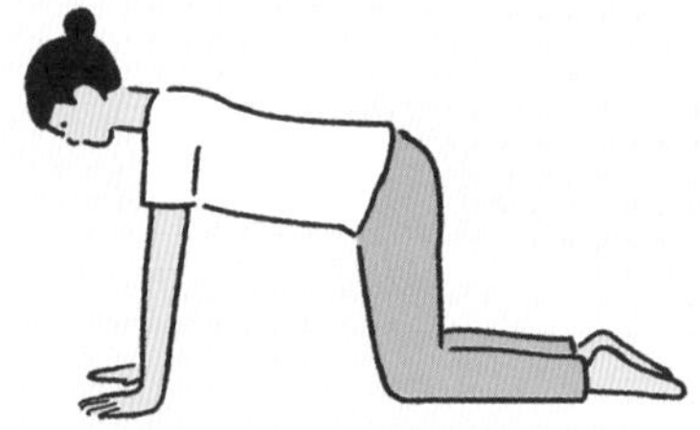

3. 息を吐きながら、背中を丸めて骨盤底を軽く締める。
   - 最初は❷❸の各姿勢で数呼吸止まり、骨盤底の感覚を意識
   - 肛門と尿道を順に締めていくと分かりやすい

4. 骨盤底の開閉の感覚がつかめてきたら、１～２分ほど、ひと呼吸ひと動作で動き続ける。
   - 変わらず骨盤底の開閉の感覚を意識し続ける

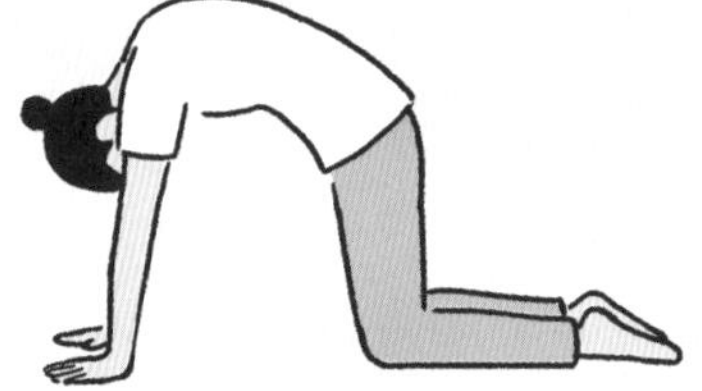

5. 最後に❸の姿勢で止まり、吐き切るタイミングで力強い腹笑いで締めくくる。
   - 首や肩の力は完全に抜いておく

ねじりのバリエーション

身体をねじるときは、お腹まわりの筋肉が自然に引き締まります。このメカニズムを利用して、「お腹の深部が引き締まる感覚」を練習する補助的なバリエーションです。

※妊娠中の方、月経中の方、血圧に不調のある方は控えましょう。

正坐から足先を左に流して横坐りになり、左手を右膝か右腿に置き、右手先を後ろにつく。

- 左のお尻が浮いてもＯＫ
- 骨盤をしっかりと起こし、背骨をすらりと伸ばしておく

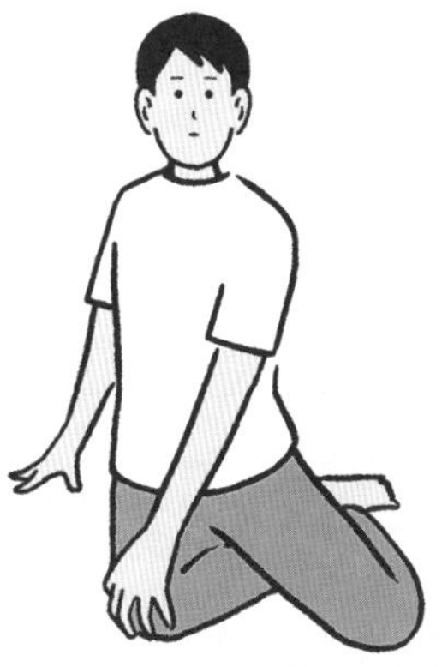

息を吸いながら背筋を伸ばし、息を吐きながら、お腹を中心に上体を軽く右にねじる。

- 手の力はできるだけ使わず、胴体自身の力を使ってねじることが大切
- 左右の腰骨（腸骨稜 p.97）を中央に寄せるイメージを描くと効果が倍増
- 腰が痛むところまで絶対にねじらないこと

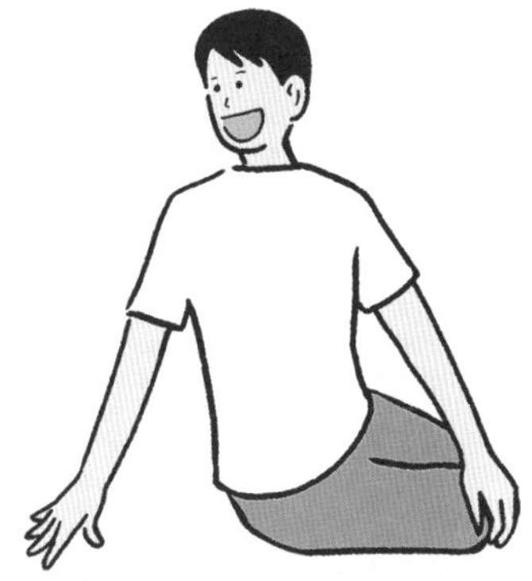

何度か腹式呼吸（p.49）で息を吐き切りお腹まわりが引き締まってくる感覚を意識する。

- 深く吐こうとすると、お腹まわりの引き締めが意識しやすい
- 血圧に不調のある方は、強く吐かないように注意する

ときおり軽く笑いながら、下腹の奥が引き締まる感覚を意識し、大丈夫そうであれば力強い腹笑いを何度か行う。

- 必ず骨盤底を軽く締めておくこと
- 軽く笑ったときに、腰に違和感があればすぐに中止する
- 最初は咳をするように、慣れてきたら笑いに変える

中腰のバリエーション

両膝を曲げて立った中腰の姿勢で力強い腹笑いを行うと、下半身の力がみなぎり身体が楽になる感覚を得られやすくなります。下腹に力がみなぎる感覚をつかむのが、中腰のバリエーションです。

※妊娠中の方、月経中の方、血圧に不調のある方は控えましょう。

腰かけのスタイル（中腰の基本）

立位の基本姿勢(p.68)で立ち、手を腰骨に当てる。

- つま先をほぼ正面に（あまり外側に開かない）

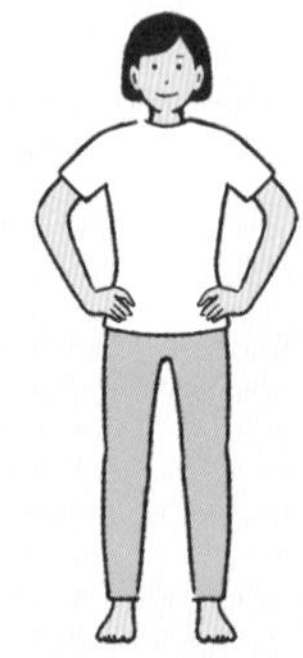

2 **息を吸いながら背筋を伸ばし、息を吐きながら中腰になる。この姿勢のまま、下半身がつらくなるまで深呼吸を繰り返す。**

- 足首や膝などに痛みがある方は控える
- 痛まない程度に、キツくなる程度まで腰を沈める
- つま先よりも膝を前方に出さないこと
- 両手を握って膝で挟むように力を入れると、足腰が安定する
- 腰骨（腸骨稜 p.97）を中央に寄せる意識がつかめたらgood

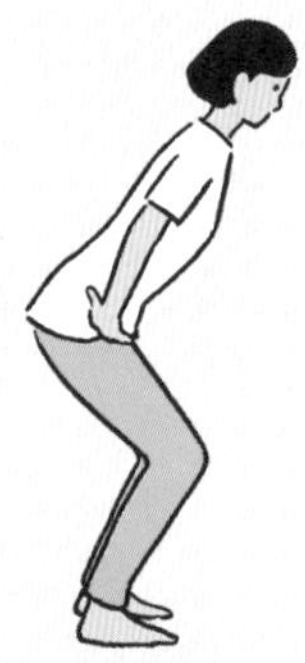

3 **下半身が疲れてキツくなってきたら、そのままの姿勢で力強い腹笑いを何度か練習する。**

- 血圧に不調がある方は控える
- 肛門と尿道を締め、お腹を意識して大笑いする
- 腹と股関節に力がみなぎってくる様子を意識する
- つらさの限界で笑うと、もうひと頑張りできることに気付く

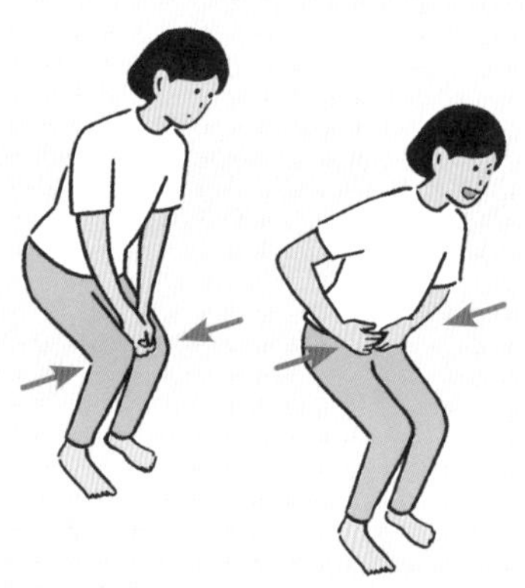

柔軟性のある方は、さらに難しいポーズにチャレンジ

※妊娠中の方、月経中の方、血圧に不調のある方は控えましょう。腰や膝を痛めない範囲で行いましょう。

ランジのポーズ

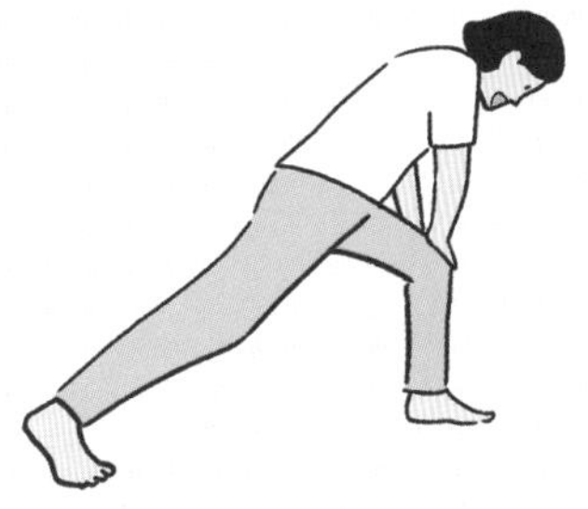

腹に活力を与え、下半身に力がみなぎる感覚を実感しやすいバリエーション。

基本姿勢から右足を大きく後ろに引き、左膝を曲げてそこに両手を付き、引いた右脚を蹴り出す。深呼吸を繰り返し、つらくなってきたら力強い腹笑いを何度か繰り返す。

- お腹と股関節に力がみなぎって踏ん張りがきく様子を感じる
- 笑いと同時に、少し足を強めに踏み締めると効果的
- 首や肩はリラックス

英雄のポーズ１

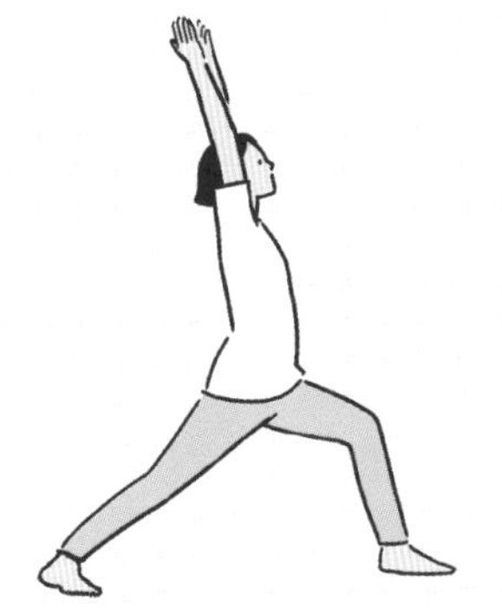

感情を胸から爆発させるような力強い爽快感を実感できます。

ランジの姿勢から上体を起こし、余裕があれば万歳をする。深呼吸を繰り返し、つらくなってきたら力強い腹笑いを何度か繰り返す。

- 左膝は左足首の真上に配置する
- 熱意の笑いと歓喜の笑いを交互に行うと、力強さと解放の両方を味わえる

英雄のポーズ２

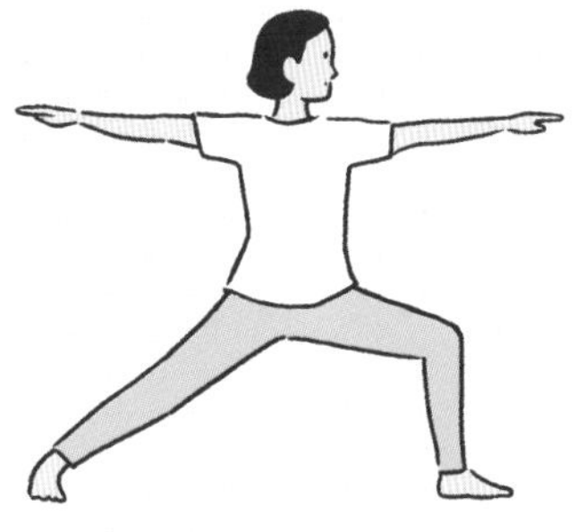

下半身の充実感、胸の広がり、肩の脱力を実感できます。

英雄のポーズ１から上体を右に向け、手を左右に広げる。深呼吸を繰り返し、つらくなってきたら力強い腹笑いを何度か繰り返す。

- 熱意で踏み締め、歓喜で胸を開き、安堵で肩を脱力するとさらに効果的

バランスのバリエーション

バランスをとる姿勢では、自然に骨盤底と腹が引き締まります。バランスをとりながら力強い腹笑いをすることで、体幹の安定と下半身の充実感を味わいやすく、姿勢が安定しやすくなります。

※妊娠中の方、月経中の方、血圧に不調のある方、腰痛の方は控えましょう。

腹筋系のバランスで、安定感を意識しよう

※万が一転倒してもケガをしない安全な場所で行いましょう。
※骨盤底を軽く引き締めておき、首や肩の力はリラックスさせることを心がけてください。

膝を持つスタイル

笑うことでお腹や骨盤まわりに力がみなぎり、姿勢が安定することを実感しやすい。

1. **体育座りから両足を持ち上げ、両手でそれぞれの膝を持ち、深呼吸を繰り返す。**
   - 下腹を凹ませながら、軽く背筋を伸ばしておく
   - 膝は向こうへ、手は手前に、互いに軽く押し付け合う

2. **脚やお腹が少し疲れてキツくなってきたら、力強い腹笑いを何度か練習する。**
   - 腰骨（腸骨稜 p.97）の引き締めを感じる
   - 笑いと同時に、手足の押し付け合う力を強化する
   - 笑いと足腰が安定し、バランスが定まる様子を感じる

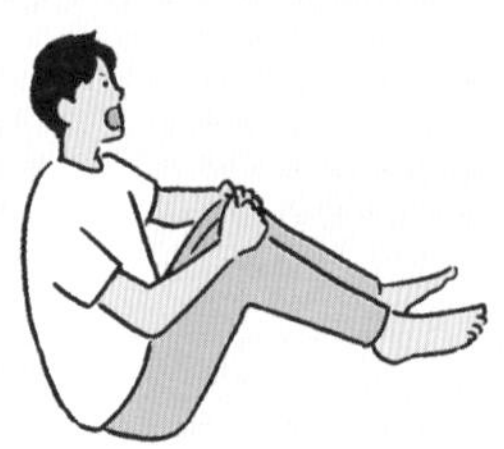

膝を持たないスタイル

腹筋運動とバランスで負荷をかけることで、笑いによって感覚が一変する様子を実感できる。

1. **膝を持つスタイルから、余裕があれば両手を膝から離して前に伸ばし、深呼吸を繰り返す。**
   - 下腹を凹ませながら、無理のない範囲で背筋を伸ばしておく

2. **脚やお腹が少し疲れてキツくなってきたら、力強い腹笑いを何度か練習する。**
   - 腰骨（腸骨稜 p.97）の引き締めを感じる
   - 全身に力がみなぎり、バランスが定まる様子を感じる

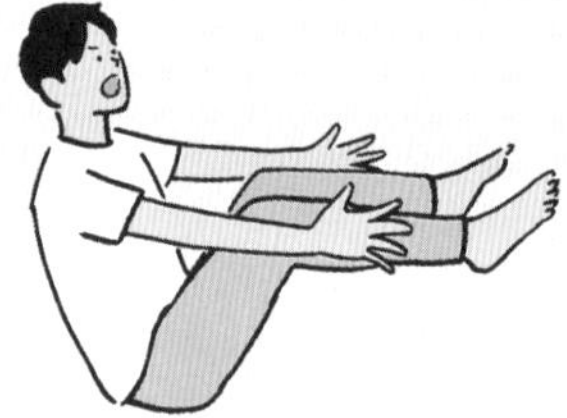

様々な片足バランスで、下半身の安定感を実感しよう

※万が一転倒してもケガをしない安全な場所で行いましょう。
　バランスがとりにくいと感じる場合は、手を軽く壁に触れて支えましょう。

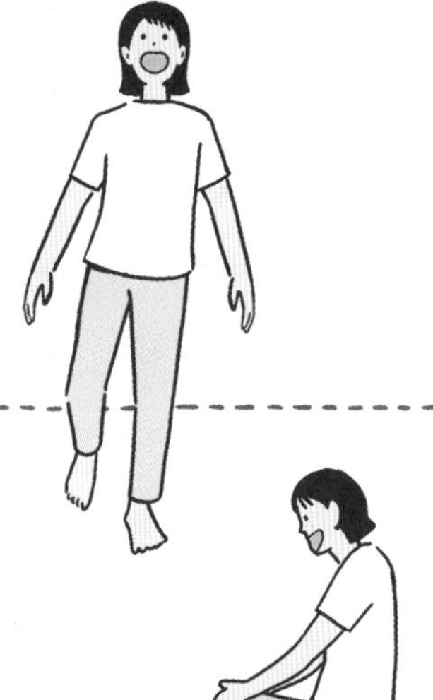

基本のスタイル

片足立ちの中では最も難易度が低いバリエーションです。

立位の基本姿勢（p.68）で立ち、左足に体重を移動させて右足を浮かす。深呼吸を繰り返し、つらくなってきたら、力強い腹笑いを何度か繰り返す。

膝曲のスタイル

足腰の安定感を非常に実感しやすいバリエーション。

基本のスタイルから、右膝を両手で持ち、手は手前、膝は向こうに押し付け合う。深呼吸を繰り返し、つらくなってきたら、力強い腹笑いを何度か繰り返す。

立木のスタイル

難易度が高く、笑いの効果をさらに実感しやすいバリエーション。

基本のスタイルから、余裕があれば、右足裏を左の内腿に押し付け、深呼吸を繰り返し、つらくなってきたら、力強い腹笑いを何度か繰り返す。

- 痛まない範囲で、比較的強く足と腿を押し付け合う
- 肛門と尿道を締める

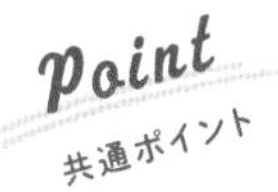

- 笑いと同時に、軸足を強めに踏み締めると効果的
- 笑いと共にバランスが安定する様子を感じること
- 腰骨（腸骨稜 p.97）を寄せるイメージで骨盤底を締めておく

3種の笑いを統合する

笑い完全呼吸法

笑い呼吸法はそれぞれ練習しても効果的ですが、最終的に3つの呼吸の感覚を融合します。ヨガの伝統的な呼吸法と共に融合の方法を紹介します。

完全呼吸法とは

ヨガの世界で最も大切にされている呼吸法の一つに、完全呼吸法があります。3パート呼吸法とも呼ばれ、腹式呼吸（横隔膜呼吸）、胸式呼吸（肋骨呼吸）、肩呼吸（鎖骨呼吸）のすべての呼吸を順に行い、心肺機能を高めると同時に、瞑想的な精神状態(p.116)へと導く伝統的な呼吸法です。腹式、胸式、肩の順に吐いていく方法もあります。

完全呼吸法の行い方

	吐く	吸う
肩呼吸 鎖骨呼吸 （上部呼吸）	肩をゆっくり 脱力	肩を少し上げる
	（背骨を少し 丸めていく）	
胸式呼吸 肋骨呼吸 （中部呼吸）	肋骨を脱力	肋骨を 膨らませる
		（背骨を伸ばしていく）
腹式呼吸 横隔膜呼吸 （下部呼吸）	お腹を 引き締める	お腹を 膨らませる

笑い完全呼吸法に挑戦しよう

完全呼吸法の要領で、3種の笑い呼吸法を順に行っていくのが、笑い完全呼吸法です。熱意の笑い呼吸法で凝縮した感情や気やエネルギーを、歓喜の笑い呼吸法で引き上げてから解放し、高まった興奮や緊張を、安堵の笑い呼吸法で鎮静します。3つの笑い呼吸法を連続して行い、安堵、歓喜、熱意の3つの感覚を融合させていくことで、心からの笑いを引き出していくことができます。

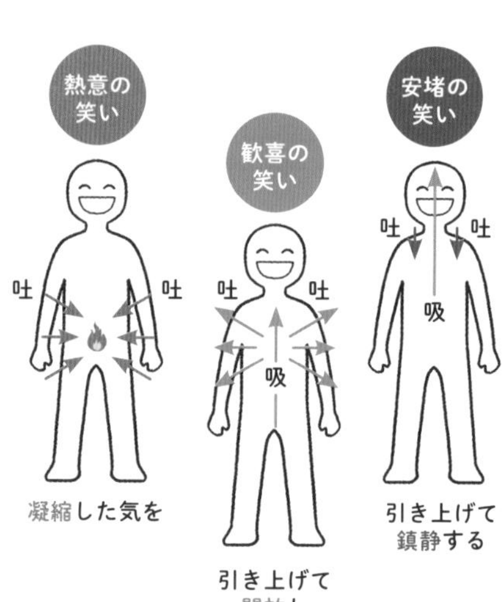

HOW TO

レッスン動画へ

1 基本姿勢（p.68）を作り、何度か深呼吸を行う。

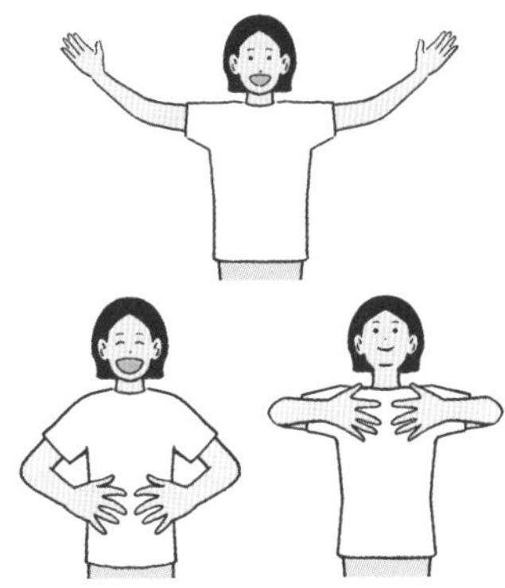

2 歓喜の（笑い）呼吸法

歓喜の呼吸法（p.86）を始め、胸の開放感や充足感を意識する。笑いたいときだけ、歓喜の笑い呼吸法（p.86）で笑う。延々と繰り返しながら、気が向いたときに❸や❹をミックスする。

- 好きな歓喜のバリエーションで行う
- 吐く息で解放、吸う息で充足の感覚を味わう
- あらゆる感情を解放させるイメージで

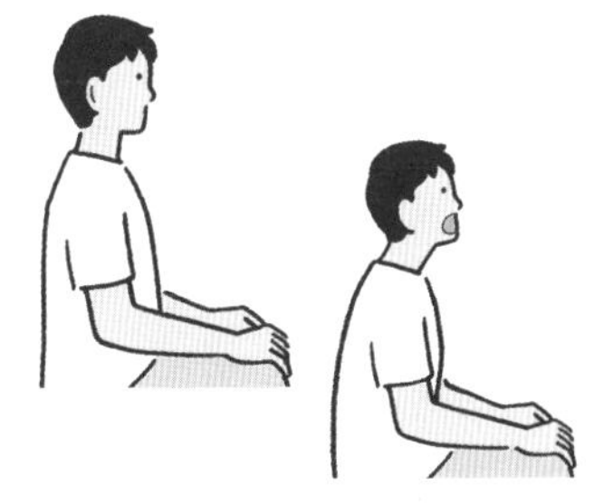

3 熱意の（笑い）呼吸法

❷の手を下げるタイミングで熱意の呼吸法（p.98）で吐き切り、下腹の充実感を意識する。笑いたいときだけ、熱意の笑い呼吸法（p.98）で笑う。

- お腹の引き締めを意識したまま❷に戻る
- 声が出ない程度の小さな熱意でＯＫ
- 様々な感情を下腹に凝縮させるイメージで

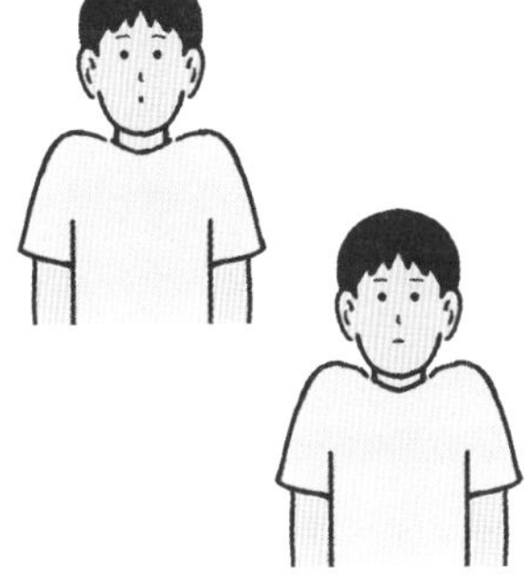

4 安堵の（笑い）呼吸法

歓喜の呼吸で気が向いたら、吸う息のタイミングで肩を緊張させて吸い続け、安堵の呼吸法（p.74）で吐いて、肩まわりの脱力感を意識する。笑いたいときだけ、安堵の笑い呼吸法（p.74）で笑う。

- 好きな安堵のバリエーションで行う
- 次の吸う息で❷に戻る
- 吐く息の後半、続けて❸に移行してもＯＫ
- 高まった緊張が鎮静していくイメージで

5 ❷～❹を 3 ～ 10 分ほど繰り返す。

- 慣れてきたら、❸熱意→❷歓喜→❹安堵の順に行う

6 基本姿勢に戻って軽く目を閉じ、1 ～ 5 分ほど微笑みの気分でゆったりと呼吸をする（微笑瞑想 p.126）。

3種の笑いと共に動く

太陽笑拝のポーズ

ヨガをしている人なら誰もが知っている太陽礼拝のポーズに「笑い」をミックスして、全身運動と呼吸法の効果を倍増させたポーズを紹介します。

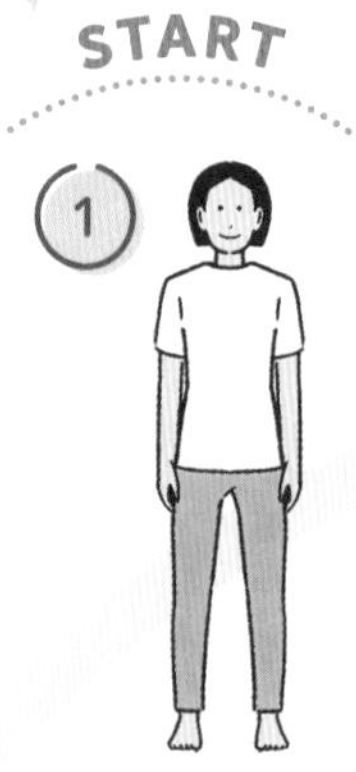

立位の基本姿勢で立ち、ひと息吐く。
★吐く息のときに、軽く膝を曲げ、軽く背を丸めてもＯＫ

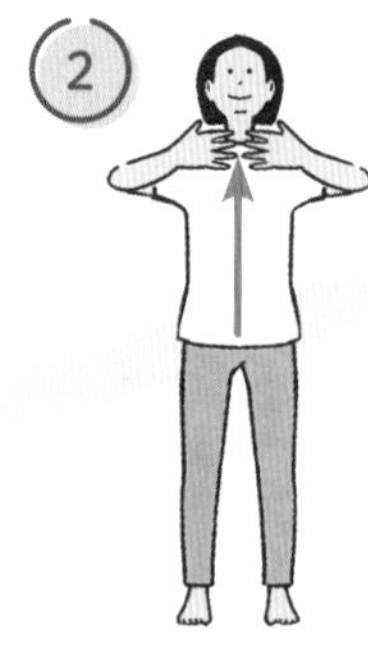

息を吸いながら手を腹から胸に持ち上げ、軽く胸を反らせる。
★手の平を上向きにして、歓喜の笑いの助走部分のように

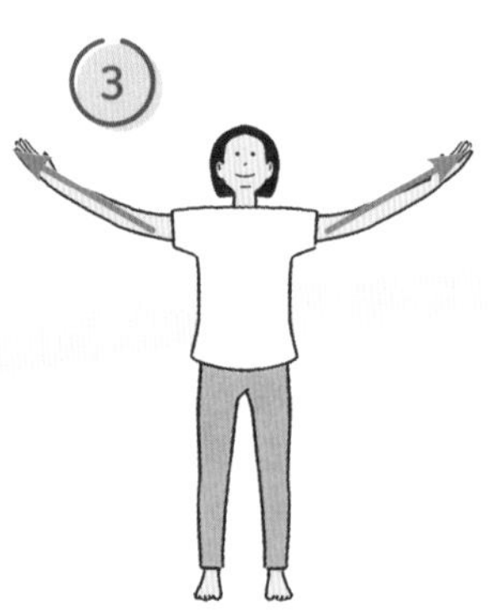

手を左右に開きながら、**歓喜の笑い呼吸法**を行う。
★両足をピンと突っ張りながら、軽く見上げて笑う

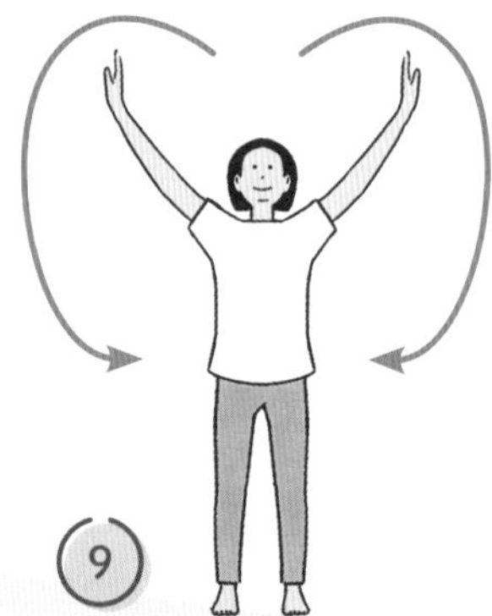

息を吐きながら、上空に平泳ぎする手付きで万歳し、**歓喜の笑い呼吸法**を行う。
★好みで膝を曲げ、全身で解放を表現する

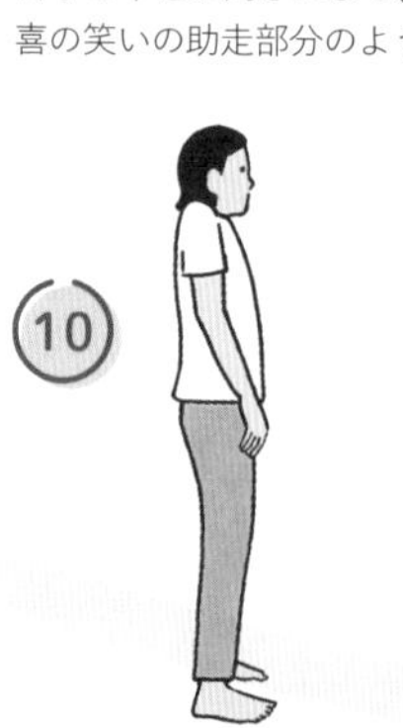

息を吸いながら、肩を前から上に回し、吸い切ったところで止める。
★**安堵の笑い呼吸法**の肩回しバリエーションと同じ動き

軽く息を吸い続け、緊張が高まったら肩を後ろから下に回し、**安堵の笑い呼吸法**で脱力する。
★好みで⑩⑪を何度か繰り返しても、深呼吸してもＯＫ
★❶に戻り、数セット繰り返す

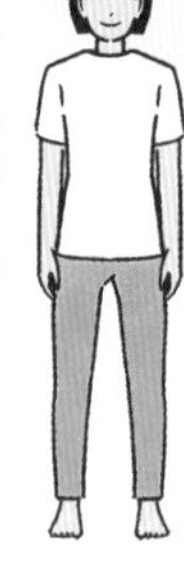

太陽礼拝のポーズとは

インドで古くから伝承されている太陽を敬う礼拝法で、後に12のポーズからなるヨガのポーズとして発展したものです。呼吸と共に動き続けることで、有酸素運動的な効果が得られ、近代の多くのヨガ練習に取り入れられています。

Smile ☺ Advice!

妊娠中の方、高血圧の方、食後すぐの方はお控えください。呼吸と共にゆっくりと動くことを心がけ、もし痛みが生じたら中止してください。好きなタイミングで、好きなだけ笑ってＯＫです。

4

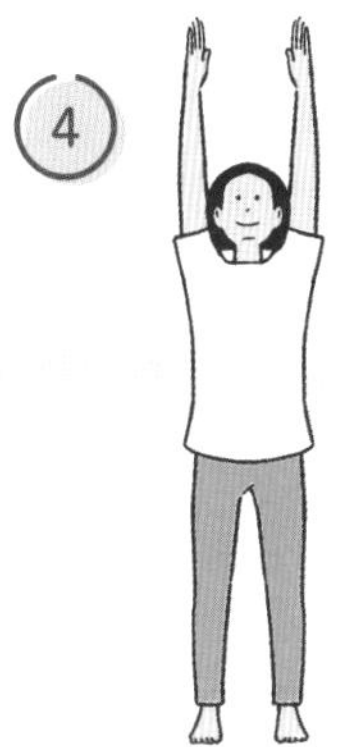

息を吸いながら手を左右から万歳する。

★両足で床を踏み締めながら、周囲の空気をすべて持ち上げるイメージで

5

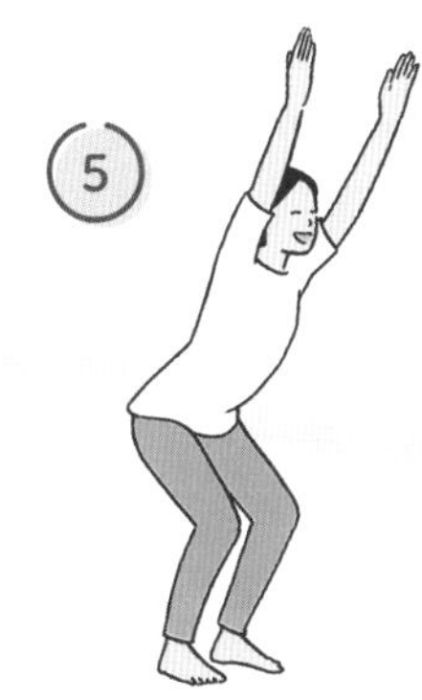

吐く息で膝を曲げ、腰を沈めながら、息の最後の方に熱意の笑い呼吸法を行う。

★膝がつま先の真上よりも前に出ないように注意

★中腰でひと呼吸してから熱意の笑いをするのも効果的

6

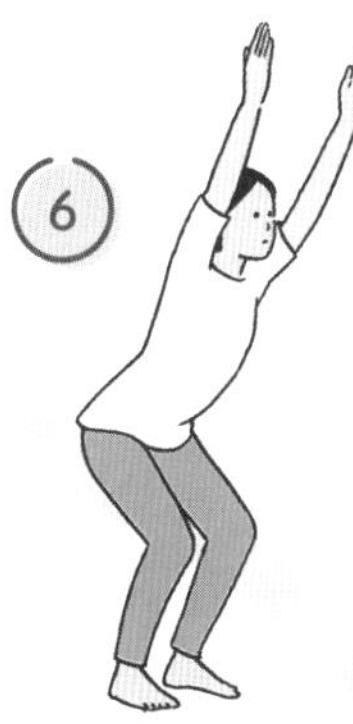

背骨の柔らかい伸びを意識しながら息を吸う。

★歓喜の笑い呼吸法の助走部分のように、体幹部分を引き上げる

7

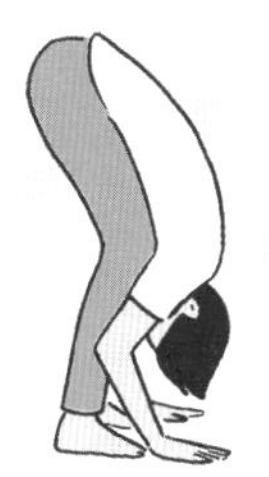

吐きながら前屈し、息の最後の方に熱意の笑い呼吸法を軽めに行う。

★お腹と太ももが完全に付くまで膝を曲げる

8

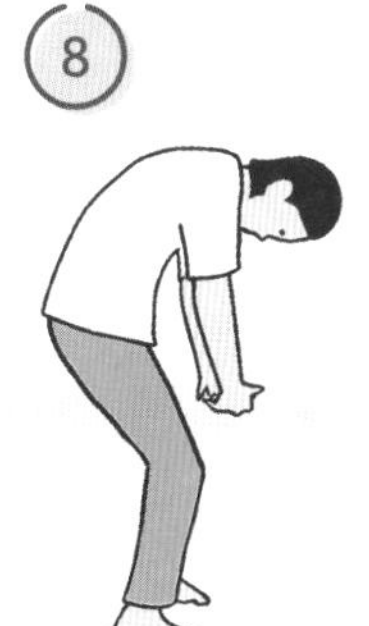

息を吸いながら上体を丸めたまま起こす。

★腰に違和感がある場合は、背骨を伸ばしたままでもＯＫ

★立ち眩みをしたらすぐにしゃがんで中断を

★前屈の状態でひと呼吸、深呼吸してもＯＫ

★手は歓喜の笑い呼吸法の助走部分のように、腹から胸まで引き上げる

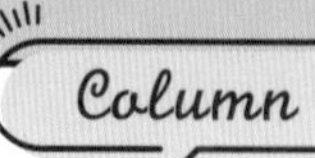

心と身体の繋がりのルーツをひも解いてみよう

笑い呼吸法は、身体を使って心を整える「精神身体論」の考え方をベースにして考案されています (p.59)。

この考え方のルーツとなるのが、ヨガの世界の中で古くから取り入れられている「チャクラ」という考え方です。チャクラとは「心と身体の繋がりを最も実感しやすいポイント」のことで、最も代表的なものは7つあると考えられています。

第6チャクラ（眉間）
眉間の奥を「静寂」にすると、心にも「静寂」が訪れる。安堵の笑い呼吸法と関係。

第7チャクラ（頭頂）
頭頂を「超越」したところに意識を置くと、心を「超越」した視点が得られる。

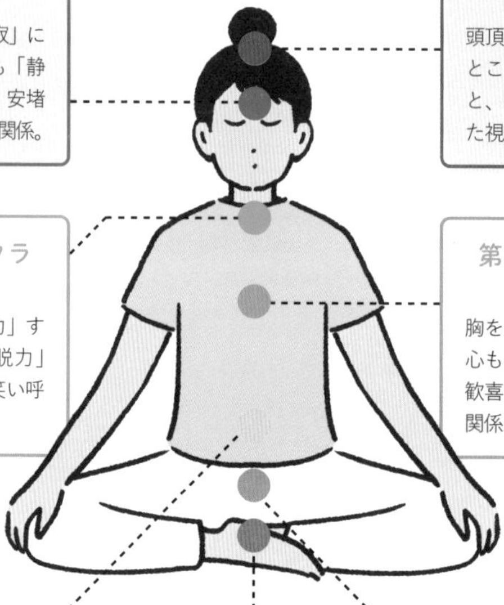

第5チャクラ（首）
首や喉を「脱力」すると、心も「脱力」する。安堵の笑い呼吸法と関係。

第4チャクラ（胸）
胸を「開放」すると、心も「開放」される。歓喜の笑い呼吸法と関係。

第3チャクラ（みぞおち/腰）
みぞおち周辺を「軽く」すると、心も「軽く」なる。歓喜の笑い呼吸法と関係。

第1チャクラ（骨盤底）
骨盤底を「安定」させると、心も「安定」する。熱意の笑い呼吸法と関係。

第2チャクラ（下腹）
下腹に「活力」を与えると、心にも「活力」がみなぎる。熱意の笑い呼吸法と関係。

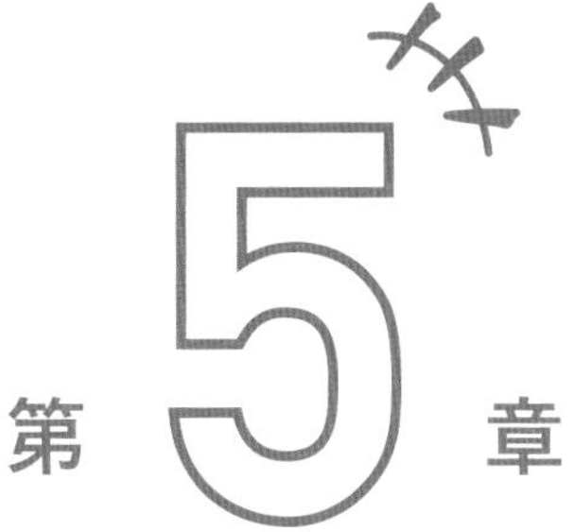

笑いと瞑想

笑いと瞑想を一緒に行うと、「動」と「静」のバランスのとれた幸せな状態に近づきます。ここでは5種の笑い瞑想を紹介します。

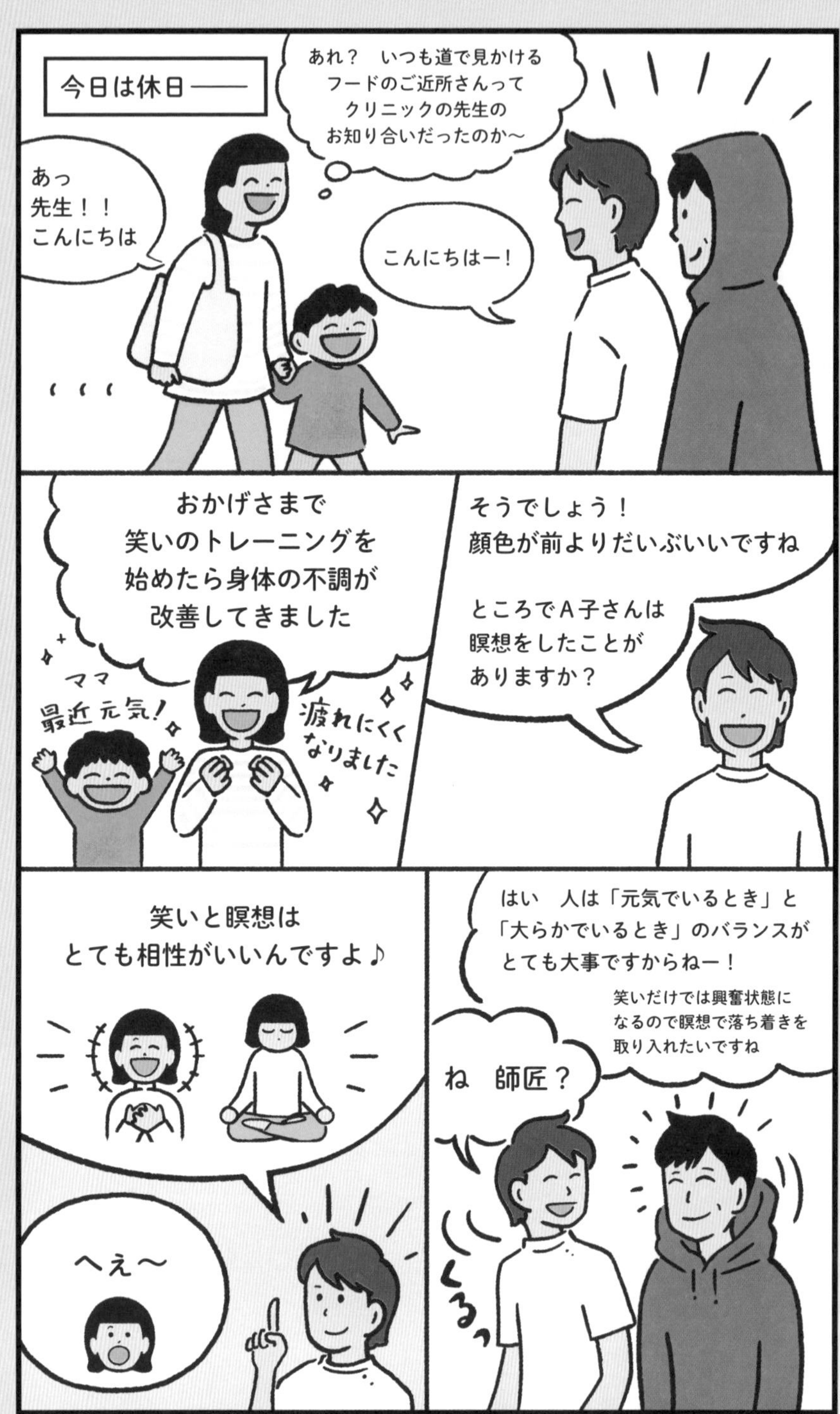
今日は休日――
あれ？　いつも道で見かける
フードのご近所さんって
クリニックの先生の
お知り合いだったのか～
あっ
先生！！
こんにちは
こんにちはー！
おかげさまで
笑いのトレーニングを
始めたら身体の不調が
改善してきました
ママ
最近元気！
疲れにくく
なりました
そうでしょう！
顔色が前よりだいぶいいですね
ところでA子さんは
瞑想をしたことが
ありますか？
笑いと瞑想は
とても相性がいいんですよ♪
へえ～
はい　人は「元気でいるとき」と
「大らかでいるとき」のバランスが
とても大事ですからねー！
笑いだけでは興奮状態に
なるので瞑想で落ち着きを
取り入れたいですね
ね　師匠？
くるっ

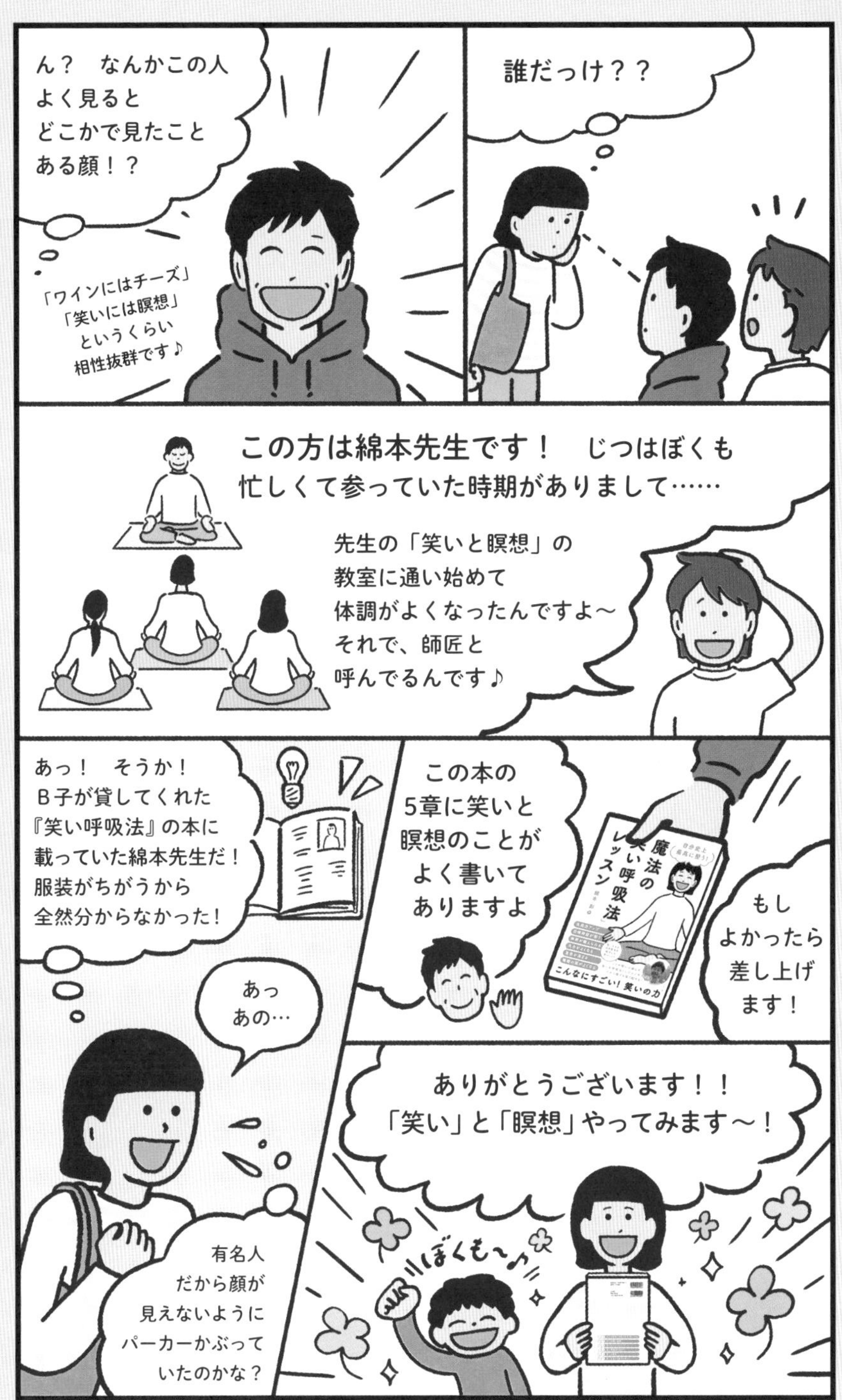

ん？　なんかこの人
よく見ると
どこかで見たこと
ある顔！？
「ワインにはチーズ」
「笑いには瞑想」
というくらい
相性抜群です♪
誰だっけ？？
この方は綿本先生です！　じつはぼくも
忙しくて参っていた時期がありまして……
先生の「笑いと瞑想」の
教室に通い始めて
体調がよくなったんですよ～
それで、師匠と
呼んでるんです♪
あっ！　そうか！
B子が貸してくれた
『笑い呼吸法』の本に
載っていた綿本先生だ！
服装がちがうから
全然分からなかった！
あっ
あの…
有名人
だから顔が
見えないように
パーカーかぶって
いたのかな？
この本の
5章に笑いと
瞑想のことが
よく書いて
ありますよ
魔法の笑い呼吸法レッスン
こんなにすごい！笑いの力
もし
よかったら
差し上げ
ます！
ありがとうございます！！
「笑い」と「瞑想」やってみます～！
ぼくも～♪

笑いと瞑想の不思議な関係

笑いとは程遠い存在に思える瞑想ですが、実は互いを助け合う関係にあります。そんな笑いと瞑想の不思議な関係に迫っていきます。

笑いの対極にある瞑想

どんなに体によい食べ物でも、同じものばかり食べ続けていると、栄養のバランスが悪くなって体調を崩しやすくなります。同じように、笑いだけを続けていると気持ちが高ぶる方向に傾くため、静寂や落ち着きといった要素を織り交ぜることで、より深く心のバランスを整えることができるようになります。

そんな、笑いの対極にありながらも、笑いとの親和性がよく、笑いのよさをさらに引き出す力を持っているのが「瞑想」です。

瞑想とは、未来や過去への意識を断ち切り、今この瞬間、目の前で起きていることをありのまま受け止める「大らかさ」と、その現実を受けて、今できることに全力を尽くす「元気」とが、絶妙にブレンドされた状態のことです。

そんな、「静」と「動」とが見事にバランスが取れた状態を目指す瞑想ですが、受動的な要素が多めなので、どうしても動的な要素が落ちてしまう傾向があります。

ですから、元気を作り出す笑いとタッグを組むことで、互いの弱点を補完し合い、強みを生かし合う関係性を作ることができるのです。

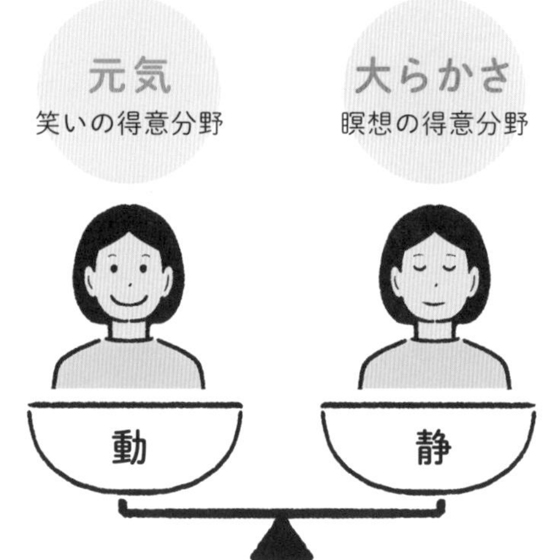

元気の「動」と大らかの「静」の要素が見事にバランスが取れていると、幸せに満ちている状態といえます。

心からの笑いを引き出す瞑想

笑っているときは主に交感神経が優位になることが様々な研究から明らかになっています。反対に、副交感神経を適度に刺激し、笑いで生じた緊張や興奮を効果的に鎮めてくれるのが瞑想です。

特に、笑いを呼吸法として練習する際、元気や無理やりの気持ちだけでは、いつまで経っても作り笑いの域を越えません。そこで、瞑想と笑いとを並行して練習すると、心を自然な笑いへと導くことがたやすくなります。

何千年も脈々と受け継がれた瞑想の奥義が、自然な笑い、心からの笑いを引き出す助けとなってくれるのです。

瞑想を深める笑いの力

瞑想が笑いの効果を高める一方で、瞑想もまた、笑いによって大いに深めることが可能になります。

たとえ作り笑いであったとしても、笑いは抑圧されたストレスを大いに発散させることができますし、今この瞬間に注意を集める大きな助けとなります。ストイックな集中で生じた緊張を緩和し、心を明るく大らかな状態へと向かわせてくれるのです。

このように一見無縁とも思える笑いと瞑想ですが、実は互いを深め合うことができる、とても相性のいい組み合わせなのです。

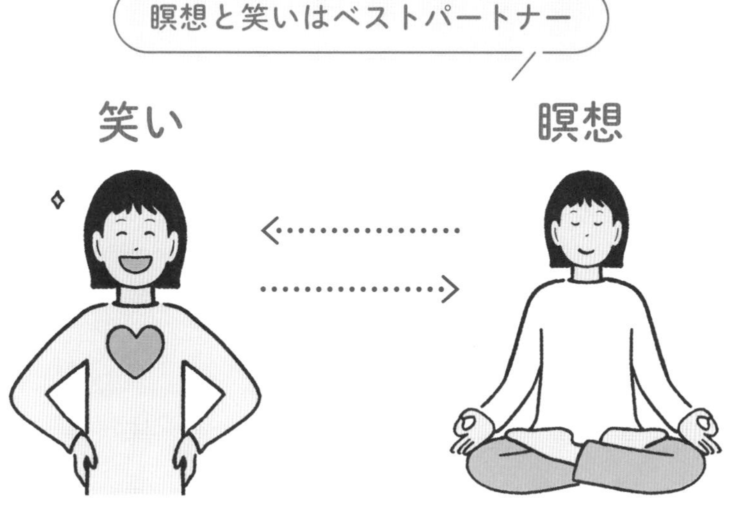

- 主に交感神経を刺激する。
- 今この瞬間に集中させる。
- シリアスさを一掃させる。

- 主に副交感神経を刺激する。
- 興奮状態を鎮静させる。
- 自然な笑いを引き出す。

瞑想って何？

**瞑想の力で、笑いの魅力を最大限に引き出すために、
まずは、瞑想の基礎を見ていくことにしましょう。**

瞑想のゴールは無条件の充足感

114ページで、瞑想とは、元気と大らかさのバランス状態と紹介しましたが、そういったメンタルを経て「無条件の充足感」を得ることが瞑想のゴールです。

私たちは普段、目標を達成したときや、美味しいものを食べたときなど、特定の条件のときにしか充足感を得ることができません。

ジョークやユーモアに頼った笑いと同じように、条件が付いてしまうと、それが達成できない限り、その恩恵が得られないというデメリットがあります。

瞑想とは、そういった条件や環境に関係なく、どんなときにでも満たされる心を育むためのトレーニングなのです。

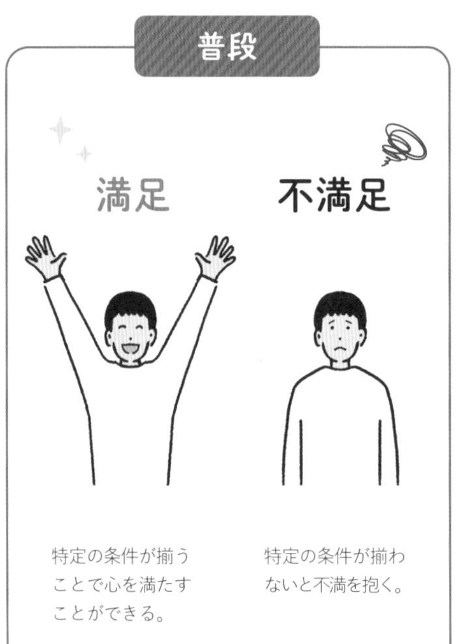

特定の条件が揃うことで心を満たすことができる。

特定の条件が揃わないと不満を抱く。

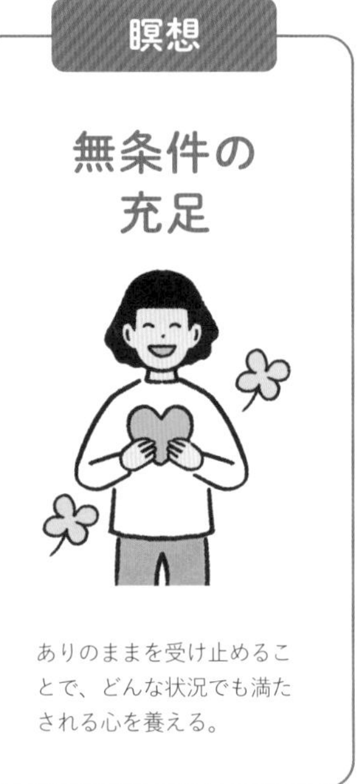

ありのままを受け止めることで、どんな状況でも満たされる心を養える。

心が満たされない理由

東洋思想では、私たちの心が満たされない理由が、様々な現実を自分都合でジャッジし「否定」してしまうことにあると教えます。否定の対象は目の前の出来事に留まらず、過ぎ去った過去やまだ起きていない未来にも及び、わざわざ否定しに行っては苦しくなるという残念な状況を引き起こしてしまいます。こういった否定が続くと、心身一如 (p.58) のメカニズムにより身体にまで否定の要素が蓄積して、悪循環が起きてしまうのです。

出来事：雨が降って試合が中止になる

否定の認知	⇄ 過去や未来を意識	⇄ 抑圧の蓄積
試合が中止になって がっかりだ…	あのタイミングで雨さえ 降らなければ…	このイライラのはけ口が 見つからない…
試合が中止になったという事実を拒絶することでストレスを感じる。	嫌な出来事が過去のものになっても、わざわざ思い出してストレスを感じる。	ストレスを発散できず抑圧され続けると、身体レベルで影響が出る。

瞑想の基本方針は 集中と肯定＋発散

瞑想の根幹は、未来や過去への意識を断ち切って、今この瞬間に「集中」し、目の前で起きていることを大らかに受け止めて「肯定」することの２つ。その下地を作るために、身体レベルでの否定グセやその蓄積を「発散」して、解消することが大切になります。この「ありのままを受け止める」ための鍛錬が、瞑想の基本方針です。これが上手になってくると、無条件の充足が得られ、いつでも心が満たされるようになるのです。

否定の認知 ↓

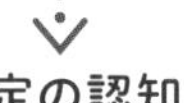
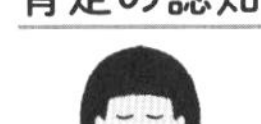

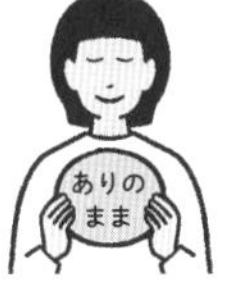

目の前で起きている
ありのままを受け止める

過去や未来を意識 ↓

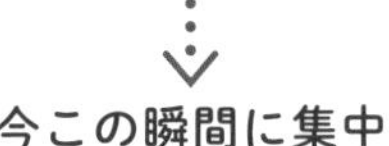

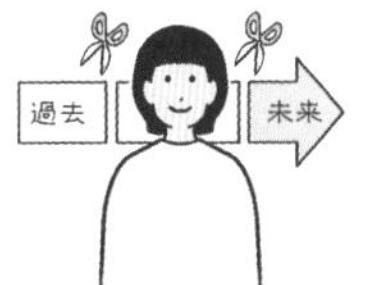

過去と未来への
意識を断ち切る

抑圧の蓄積 ↓

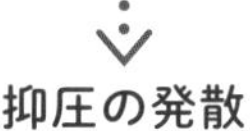

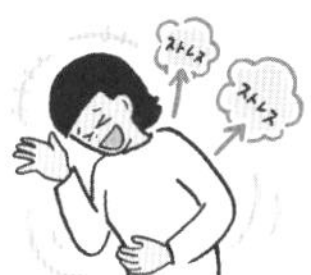

抑圧されて蓄積した
ストレスを発散する

5章 笑いと瞑想

瞑想を深める4つの笑い効果

どんな状況であったとしても、心が満たされた状態を育む瞑想。そんな瞑想の深まりを、笑いが強烈に助けてくれます。

ストレスを断ち切れない現代人

どんな状況でも心が満たされた状態でいることを目指して、数千年前から東洋の世界で受け継がれてきた瞑想の伝統。ところが現代人にとっては、従来の瞑想のやり方だけだと、なかなか心が整わなくなってきているという事実があります。

生活が豊かで便利になったことで、人々の欲求レベルが上がり、心からありがたいと思えることが減りました。満たされて当たり前と感じる領域が増えた分、逆にそれが満たされないことで不満が増え、特に人間関係といった避けて通れない不都合によって、逆にストレスを溜め込む機会が増えてしまっているのです。

こういった根深いストレス構造によって、従来の瞑想法だけでは心が整わなくなってしまっています。そこで笑いが持つ４つの働きが、この問題点を見事に解消してくれることになります。

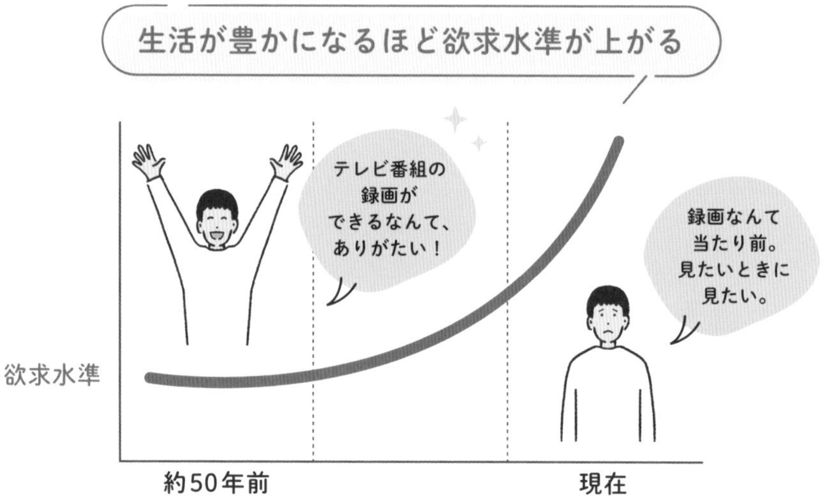

瞑想を深める笑いの４つの働き

抑圧の蓄積を発散

否定感情が持続すると、それを押し殺そうとして抑圧が持続し、呼吸に関わる筋肉や表情筋などが慢性的に緊張してしまいます。笑いはまさにこれらの筋肉を強烈に収縮させることで緊張を解きほぐし、否定感情や抑圧の蓄積を「発散」する働きを持っています。

今この瞬間への集中

退屈で朦朧（もうろう）としているときに笑いが起きると一瞬で「集中」が回復し、脳が覚醒してあらゆる妄想を切断してくれます。穏やかな瞑想だけでは断ち切ることができない、過去や未来に向かう強い執着を、笑いは一瞬にしてリセットする働きを持っているのです。

肯定の認知を助ける

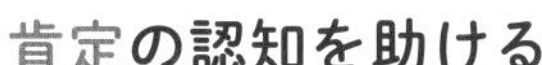

抑圧の蓄積を発散させるにしても、今この瞬間に集中するにしても、私たちはすぐに結果に固執してしまい、シリアスな取り組み姿勢になってしまいがちです。笑いは一瞬にしてこのシリアスさを解消して大らかさを回復し、心をリセットして「肯定」の認知を助けてくれます。

滞りを決壊させる

強い抑圧が持続すると、穏やかな瞑想はもちろんのこと、笑いでさえ発散できない頑固な緊張が蓄積してしまいます。こんなとき、お腹を抱えるほど本気で笑うことができれば、根深い滞りを強烈な気の巡りで一気に「決壊」させ、頑固な緊張を解消することができます。

笑いを助ける4つの瞑想効果

笑いは瞑想の深まりを大きく助けます。
そんな笑いの深まりを、逆に瞑想が強力にサポートしてくれます。

瞑想が笑いの質を深める

瞑想の本質は、今この瞬間への集中を通して様々な執着を断ち切り、自分本位（エゴイスティック）な気持ちを手放してすべてを委ねる大らかさを育むことにあります。これまで「笑い」をひとくくりにして紹介してきましたが、笑いには様々な質の違いがあり、自分本位な心を手放す働きを持つ瞑想によって、笑いの質を様々な角度から高めることができます。

自分本位な気持ちが強いときには、嘲笑のように自分だけが楽しく、周囲の人を見下して不快にするような笑いを好みますが､瞑想によって心が整ってくると、自然とそういった質の笑いから遠ざかっていきます。同時に、一定の条件が揃ったときにだけに生じる笑いから、無条件の充足感から湧き起こる至福の笑いへと移行し、さらに自分本位な気持ちが小さくなると、周囲の人を幸せにするような慈愛の笑いがこみ上げてきます。

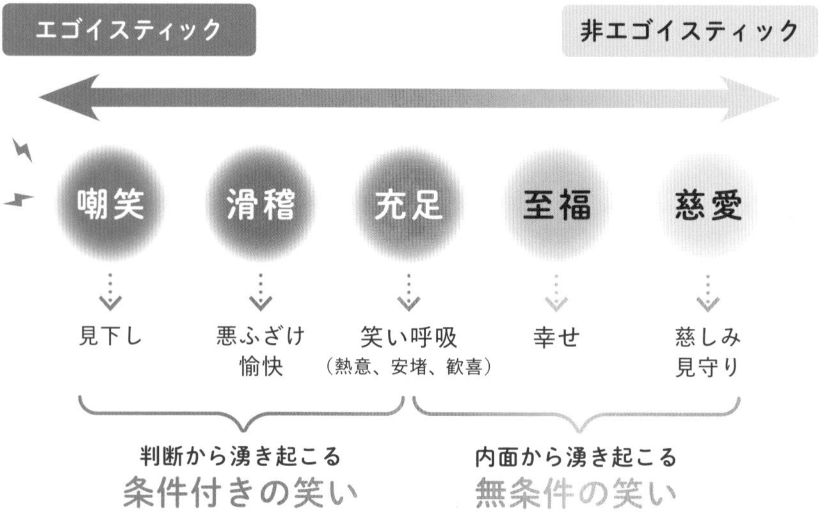

エゴイスティック ←→ 非エゴイスティック

嘲笑	滑稽	充足	至福	慈愛
見下し	悪ふざけ 愉快	笑い呼吸 （熱意、安堵、歓喜）	幸せ	慈しみ 見守り

判断から湧き起こる
条件付きの笑い

内面から湧き起こる
無条件の笑い

笑いを深める瞑想の４つの働き

自然体を回復

笑いをはじめ、くしゃみや眠りなどの生理現象は、心が自然体のときに自然に引き起こされるものです。瞑想とは一切のこだわりや執着を捨てて自分を自然体に返す訓練なので、不自然な作り笑いを、内側から湧き起こる自然な笑いへと変える、大きな助けとなります。

想定をリセット

自然な笑いは想定外の出来事が起きたときに生じやすく、批判的な気持ちや先入観が強いほど生じにくくなります。瞑想はあらゆる批判や先入観を捨てて想定を無くし、あらゆる出来事を新鮮に感じる心を育むので、赤ちゃんの頃のような無垢の笑いを引き出しやすくなります。

無条件の充足

瞑想とはあらゆる出来事をありのまま受け止め、全肯定の心を育む訓練です。特定の条件が揃ったときだけではなく、どんな出来事や感覚と出会ったとしても、それらを大らかに受け止めて満たされる心を育むため、瞑想は笑いに最も必要な充足の感覚を助けてくれます。

笑いの質を高める

瞑想は利己的な考えから離れて、あらゆる存在を大切に感じたり、見守ったりする心を育む訓練です。瞑想を練習することで、周囲を傷つけるような笑いから自然と遠ざかり、周囲と共に微笑むような笑いへと、笑いの質を変化させることができるようになります。

笑いの瞑想哲学

笑いと瞑想はお互いに助け合う関係を超えて、さらにそれ以上の深い関わりがあります。

様々な感情が持つ意味とその機能

笑いは一般的に「感情表現」の一つとして考えられますが、そういった感情には、それぞれ意味や機能があります。

未来の危険を察知したり、目の前の危機を乗り越えたり、そんな動物時代に培われた本能的な衝動が「感情」として備わっているのです。ここでは代表的な感情について、それぞれの本来の意味や機能を確認していきましょう。

怒り

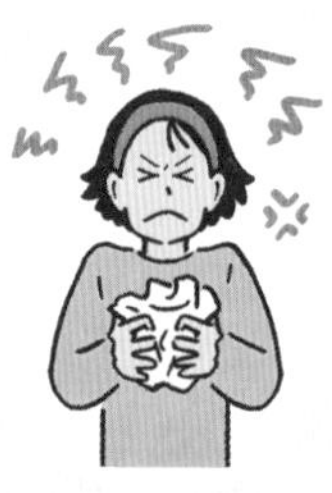

自分にとって不都合な状況で生じる

破壊的な衝動と共に、全身に力がみなぎってくる

不都合な状況を打開するための機能

悲しみ

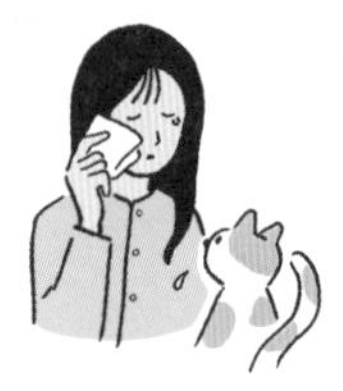

大切なものが失われた状況で生じる

涙と共に腹部が緊張し、泣くための身体反応が起きる

手に負えない状況で助けを呼ぶ機能

不安

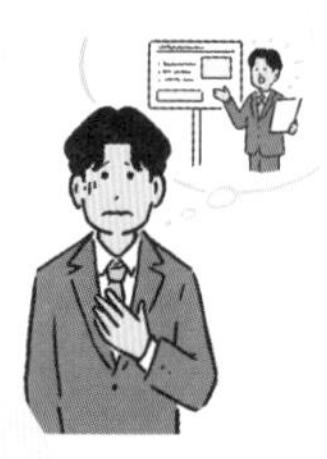

未来に不都合が起きる可能性がある状況で生じる

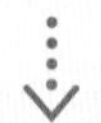

下半身がもぞもぞして、落ち着かない感覚に襲われる

未来の不都合に備えることを促す機能

人体に笑いの機能が備わっている理由

　これまで世界中で、笑いに関する様々な研究が行われてきましたが、そもそも「笑いは何のために備わっているのか」という点については、どの仮説も明快な結論には至っていません。

　ただ、笑いが「想定外」「安心」「充足感」といった複雑な条件が揃うことで生じるものであり、そのときに生じる心と身体の変化を探っていくと、笑いの機能は「あらゆる状態をリセットして、新しい状況へ前向きに向かっていくためのもの」と解釈することができます。それが本能として備わっている、笑いの機能だということなのです。

笑いは瞑想的な心を育む生理現象

　瞑想とは、今という現実を受け入れ、今できることを全力で尽くす精神状態を養う鍛錬法です。もし笑いが「目の前の状況を受け入れて、新しい状況へと向かう体制を作る」ための本能だとすると、笑いは「瞑想状態に向けて、一瞬で心身を変化させる働きを持つ生理現象」だということができます。

　先人たちが何千年もの歳月をかけて受け継いできた瞑想の伝統を遥かに超える太古の昔から、人の体は生理現象という形で、本能的に瞑想的な心の状態にメンタルを切り替える機能を備え持っていた、ということができるのです。

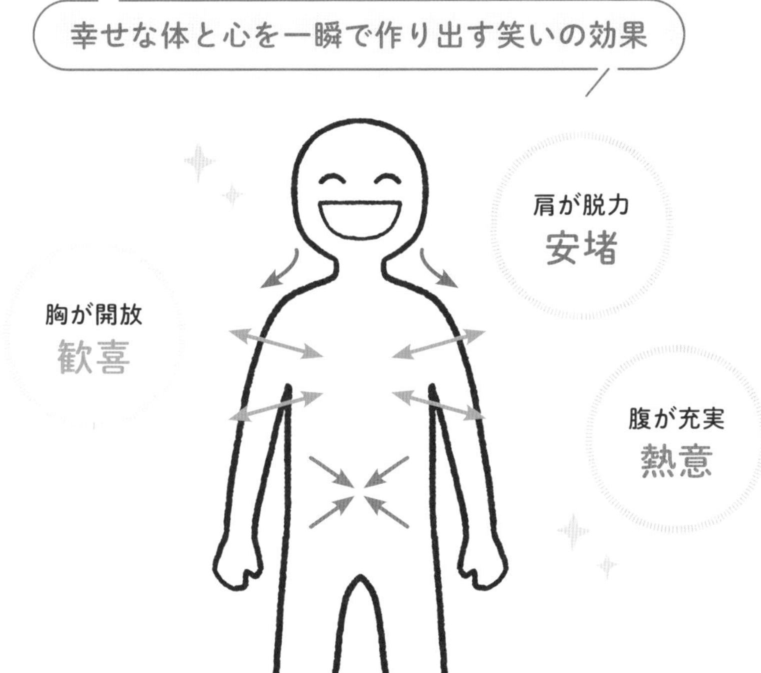

笑いが導く究極の瞑想の境地

究極の瞑想の境地とは、一体どんな状態なのでしょうか。
その奥深い境地の神秘のメカニズムを探っていきましょう。

瞑想の最も深い境地とは

瞑想とは、今この瞬間をあるがままに受け入れ、今できることを全力で尽くすメンタルを養う鍛錬法です。この鍛錬が究極に深まると「受け入れる」と「全力で尽くす」とが同時に起きて、瞑想の最も深い境地に入ります。

スポーツの世界では「ゾーン」、心理学では「フロー」と呼ばれ、身体が勝手に反応して最高のパフォーマンスを発揮する様子を、ただ見守っている境地に至るのです。究極の瞑想状態とは、動と静が混然一体となった状態なのです。

ゾーンやフローを引き起こす要素

ゾーンやフローといわれる究極の瞑想状態に至るためには、「反復」と「放棄」の二つの要素が必要だといわれています。

反復とは、たとえばバッティングがうまくなりたい、などといった執着を持ってひたすら練習を重ね、同じ動作や作業を延々と繰り返して第二の本能レベルにまで引き上げること。放棄とは、うまくなりたいなどという執着を手放し、今、目の前や内側で起きていることにだけ専念することです。この二つの要素が揃うと、ゾーンに達するのです。

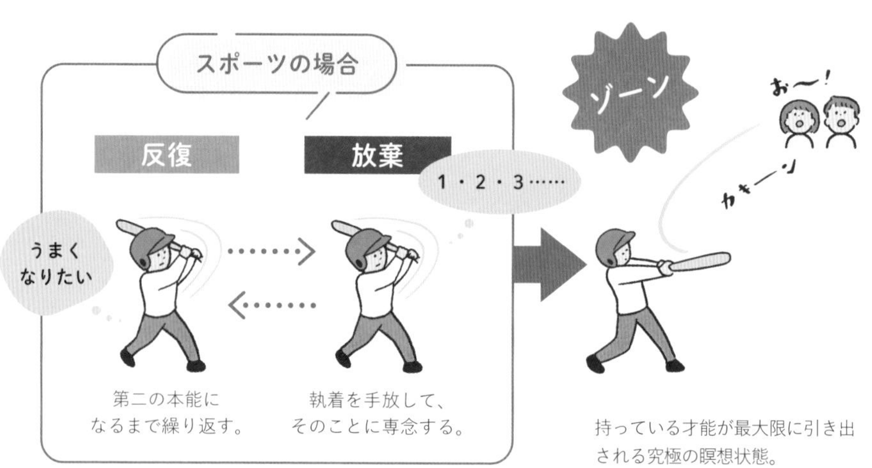

笑い呼吸法がゾーンへの近道な理由

笑い呼吸法の練習も、反復と放棄を繰り返すことで、心からの自然な笑い（笑いのゾーン）を引き起こすことができるようになります。ただし笑い呼吸法の場合、スポーツなどと違ってゾーンの状態を本能として備え持っているので、技術を習得するステップが不要になります。放棄のステップがカギとなるのです。

笑い呼吸法の練習で、執着やこだわりを手放して、放棄の感覚を習得するために必要となるのが「笑いの瞑想」です。これから紹介する５つの瞑想が、作り笑いをしているときの内側の変化をただ見守ることを助け、ゾーンの感覚を養ってくれます。この感覚を習得すれば、スポーツやアートなどの場面に応用して、簡単にゾーンを引き起こすことができるようにもなります。笑い呼吸法が、ゾーン習得の近道となるのです。

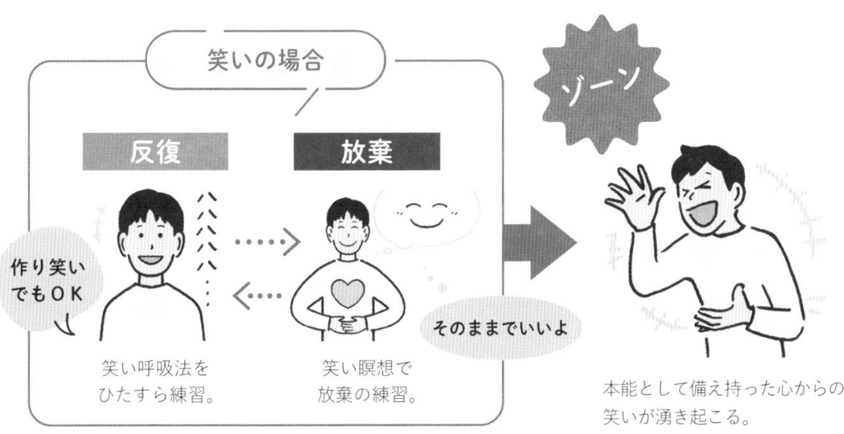

笑いを伴う瞑想

次のページから、笑い瞑想を難易度順に紹介していきます。一つできるようになったら次へというように、段階を追って習得していくとよいでしょう。

微笑瞑想（p.126）
笑い呼吸法を実践した直後の身体感覚や気分の余韻を、微笑みのトーンで見守る瞑想法。

観笑瞑想（p.128）
笑い呼吸法をしている最中の身体の感覚や気分を、穏やかな気持ちで見守る瞑想法。

参笑瞑想（p.130）
笑い呼吸法で育んだ「安堵」「歓喜」「熱意」の感覚を、笑わずして再現する瞑想法。

燃笑瞑想（p.132）
限界まで作り笑いすることで本気を引き出し、笑いの感覚やその余韻を見守る瞑想法。

笑い瞑想（p.134）
呼吸法を通して深い充足感を育み、内側から湧き起こる自然な笑いをただ見守る瞑想法。

微笑みですべてを包み込む

微笑瞑想

いよいよ瞑想の実践です。微笑瞑想は、日常生活を豊かにする上で最も大切なので、繰り返し練習して習得しましょう。

レッスン動画へ

笑いと瞑想を繋ぐ懸け橋

微笑瞑想とは、笑った直後に残っている笑いの余韻を、「微笑みモード」で見守る瞑想法です。頬やお腹などが心地よく疲れている感覚や、それらが時間の経過と共に少しずつ緩和してくる様子、わずかにでも育まれた楽しい気分や感覚が薄れていく様子などを、ただ大らかな気持ちで見守ります。笑いで瞑想を深めるため、そして瞑想で心からの笑いを引き出すために、最大のカギとなります。

すべてを包み込む「微笑みモード」とは

微笑瞑想で要となるのは、すべての変化を大らかに見守る「微笑みモード」です。たとえば大好きなペットが、不機嫌でも上機嫌でも、疲れていても、はしゃいでいても、どんな状態でも微笑みと共に見守るような、喜びを希釈したような心の状態です。この微笑みの感覚を育み、その感覚で日常を過ごすことこそが、笑い呼吸法の隠れた目的ともいえます。

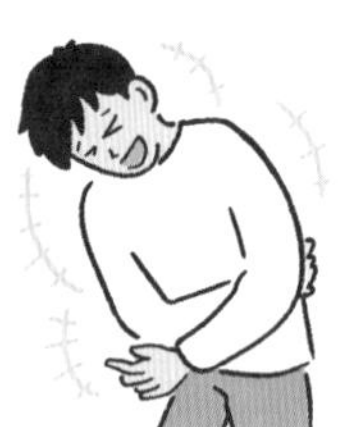

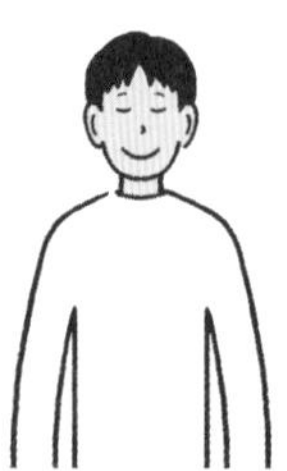

笑い ····> 微笑

笑いの直後には
必ず笑いの余韻がある。

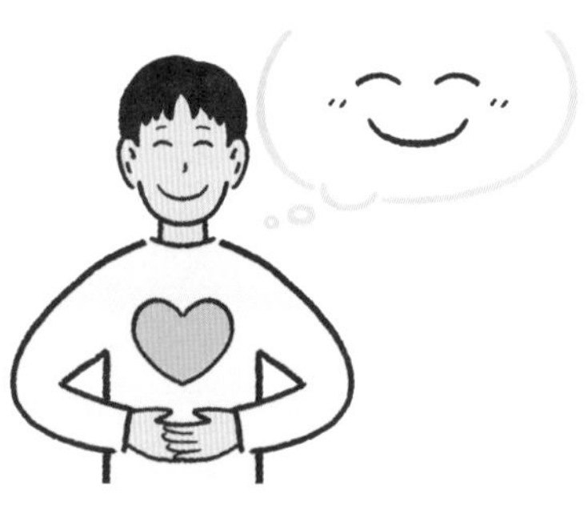

微笑みモード

大切な存在がどんな状態であったとしても、
心の中で抱きしめるような心の状態。

HOW TO

1. 基本姿勢（p.68）で、一つまたは複数の笑い呼吸法を行う。

2. 笑い呼吸法をやめ、軽く目を閉じて背筋を伸ばす。ゆったりとした呼吸を繰り返しながら、最も緊張した部位、疲れている部位を「微笑みモード」で感じる。

3. 気が向いたら、呼吸や心の状態、気分を「微笑みモード」で感じる。

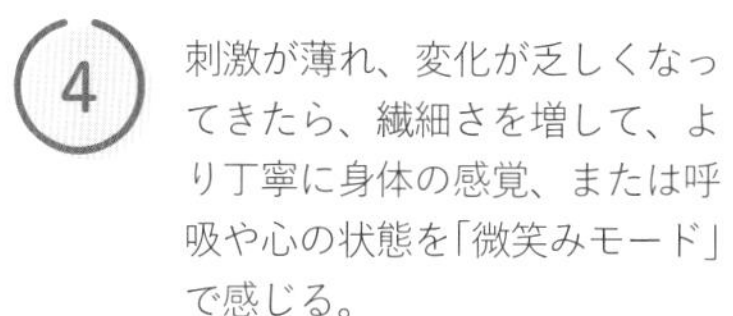

4. 刺激が薄れ、変化が乏しくなってきたら、繊細さを増して、より丁寧に身体の感覚、または呼吸や心の状態を「微笑みモード」で感じる。

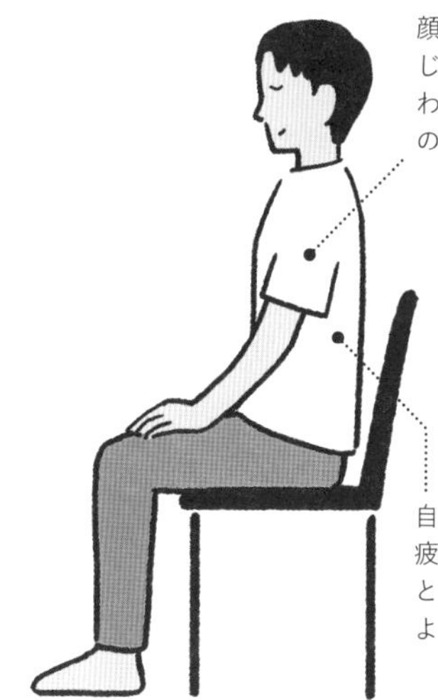

POINT

- 変化を急かそうとせず、ゆっくりと変化していく様子を見守りましょう。
- 笑っていた感覚を時々思い出し、その感覚を取り戻しましょう。

Smile Advice!

微笑瞑想を続ける目安は？

その時々によっておすすめ時間は異なりますが、一つは笑い呼吸法を行った２倍くらいの時間が目安です。笑いで高まった興奮や緊張が副交感神経が優位となって収まり、何ともいえない多幸感が訪れます。

笑っている自分を感じる

観笑瞑想

微笑瞑想の「微笑みモード」をマスターしたら、次のステップへ。
繰り返し練習してみましょう。

心からの笑いへの懸け橋

作り笑いを心からの笑いへと引き上げる際に、最も大切な役割を担うのがこの観笑瞑想です。微笑瞑想（p.126）が、笑った直後の余韻を「微笑みモード」で見守るのに対して、観笑瞑想は、微笑瞑想で培った微笑み力で、笑っている最中の感覚を見守ります。

観笑瞑想の練習を繰り返すことで、作り笑いから、内側から自然に湧き起こる笑いへと変化させていくことができるようになります。

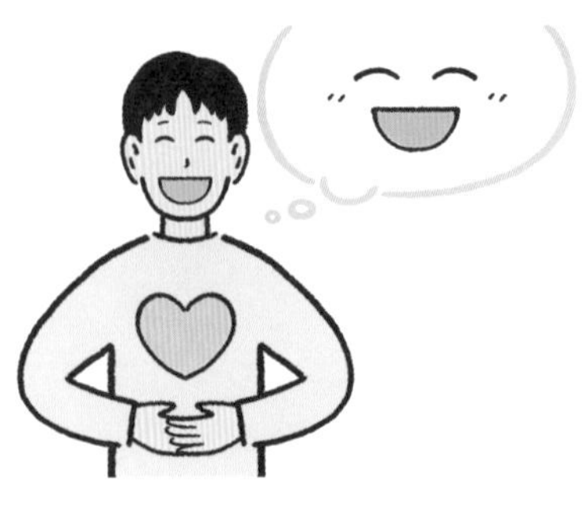

笑い呼吸

観笑瞑想とは、笑っている最中の身体感覚や気分などを「微笑みモード」で見守る瞑想法。

笑い呼吸法と微笑瞑想の反復が大切

観笑瞑想のスキルを高めて、心からの笑いを引き出していくには、笑い呼吸法と微笑瞑想を延々と反復練習することが不可欠となります。

笑い呼吸法はあくまでも作り笑いですから、それが板についていつでも笑えるようになるには、ある程度の反復練習が欠かせません。

笑い呼吸法の直後に必ず微笑瞑想を行うようにして、「微笑みモード」を習得すれば、笑っている最中にも、自然に微笑みモードで自分を見守ることができるようになります。

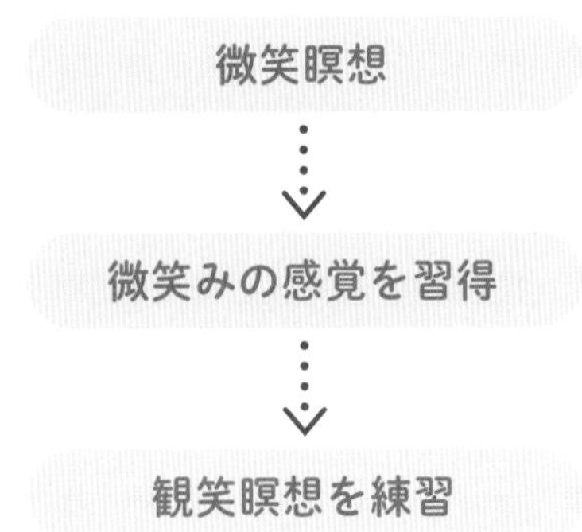

HOW TO

1. 基本姿勢（p.68）で、笑い呼吸法を行う。

2. 笑い呼吸法を続けながら、最も緊張している部位、気になる部位を「微笑みモード」で感じる。最初は、最も意識しやすい表情筋を感じるのがおすすめ。

3. その他の部位（頭、首すじ、肩まわり、胸まわり、腹まわりなど）を感じる。

4. 笑い呼吸法をやめ、軽く目を閉じて背筋を伸ばす。引き続き微笑瞑想で、内側の変化を大らかに見守る。

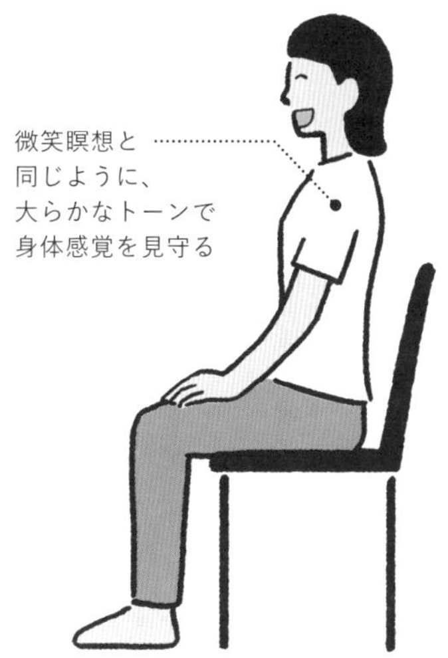

5章 笑いと瞑想

Smile Challenge!

安堵・歓喜・熱意の呼吸法を微笑みモードで感じよう

笑い呼吸法の最中に、身体の感覚を意識するのが楽にできるようになってきたら、今度は４章で行った３つの呼吸法の感覚を「微笑みモード」で感じてみましょう。それぞれの感覚を味わうことができるようになってきたら、自然な笑いがこみ上げてくるのは時間の問題です。それぞれの感覚を作ろうとせず、すでにある繊細な感覚を味わう気持ちで行いましょう。

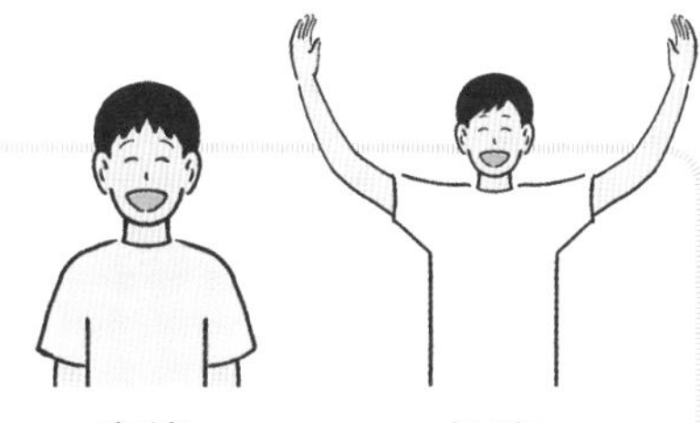

安堵
身体：肩の脱力感
心：安心と安息の感覚

歓喜
身体：胸の開放感
心：充足と解放の感覚

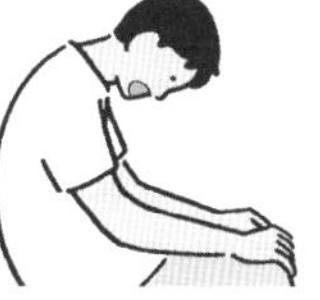

熱意
身体：腹の充実感
心：意欲と覚醒の感覚

笑いの３要素を思い出す

参笑瞑想（さんしょう）

３つ（参）の笑いを引き出す（参照）という意味の参笑瞑想。
習得するには、それなりの練習を積み重ねる必要があります。

笑わずして笑う極意

３種の笑い呼吸法（p.64）で育まれる「安堵」「歓喜」「熱意」の感覚を、笑わずして堪能し続ける呼吸瞑想法。

笑い呼吸法をしっかり練習し、３つの感覚をしっかり観笑することができれば、笑ってはいけない場面でも、笑わずしてそれらの感覚を引き出すことができるようになります。

そのためのトレーニング法が、３つの笑いを参照する参笑瞑想です。

地道な積み重ねが大切

まずは、４章で紹介した笑い呼吸法の練習と、微笑瞑想（p.126）を繰り返し練習し、基本的な型を身に付け、身体感覚をしっかり見守れるようになりましょう。 慣れてきたら、笑い完全呼吸法を練習しながら、そのときの感覚を観笑瞑想（p.128）して、３つの感覚をしっかりと身体で覚え込みます。それらをマスターすれば、参笑瞑想ができるようになります。

３種の笑い呼吸法で
３つの感覚を習得

……＞

笑わずして再現
（参笑瞑想）

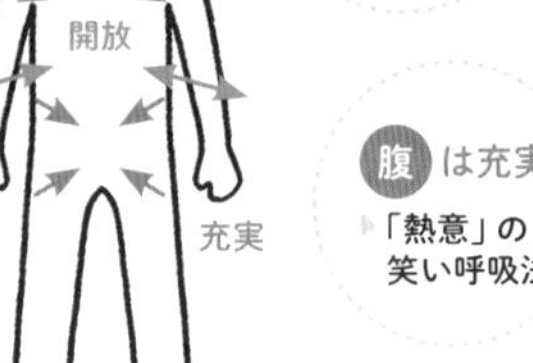

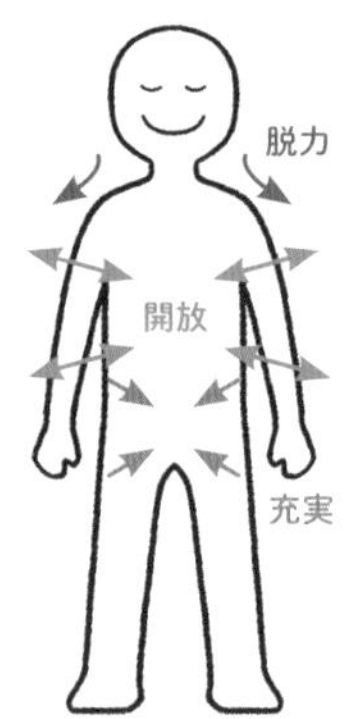

HOW TO

始める前に、できれば笑い完全呼吸法（p.106）を、数分間実践しておきましょう。

1 基本姿勢（p.68）を作ったら、ひと息吸い、息を吐きながら、軽く**熱意の笑い呼吸法**（p.98）を行う。続けて何度か行う。

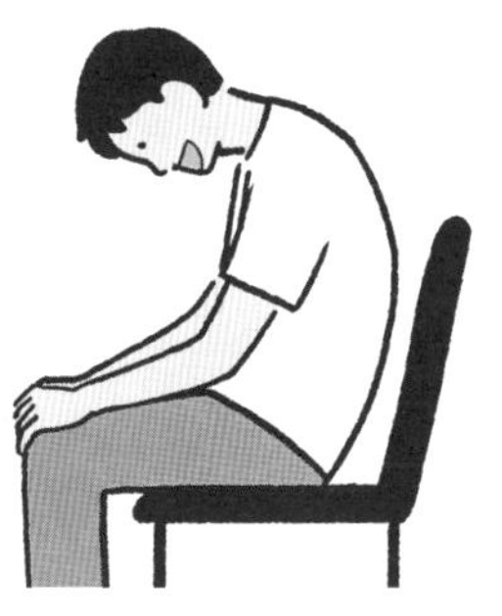

2 お腹の充実した感覚を、吸う息で胸まで引き上げ、軽く**歓喜の笑い呼吸法**（p.86）を行う。続けて何度か行う。

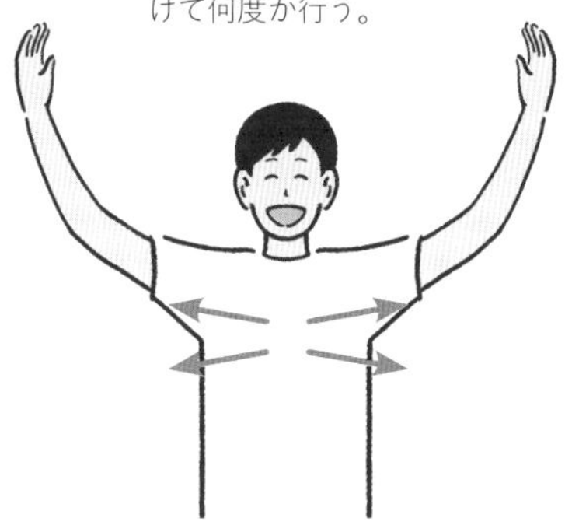

3 吸う息で、肩を緊張させて少し吸い続け、軽く**安堵の笑い呼吸法**（p.74）を行う。続けて何度か行う。

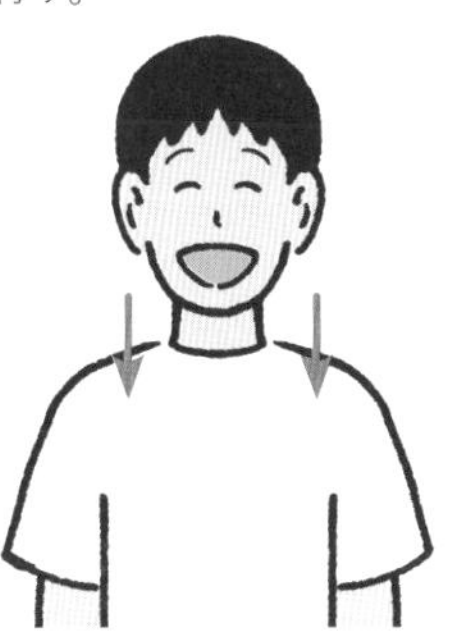

4 ❶・❷・❸を繰り返しながら、次第に笑うことをやめ、それぞれの感覚だけを味わうようにする。

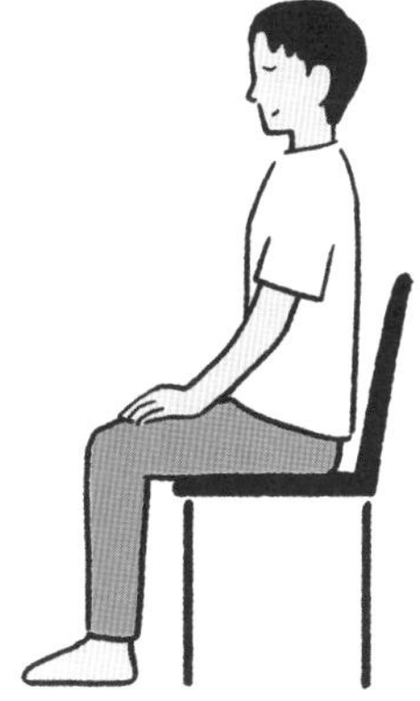

5 そのうち思い出すことさえもやめて、そのままの状態を「微笑みモード」で味わう。

本気を引き出してすっきり整う

燃(ねん)笑(しょう)瞑想

笑い呼吸法習得の境地といえるのが、限界まで笑う燃笑瞑想。少しずつ本気が引き出され、強烈なリフレッシュ効果があります。

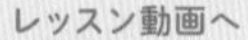

無垢の笑いへの登竜門

一切の先入観がなく、ただ満たされることで湧き起こる無垢の笑い。そんな澄み切った心を育むために避けて通れないのが、過去も未来もあらゆる執着も断ち切って、本気になってがむしゃらに笑った燃笑瞑想の後に訪れる、深い静寂の体験です。作り笑いであったとしても、ほんの一瞬でも今この瞬間に全集中することができれば、激しい筋トレを行った後のような、深い安堵感、充実感、多幸感を経験することができます。

目指すは2-3-5の燃笑瞑想

全力で笑ったら微笑瞑想（p.126）で休み、また笑って微笑を３セット繰り返す方式で、次第に本気度を高めます。慣れないうちは、１分全力で笑って微笑し、２分全力で笑って微笑、最後に３分全力で笑って微笑の３セット。慣れてきたら時間を伸ばし、２分→３分→５分のセットを目指しましょう。 微笑の時間は、できれば笑った時間の倍くらいがおすすめ。まったりとした幸せ感がこみ上げてきます。

１分笑う … 微笑瞑想 … ２分笑う … 微笑瞑想 … ３分笑う

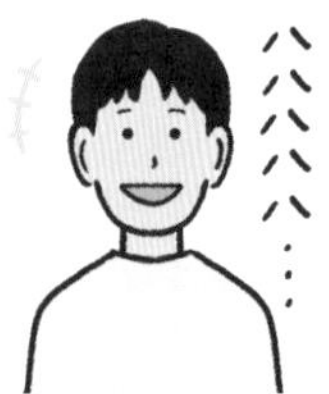

集中

笑いに専念することで過去と未来を断ち切る。

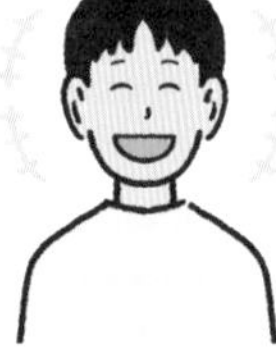

発散

思い切り笑うことで体に蓄積したストレスを発散させる。

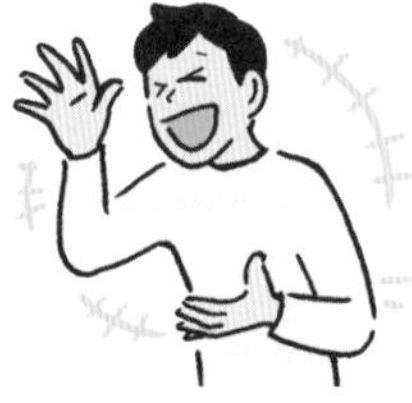

決壊

本気で笑うことであらゆる滞りをリセットする。

HOW TO

1 基本姿勢（p.68）になり、タイマーを１分にセットして、好きな笑い呼吸法を行う。笑い呼吸法でなく、作り笑いでもＯＫ。つらくなってきても続ける。

どんな笑いでも、時おり肩の脱力を意識する
つらいときほど、身体感覚をしっかりと見守る（観笑瞑想）

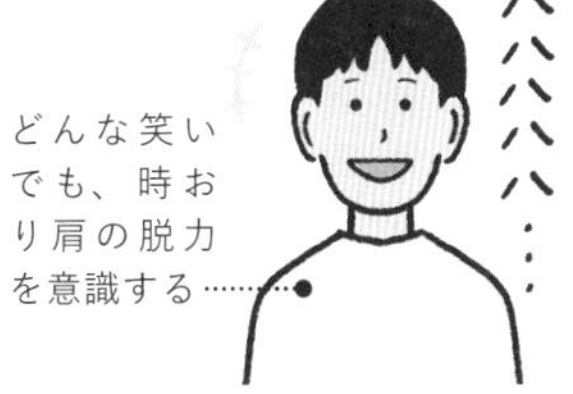

2 基本姿勢に戻り、微笑瞑想を２分行う。ほんのりとした幸せ感が訪れるのを感じる。無理に鎮静しようとせず、自然な変化を見守る。

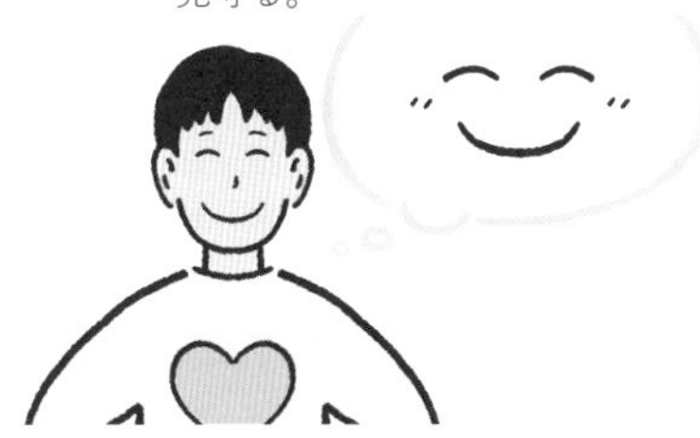

3 完全に緊張が鎮静したら、タイマーを２分にセットして、好きな笑い呼吸法を行う。つらくなっても続ける。

つらさを含めて変化を見守る（観笑瞑想）

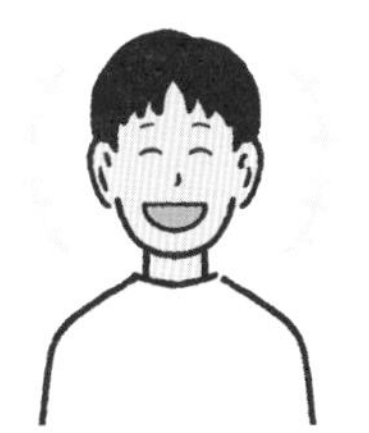

4 微笑瞑想を４分行う。ほんのりとした幸せ感が訪れるのを感じる。

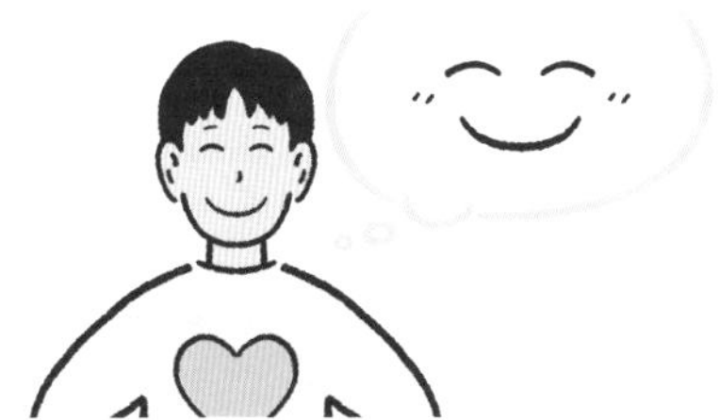

5 完全に緊張が鎮静したら、タイマーを３分にセットして、好きな笑い呼吸法を行う。作り笑いでもＯＫ。タイマーが鳴った後も好きなだけ笑いを続ける。

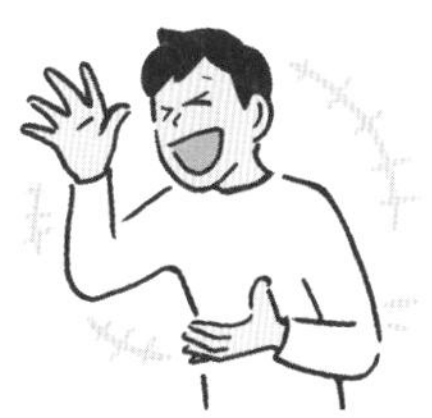

6 微笑瞑想を行う。何ともいえない深い静寂が訪れるのを感じる。この多幸感を好きなだけ、大らかな気持ちで見守る。

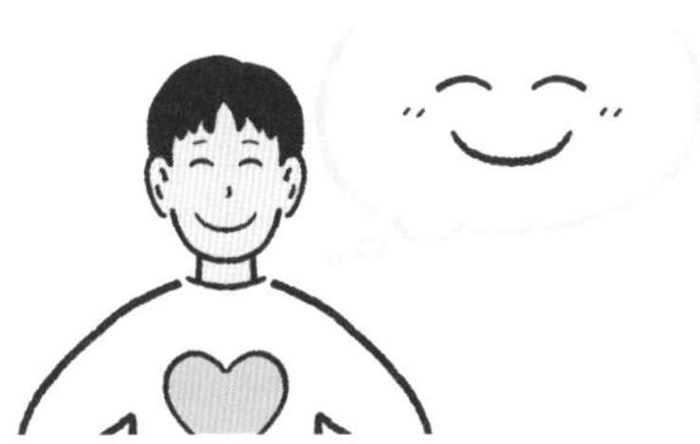

１分→２分→３分の燃笑瞑想に慣れてきたら、１分→２分→４分、２分→３分→４分などを経て、最後は２分→３分→５分の燃笑瞑想を目指してみましょう。
めまいや胸の痛みなどを感じたらすぐに中止しましょう。

童心に返って笑い転げる

笑い瞑想

**笑いと瞑想のコラボレーションの究極段階。
笑いの最終ステージともいえる、笑い瞑想です。**

内側から湧き起こる無垢の笑い

　自然な笑いとは程遠い不自然な作り笑いからスタートして、笑い呼吸法を地道に練習して少しずつ心と身体を整えていくと、時おり「自然に笑いがこみ上げてくる」という瞬間を経験します。

　特に面白いことや嬉しいことがあったわけでもないのに、自分の内側や外側にある感覚にただ深く満たされ、とてつもない充足感が湧き起こって、純粋な笑いが湧き起こってくる不思議な瞬間を経験するのです。

笑いの本質を経験する瞬間

　そんな無垢の笑いをただ許し、見守っている状態を、意図的に誘発しようとするのが、笑い瞑想です。

　笑い呼吸法という作り笑いを延々と反復しているうちに、本能として備わった本当の笑いが湧き起こります。燃笑瞑想などで笑いの下地をしっかりと作った上で、何も期待せずにただくつろいでいると、内側から湧き起こる純粋な笑いと出会うことになるのです。

抑圧の発散

今この瞬間に集中

肯定の認知

毎日の反復練習や、
笑い瞑想のための直前の助走が大切。

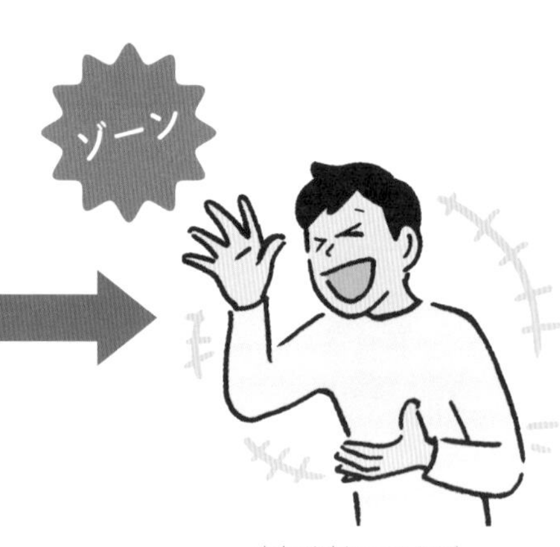

助走が適切であれば、
勝手に笑い瞑想が起きる。

HOW TO

1. 事前に、参笑瞑想（p.130）か燃笑瞑想（p.132）を 10 分ほど行い、笑いの下地を作る。できれば燃笑瞑想 10 分の後に参笑瞑想 10 分ができればベスト。

参笑瞑想

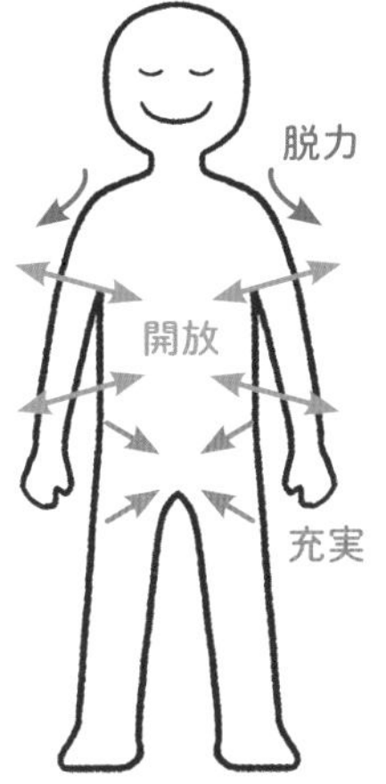

燃笑瞑想

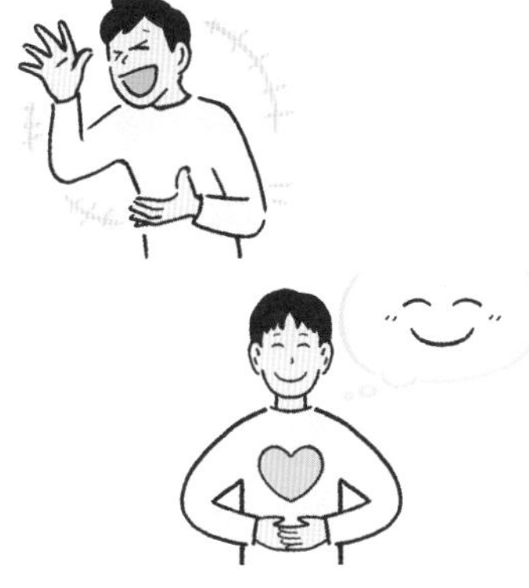

力強い解放を得たいときの
笑い瞑想の助走におすすめ。

2. できれば笑いの音声を流し、気分や身体の感覚を微笑みのトーンで見守りながら、内側から深い充足感が湧き起こってくるのを待つ。軽く作り笑いをして、笑う気分を誘発してもＯＫ。この状態を 10 分ほど続ける。

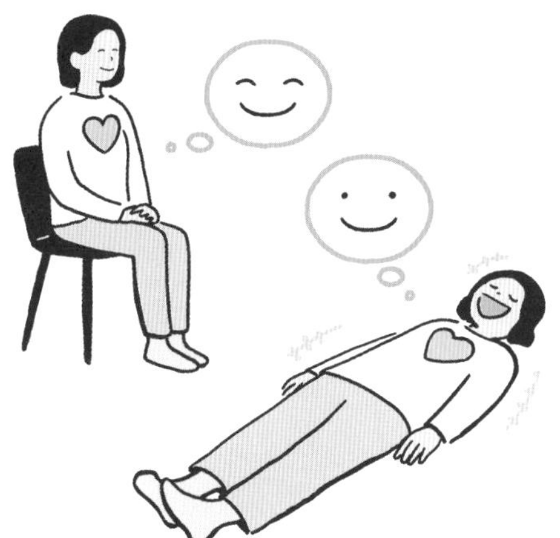

POINT

- 笑いたい気分ではないのに、無理に笑おうとしない。
- 笑いたい気持ちが湧き起こってきたら、自然な笑いを許す。
- 笑い続ける必要はなく、静寂も大切に味わう。
- グループで行うと、より自然な笑いがこみ上げやすい。

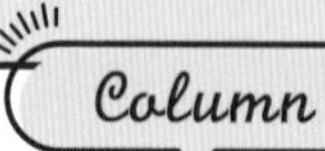

マインドフルネスと瞑想の関係とは

近年、「マインドフルネス」という言葉を耳にする機会が増えてきました。多くの方は、瞑想に似ているもの、多くの企業に取り入られているなどという、ぼんやりとした印象しかお持ちでない方も少なくないはずです。

マインドフルネスとは、マサチューセッツ大学医学大学院の教授、ジョンカバットジン博士がヨガや禅、仏教瞑想を習得し、同大学内にストレス低減センターを設立して、瞑想やヨガを指導したのがルーツといわれています。

ですからマインドフルネスの内訳は、ヨガや禅、仏教瞑想にあり、本来的には同じものとして考えることができます。ただ、マインドフルネスという新しい名称によって、宗教色が払拭され、様々な医学的エビデンスが発表されたことで、まったく新しいものという印象を与え、欧米をはじめとする多くの企業が導入し、独自のルートで普及していったことは注目に値します。

とはいえ、マインドフルネスの中味はヨガや瞑想なので、笑いとの相性は抜群。今後はどんどん多くの企業などにも、笑いとマインドフルネスがセットになって取り入れられていくと考えられています。

笑いとマインドフルネスの相性は抜群！

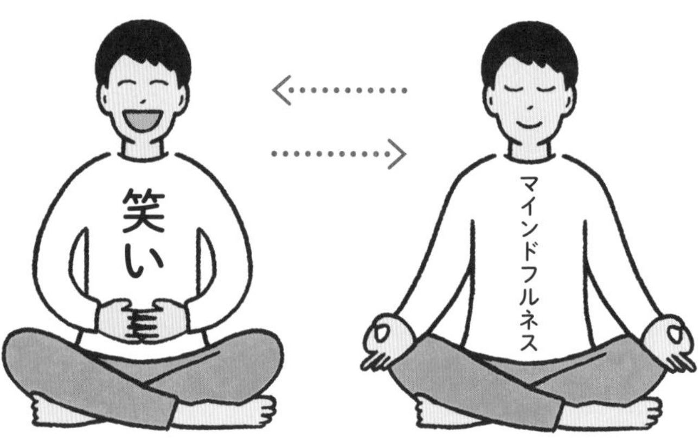

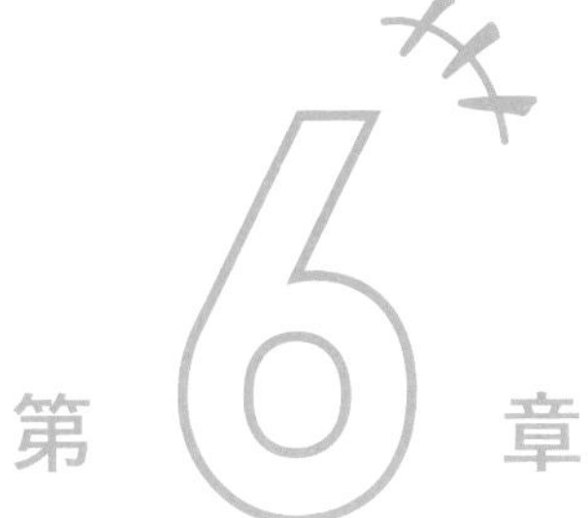

第6章

笑いを日々の生活の中へ

笑い呼吸法は、毎日継続することが大切です。
毎朝のルーティンとしてトレーニングすることや、
日々の暮らしの中で実践することがおすすめです。

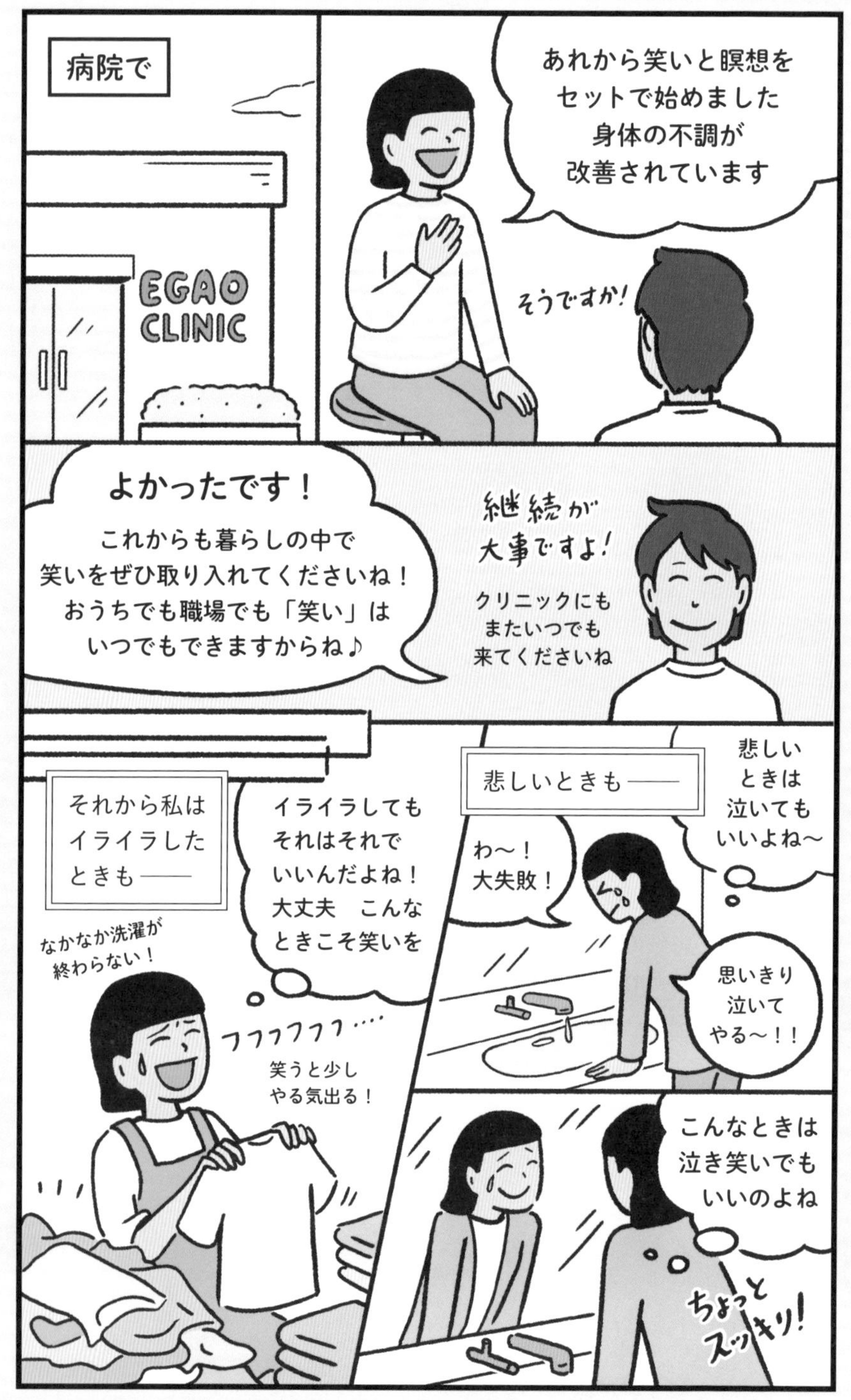
病院で
EGAO CLINIC
あれから笑いと瞑想を
セットで始めました
身体の不調が
改善されています
そうですか!
よかったです!
これからも暮らしの中で
笑いをぜひ取り入れてくださいね!
おうちでも職場でも「笑い」は
いつでもできますからね♪
継続が
大事ですよ!
クリニックにも
またいつでも
来てくださいね
それから私は
イライラした
ときも——
イライラしても
それはそれで
いいんだよね!
大丈夫　こんな
ときこそ笑いを
なかなか洗濯が
終わらない!
フフフフフフ….
笑うと少し
やる気出る!
悲しいときも——
悲しい
ときは
泣いても
いいよね〜
わ〜!
大失敗!
思いきり
泣いて
やる〜!!
こんなときは
泣き笑いでも
いいのよね
ちょっと
スッキリ!

寝る前も
おつかれ私
今日もよく
がんばった！！
いっしょに
笑おう～♪
ハハハ
ハハハ
いつでも笑いを
実践している！！
（もちろん瞑想も）
「元気でいるとき」と
「大らかでいるとき」の
バランスって
本当に大事だな～
元気
大らか
はじめは
半信半疑だった夫も
私の様子をみて
最近笑いの
トレーニングを始めた
ハハハハ
ハハハハ
こ、こう？
デスクでも
こっそり
笑っているが
まわりにはきっと
気づかれていない
あれ？
Ａ子先輩
この本
何ですか？
「笑い呼吸法」って
はじめて
見ましたけど
これやると何か
変わりますか？
これいいよ
よかったら
お昼休みに一緒に
やってみる？
笑いの輪はまだまだ
広がっていきそう♪

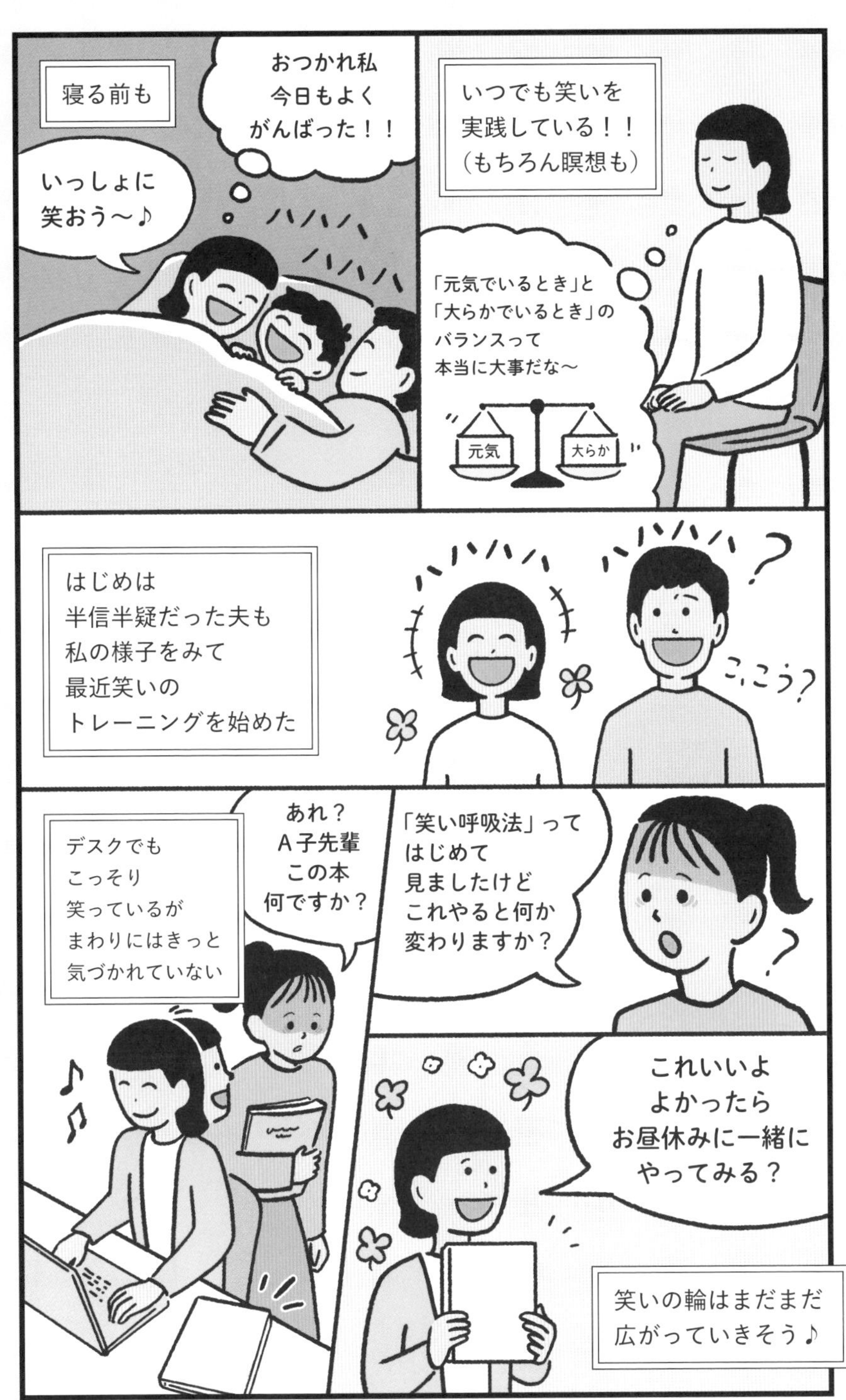

6章
笑いを日々の生活の中へ

日々の生活に笑いを取り入れる

笑いは生きる上での万能薬。
その恩恵にあずかるには、毎日の継続が不可欠です。

毎日の気分を底上げする笑いの魔力

笑い呼吸法を継続した多くの人から「気落ちすることがなくなった」「落ち込んでもすぐに立ち直れるようになった」という声を聞きます。なぜなら笑いは、気持ちを瞬間的に切り替えて、「微笑みモード（p.126）」へと軌道修正させる作用を持っているからです。

気持ちが沈むようなことがあってもいつまでもそこに意識を引っ張られることが減り、その状況を笑い飛ばせるようなメンタルが少しずつ養われていくのです。

笑いが周囲を変化させていく

自分の気持ちに変化が訪れてもなお、笑い呼吸法を継続している方からは、さらに「周囲と揉めにくくなってきた」「揉めても関係の改善が早くなった」という声が聞かれます。

「周囲の人は自分の鏡」というように、自分の心の状態は、周囲の人を介して自分に返ってきます。自分の気分が微笑みモードになればなるほど、周囲の人も微笑みモードで返してくれることが多くなるのです。

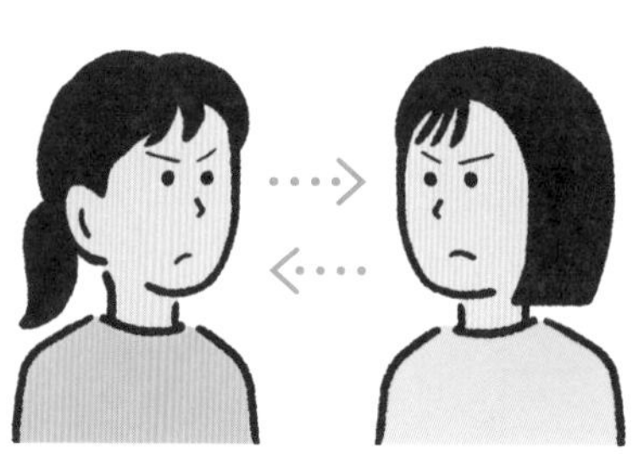

自分の心が尖っていると、
周囲からも尖った心が返ってきやすくなる。

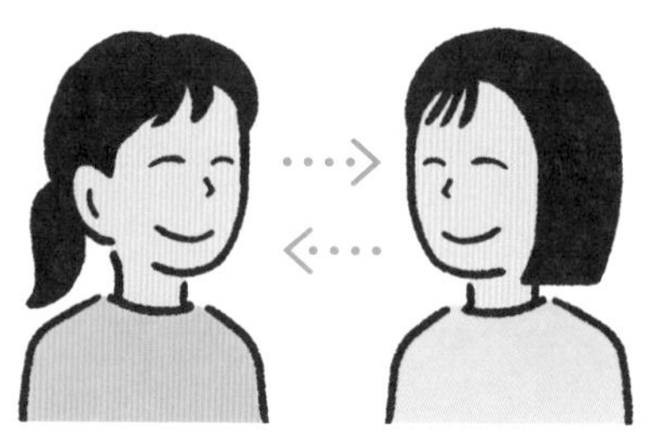

自分の心が微笑みだと、
周囲からも微笑みが返ってきやすくなる。

笑いが人生を好転させていく

笑いは私たちの生活の様々な側面を豊かにしてくれる力を持っています。実践し続ければ、体調や気分、活力、能力、美容面に至るまで、生きる上でのあらゆる要素を底上げすることができるのです。

一日の始まりである、朝の気分をほんの少し上向きにするだけで、その日一日の気分がほんの少し変わり、その継続が毎日を変えていきます。大げさにいえば、笑いは人生そのものを底上げする力を持っているのです。

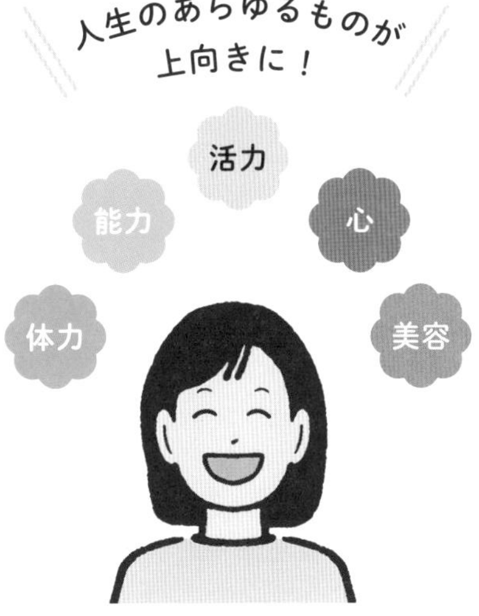

笑いを継続させるコツ

笑い呼吸法を続けることで、成果が感じられるようになります。
次のページからは、笑い呼吸法を続けていくための方法を紹介していきます。

毎日笑う

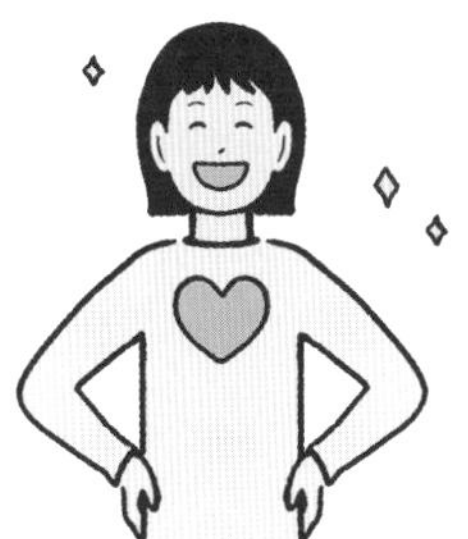

1日に1分でよいので
笑ってみよう。

様々なシーンで笑う

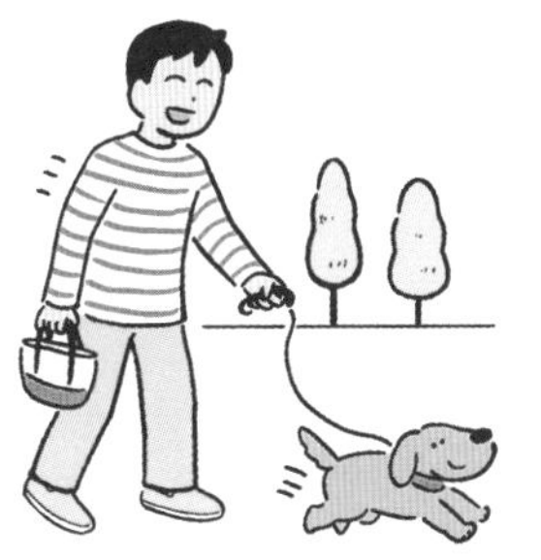

毎日の様々なシーンで、
TPOを考えて
笑ってみよう。

仲間を見つける

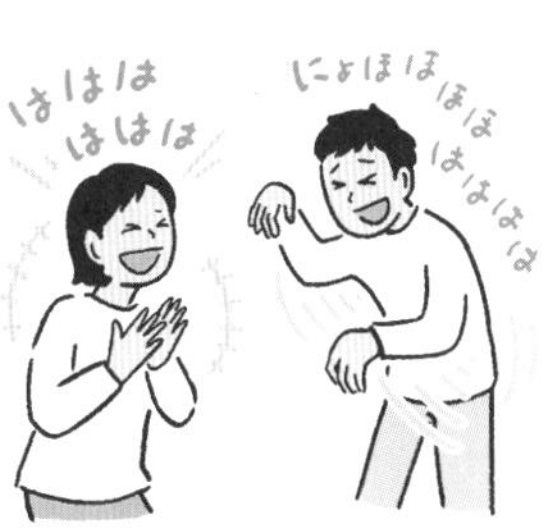

一人で継続は難しいもの。
仲間と一緒に
笑いを継続しよう。

毎日の理想的なエクササイズ

**毎日の生活に笑い呼吸法を取り入れていく上で、
最も大切になるのは朝のルーティンです。**

エクササイズとして行うなら朝がベスト

朝の笑いは午前の気分を変え、一日の気分を変え、毎日を好転していくことに繋がります。

時間がないときには「はひふへほ笑い」だけでも、かなり気分が変わってきます。時間があれば、次のページの順に行うと、心のバランスをトータルに整えることができます。すべてを最短で行えば、1分もかかりません。短くてもいいので、毎朝の笑いをエクササイズにして継続しましょう。

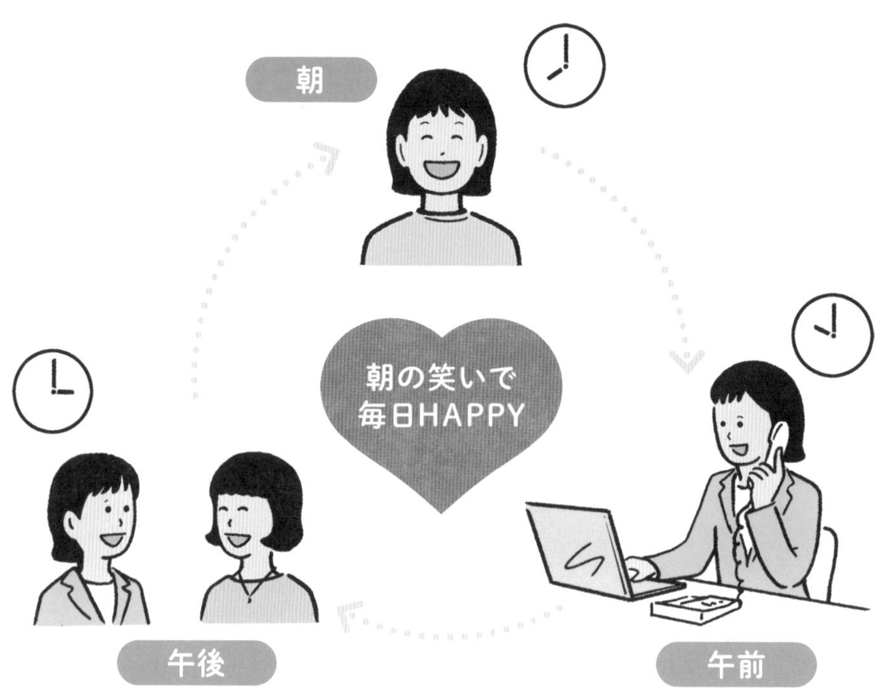

理想的なエクササイズの流れ

理想的なエクササイズは下の１～５の順ですが、時間がないときは
それぞれの効果を参考に、必要なエクササイズだけを行ってもかまいません。

1. はひふへほ笑い

時間　10 秒～4 分
行い方　p.52
おすすめ　笑う気分になれないとき

笑いの準備運動です。朝の起き抜けや帰宅後の脱力しきったタイミングなどで、脳や身体が笑うトーンとかけ離れていたら、**はひふへほ笑い**で顔の筋肉をほぐしてみましょう。表情筋をほぐす感覚で行うと、終わったころには笑いに適したトーンになっているはずです。

2. 熱意の笑い呼吸法

時間　5 秒～3 分
行い方　p.98
おすすめ　少し元気になりたいとき

朝の活力を引き上げたいとき、その他の笑い呼吸法の本気度を少しだけ高めたいときなど、意欲や元気が足りないと感じたら、**熱意の笑い呼吸法**でひと笑い。５秒間でもいいので行ってみましょう。はひふへほ笑いを行った直後がベストです。

3. 歓喜の笑い呼吸法

時間　10 秒～3 分
行い方　p.86
おすすめ　気持ちを明るくしたいとき

元気がないわけではないけれど、気持ちが晴れないときは、**歓喜の笑い呼吸法**を行いましょう。怒りや悔しさなど、腹から胸にこみ上げた感情や衝動を、思い切り解放させ、たっぷり息を吸いこむだけ。たった１回でも、ほんの少し心を明るくすることができます。

4. 安堵の笑い呼吸法

時間　15 秒～3 分
行い方　p.74
おすすめ　力を抜いて落ち着きたいとき

他の笑い呼吸法で力んでしまったり、気持ちが焦ったりしている自分に気付いたら、**安堵の笑い呼吸法**で、肩の脱力と共に、気持ちを一掃させましょう。１回の笑いでも、身体の内側の空気をアイスブレイクして、和んだ気分を取り戻してくれるはずです。

5. 1分間笑い

時間　１分
おすすめ　笑い力を高めたいとき

笑い呼吸法の練習を続けていると、意識しなくても「安堵」「歓喜」「熱意」の感覚を再現できるようになります。そのレベルになったら、１分間、自由に笑う練習も効果的です。笑い呼吸法の基礎練習が大切だったということを、改めて実感することにも繋がります。

日常に笑いを取り入れる
～サイレント笑い応用編～

場所や時間によって、声を出せないときや、笑顔を作ってはいけない場面もあります。そんなときのために、こっそり笑う方法をご紹介します。

声を出さずに笑う
エアー笑い

大きな声を出せない早朝などに、小さな声で笑うときに行うのがエアー笑い。息の音さえも出さずにできるようになると、公衆トイレの中でなど、活用シーンは大幅に拡大します。

1. ガラスを息で曇らせるような要領で、口から息をハァーっと吐く。
2. ❶の吐き方をキープしながら、好きな笑い呼吸法を行う。大きな声を出さないだけで、思い切り行うことがポイント。
3. 慣れてきたら、ほぼ息を吐き出さず行う。

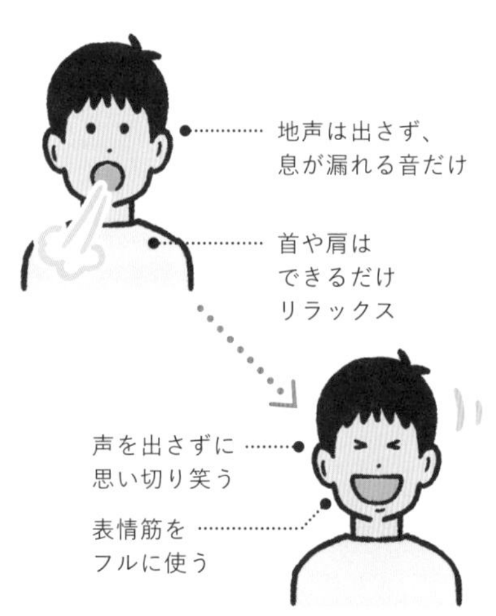

顔を隠して笑う
カバー笑い

職場や電車の中など、声を出せず、笑い顔も作れない場面で行えるのがカバー笑い。タオルや手などで顔を隠してエアー笑いをするだけ。これをマスターすれば、あらゆるシーンで心のリセットが可能になります。

1. タオルや手で顔を隠しながら、ガラスを息で曇らせるような要領で、口から息をハァーっと吐く。
2. エアー笑いと同様に、❶の吐き方をキープしながら、好きな笑い呼吸法を行う。

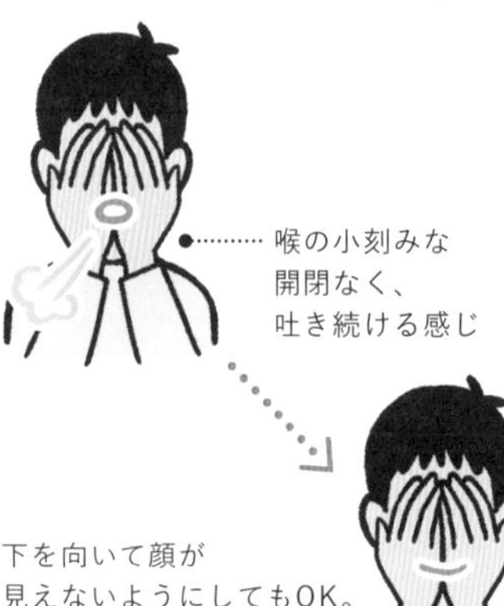

笑いの成分を思い出す
ポーカーフェイス笑い

参笑瞑想（p.130）を練習すると、笑わずして笑いの３つの成分(「安堵」「歓喜」「熱意」)を再現できるようになります。その応用が、笑わずして笑うポーカーフェイス笑いです。差しさわりのない範囲で笑顔を作り、周囲に悟られないように行ってみましょう。

1. 基本姿勢をとり、参笑瞑想を行う。
2. ゆったりとした呼吸を繰り返しながら、「安堵」「歓喜」「熱意」を一つずつ思い出していく。一つの感覚だけに重点を置いてもOK。

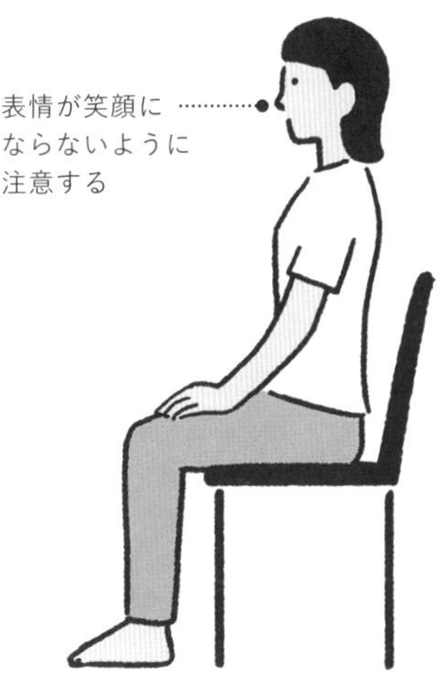

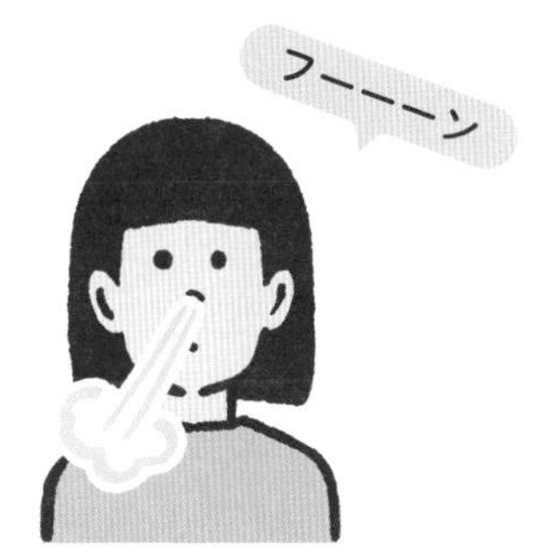

表情が笑顔にならないように注意する

フーーン
自分にだけ聞こえる程度の呼吸音
（ウジャイ呼吸法）

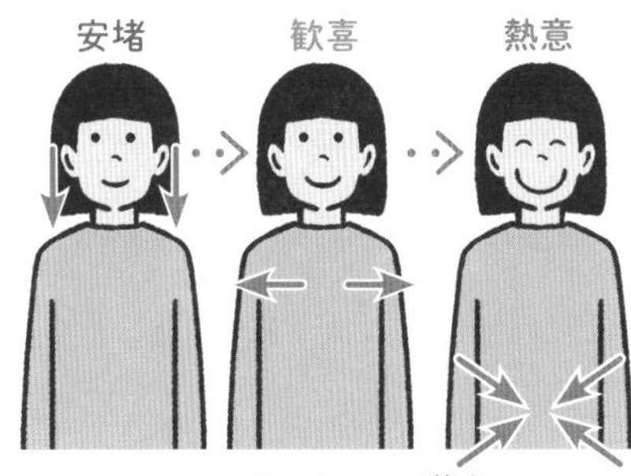

スローモーションで笑う

誰にも気づかれずに笑う
スロー笑い

ヨガの世界に、喉の奥をわずかに鳴らして呼吸する、ウジャイ呼吸法というものがあります。 笑いがこみ上げてくるときに、このウジャイ呼吸のような音が鳴るのですが、これを利用して、誰にも気付かれないくらい、ゆっくりと笑い呼吸法を行うのがスロー笑いです。

1. ガラスを息で曇らせるような要領で、口から息をハァーっと吐き、少しずつ口を閉じていく。
2. 口を閉じて、鼻からフーーンと息を漏らす（ウジャイ呼吸法）。
3. ウジャイの呼吸音を鳴らしながら、スローモーションで、**安堵**→歓喜→**熱意**の笑い呼吸法を、動作なしで行う。

日常に笑いを取り入れる ～シーン別の笑い～

ふとしたタイミングや様々な場面で笑い呼吸法を実践できるようになると、一気に活用の場面が広がります。

朝起きてすぐ笑う

笑い呼吸法の練習に最も適したタイミングは、間違いなく朝の起き抜けです。目覚めに**はひふへほ笑い**（p.52）をすることで、寝起きがよくなったという声も多く聞かれます。はひふへほ笑いの後は、笑い呼吸法を実践しても、１分間自由に笑ってもよし。毎朝の習慣にしましょう。

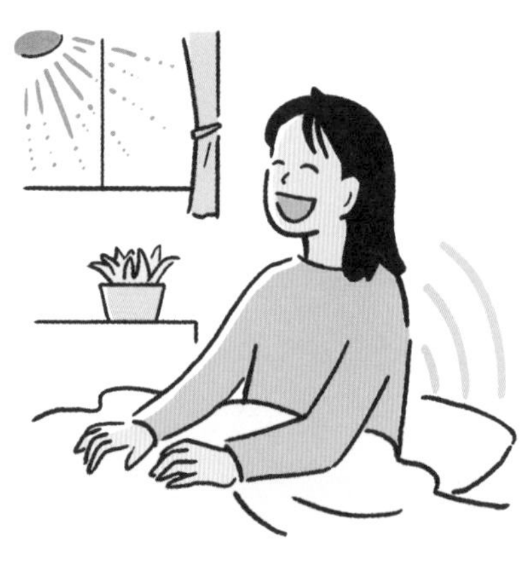

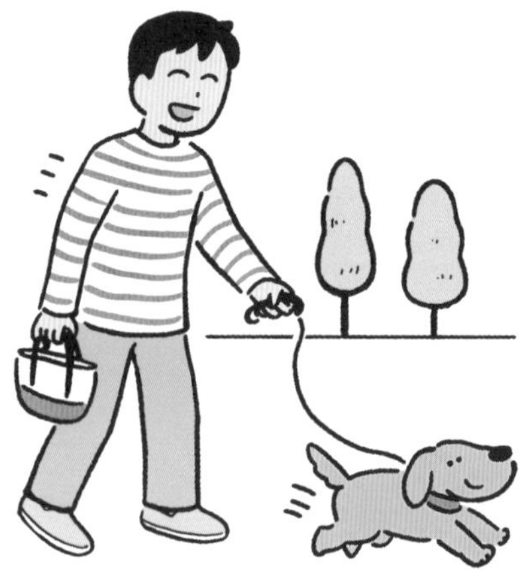

歩きながら笑う

歩いているとお腹の圧力が高まるので、笑いによる発散効果がアップします。歩くリズムに合わせて笑う、空を見上げながら歓喜の笑い、携帯で通話しているふうを見せかけて大笑いするなど、いろいろな方法があります。ただし笑いに専念して自転車などに衝突しないよう、くれぐれも周りに注意して行いましょう。

車の中で笑う

車の中は絶好の密閉空間なので、大声で笑うには最適です。駐車中の車中や、長い信号待ちのときなら、狂ったように大笑いしても誰も気に留めません。音楽を鳴らしながらテンション高めの笑いをしたり、お笑いラジオを聞いたりしながら大笑いするもいいでしょう。ただし、運転中は絶対に避けましょう。

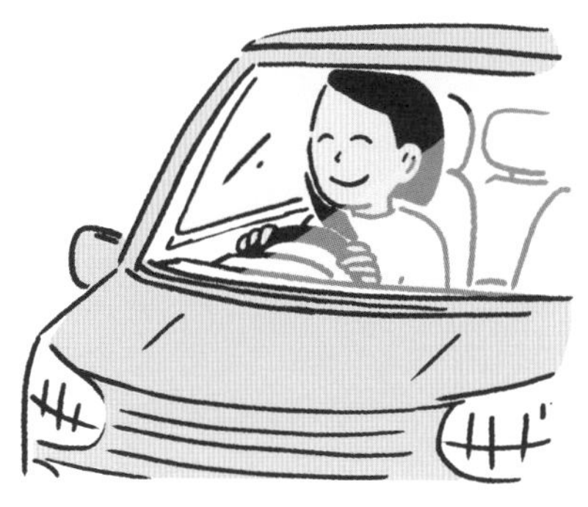

カラオケボックスで笑う

何の気兼ねもなく大笑いできるのが、カラオケボックス。ストレスが溜まりに溜まったときにおすすめです。曲の合間に大笑いしたり、手足をバタバタさせたりしながら笑うと、より一層感情を解放することができます。一人でも複数で行ってもかまいません。また、終わりには必ずクールダウンのため、**微笑瞑想**（p.126）を長めに5～10分ほど行いましょう。

Smile Advice!

誰かと一緒に笑ってみよう

一人で大笑いしていると、たいがいの場合は不思議に思われますが、二人以上で笑っていると、何か面白いことがあったんだなと、世間は見過ごしてくれやすくなります。慣れてくると「笑いの練習をしている」といって、店員さんやたまたま居合わせた人と笑うこともできるようになります。特に海外旅行などに行くと、このハードルはぐんと下がります。ただ、相手との気分のギャップがあると不謹慎に思われてしまうこともあるので、空気を読んで行いましょう。

寝る前に笑う

お休み前におすすめなのは、歓喜の笑い呼吸法（p.86）。溜まったストレスや衝動をすべて笑いに変換して解放し、すべてを招き入れるような気持ちで、吸い込むことを延々と繰り返しましょう。

夜の笑いで最も大切なのは、うとうとするくらいまで**微笑瞑想**（p.126）を丁寧に行うことです。笑いだけで終えると、眠りが浅くなってしまうことがあるので、その後のケアが大切になります。

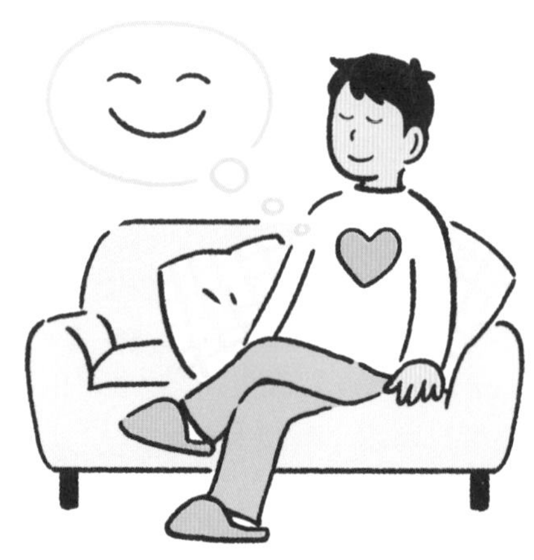

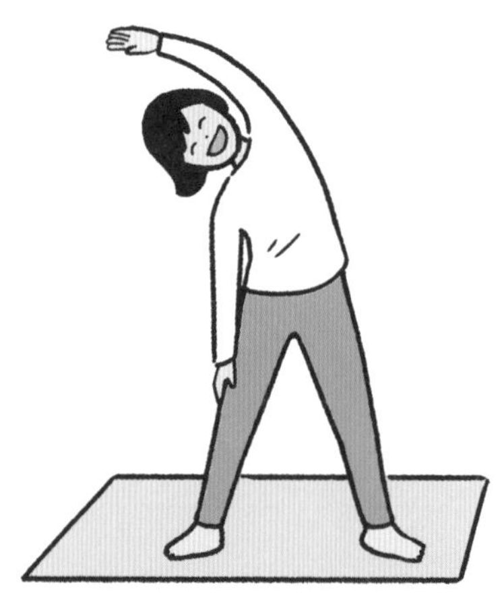

エクササイズをしながら笑う

ヨガや筋トレ、あらゆるスポーツやその準備体操など、身体を使うエクササイズの最中やその直前に、笑い呼吸法を実践することが、心身両面に対してとても有効です。特に**熱意の笑い呼吸法**（p.98）は体幹を効果的に作り、**安堵の笑い呼吸法**（p.74）は、あらゆる運動の妨げとなる肩の力みを解消します。

Smile Advice!

週末に笑おう

平日には、時間があっても気持ちの余裕がないことも多々あります。そこで週末の午前中に**燃笑瞑想**（p.132）にチャレンジしてみましょう。最初は１分２分３分のセットを微笑瞑想も含めて 20 分程度かけて行います。終えた後はリフレッシュした爽快な感覚になるはずです。繰り返すうちに、１週間のリセットを短時間で行うことができるようになるでしょう。慣れてきたら２分３分５分のセットを 30 分ほどかけて行うと、とてつもない爽快感が得られてスッキリします。

こんなときこそ笑おう

日常の中で、笑い呼吸法を行うといい場面をセレクトしました。ぜひ取り入れて、その効果を実感してみてください。

怒りがこみ上げてきたとき

笑い呼吸法を練習していると、ネガティブな感情を発散させたり、自分の感情をやさしく受け止めたりすることが上手になり、気分に振り回されることが減ってきます。怒りがこみ上げてきたら、**熱意の笑い呼吸法**（p.98）を実践してみましょう。怒りを肯定するような気持ちで力強い呼吸法を行い、次にその怒りを胸にまで持ち上げて思い切り発散させるように**歓喜の笑い呼吸法**（p.86）を行いましょう。 繰り返し行った後、最後は軽く目を閉じて、やさしく「微笑みモード（p.126)」で見守ります。不思議なくらい心が落ち着いてくるはずです。

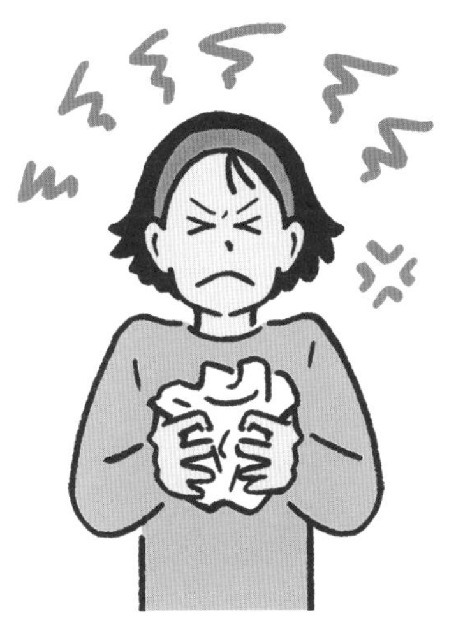

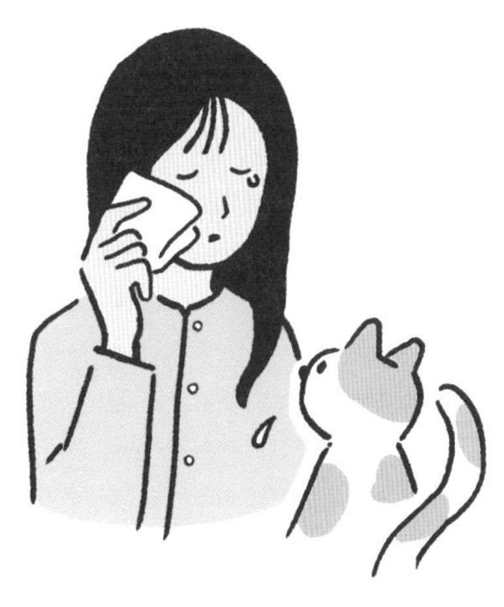

悲しい出来事があったとき

笑い呼吸法は、悲しみに沈んでいるときにもとても有効です。大切なのは、その感情が心の中にあることを否定しないことです。その悲しみを表現する気持ちで、笑い呼吸法を繰り返しましょう。悲しみが落ち着いているときや、力が入らないトーンの悲しみを抱いているときは、 **安堵の笑い呼吸法**（p.74）がおすすめです。笑うというより、ほとんど泣くような感じで肩を脱力させていくと、そのうち心が鎮まり、現実を受け入れるやさしい心が育まれていきます。

睡魔におそわれたとき

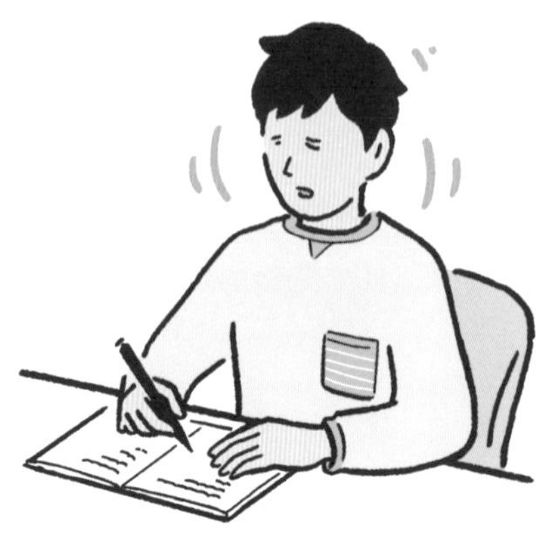

運転しているとき、夜遅くに仕事が終わらないとき、退屈な講義を受けているときなどで、睡魔におそわれたときは笑い呼吸法の出番。笑ってはいけない場面なら、周囲にバレないように、サイレント系の笑いを行いましょう。お腹の底から行う**熱意の笑い呼吸法**（p.98）が最も効果的。ただし運転中の場合は、必ずサービスエリアなどで駐車してから行うようにしましょう。

アイデアが思い浮かばないとき

笑いが持つ効果の一つに、脳の働きをリセットするというものがあります。再起動のような働きをしてくれるのです。アイデアが浮かばないときには、一度大笑いしてから長めに**微笑瞑想**（p.126）をすると、不思議なくらいリセットされます。また、仕事上のアイデアは、誰かに対する思いやりを必要とするものが多いものです。「微笑みモード」は、そういった分野の創造性を特に活性化してくれます。

Smile ☺ Advice!

困ったシーンで笑いを思い出す習慣を

日々の生活の中では避けられない困った場面。つい強引に乗り切ろうとして、結果として一人で思い詰めてしまうことも少なくありません。困ったときこそ、笑いで突破口を作り出すという発想を持つことが大切です。笑い呼吸法を、ぜひ困ったシーンで思い出せるように、習慣化していきましょう。

やる気が起きないとき

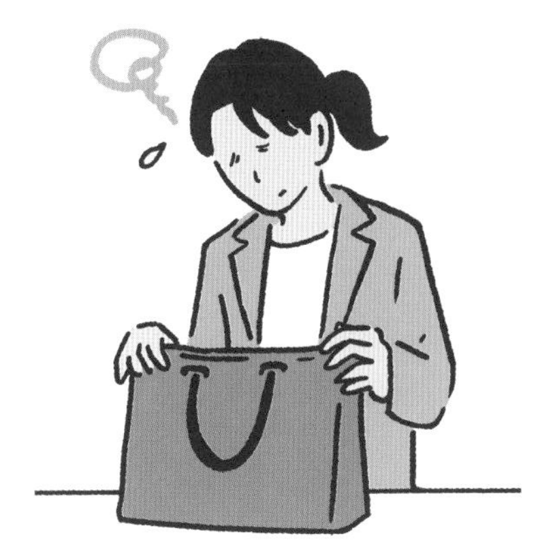

笑いは、脳と身体に新鮮な酸素を供給し、やる気をアップさせる効果をもたらします。まず**安堵の笑い呼吸法**（p.74）の万歳系で身体を刺激し、息を軽く止めることで脳を刺激して、少し長めの微笑瞑想を行います。次に**熱意の笑い呼吸法**（p.98）をできれば中腰系で行い、全身から脳を目覚めさせます。再び長めの**微笑瞑想**（p.126）を行い「微笑みモード」に心を切り替えていくと、意欲が湧いてきます。

緊張しているとき

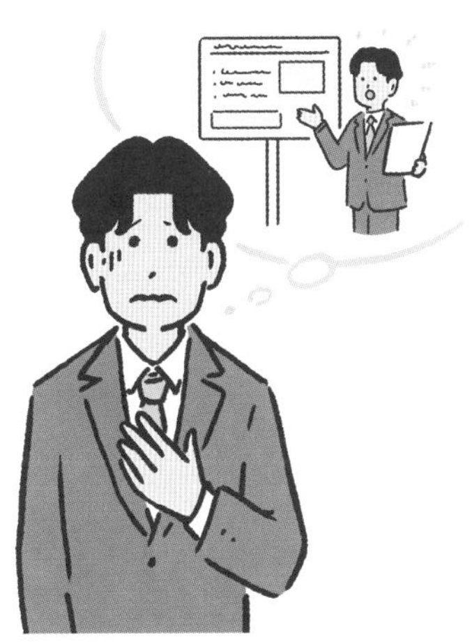

おすすめは**安堵の笑い呼吸法**（p.74）の万歳や肩回しです。緊張しているときは、呼吸もガチガチに固まっているはずなので、心臓や血圧に異常がなければ、少し長めに息を止め、緊張を十分に引き上げたところから安堵の笑い呼吸法を繰り返しましょう。面白いくらい緊張がほぐれていきます。慣れている方は、より効果的な**歓喜の笑い呼吸法**（p.86）の**スロー笑い**（p.145）を。

Smile ☺ Advice!

感覚をつかむまではカタチだけでもOK

日常生活の様々なシーンで笑い呼吸法を取り入れて、効果を引き出していくには、笑い呼吸法の感覚を自分のものにすることが大切です。身体的な感覚から心身の感覚を覚えていくためには、まずはカタチからでも笑い呼吸法の練習を重ね、その気持ちの変化をしっかり感じ取っていきましょう。

笑い呼吸法

あるあるQ&A

実際に笑い呼吸法を行ってみると、様々な疑問が出てきます。
ここでは、そんなよくある質問にお答えしていきます。

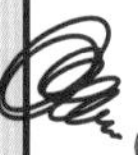

Q 肩や首が凝ってきますが、やり方がちがうのでしょうか。

A 強い凝りや痛みを伴わなければ、正しく行えている証拠。笑い呼吸をしていれば、必ず首や肩に緊張が生じるので、強い凝りや痛みを伴わない程度の凝りであれば、特に問題ありません。ただ、凝りや痛みが後に残るようであれば、笑いの最中に肩の引き下げや、自然な笑いを心がけて。また最後にしっかりと微笑瞑想の時間を取るようにしましょう。

Q あくびが出てきてしまいます。

A あるある現象なので問題ありません。練習を始めたころは、よくあくびが出てきます。肩や首が緊張している可能性が高いので、上の回答を参考に同様の対策を行ってみてください。

Q たまに頭がくらくらする感じがします。

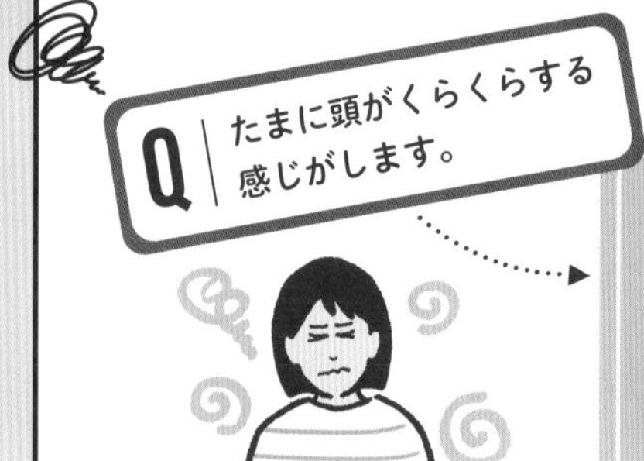

A くらくらするのは、あくびと同じ原理ですが、首に力が入り過ぎて脳が酸欠状態になっている可能性があります。ただちに中断して、ゆったりとした呼吸を行いながら休みましょう。肩の引き下げを意識しながら、もう少しマイルドに笑うよう心がけてみましょう。

Q 何回練習しても、うまく笑えるようになりません。

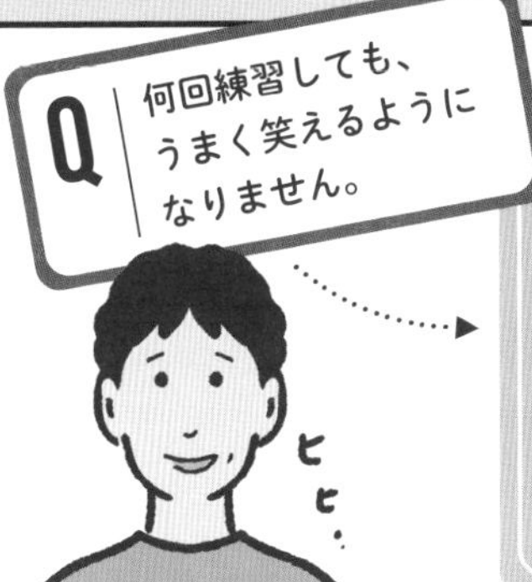

A 笑い呼吸法の5原則（p.66）に上げたとおり、うまく笑えなくても大丈夫。心からの笑いは、あくまでも結果として湧き起こるもので、うまく笑おうと思えば思うほど、その境地はやってきません。ひきつり笑いでも、こわばり笑いでも、充分に笑いの効果は得られますので、ひたすら作り笑いを継続してみてください。

Q できているのかどうか正解が分かりません。

A 笑い呼吸法では、まずは笑うことを忘れて、呼吸を気持ちよく行うことが大切です。正解はなく、今できる範囲で気持ちよく呼吸をしていればいいのです。作り笑いを加えるときも、正解にとらわれず、ある意味機械的に作り笑いをしてみましょう。正解にとらわれないことが、結果として自然な笑いを引き出す最大のカギとなりますから。

Q 笑い練習をすることに抵抗があります。

A かなり多くの方が、笑い呼吸法を練習して間もない頃、あるいは始めてしばらくすると、この心境を経験します。そんなときは、ウォームアップを入念に行うか、あるいは笑いを省き、あくまでも呼吸法として笑い呼吸法を実践してみてください。それだけでも笑いに近い効果が得られます。

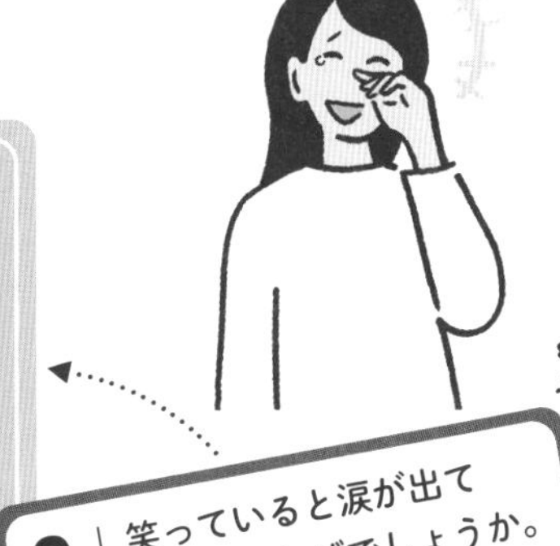

Q 笑っていると涙が出てくるのはなぜでしょうか。

A 心からの笑いが湧き起こってきたり、逆に作り笑いがつらかったりすると、時おり涙が出てくることがあります。悲しみの涙、安堵の涙など理由は様々ですが、そのまま泣き笑いのように、泣いたり悲しんだりしてもいいので、そのときの気持ちを尊重してあげてください。いつの間にかまた自然に笑いに戻り、気持ちがすっきりしていると思いますよ。

笑いのトレーニング

お助けツール 一覧

無理なく楽しく笑いの練習を続けるには、動画や仲間の存在が不可欠です。ここではそんな笑い練習を助けるツールをご紹介します。

継続には仲間の存在が不可欠

笑い呼吸法や瞑想に限らず、様々な練習を一人で継続することは難しく、続けられたとしても義務感に満ちたものになりがちです。無理なく楽しく練習を継続するには、仲間の存在やちょっとしたコミュニケーションが大いに助けとなります。

コミュニケーションから生まれる笑い

笑いの練習は、あくまでもエクササイズとして行うことが原則ですが、人と人との関わりの中で、心からの笑いへと移行していくことが多々あります。たまにでいいので、ぜひ誰かと一緒に笑うことを心がけていきましょう。

瞑想ガーデンを活用する

瞑想ガーデンとは、著者がプロデュースする瞑想練習のためのバーチャル空間です。瞑想ガーデンは大きく７つのエリアに分かれています。笑い呼吸法をはじめ、５分程度の短い瞑想、マインドフルネス、ヨガニドラといった様々な瞑想のほか、自然音やポーズ練習のエリアが設置されています。好きなエリアにアバターを移動させると動画が流れ、自由に練習することができます。

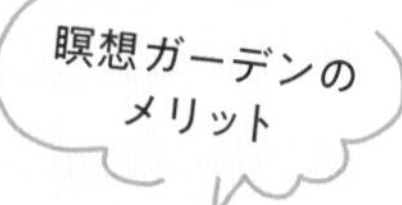

- 完全に無料で継続できる
- 仲間と一緒に継続できる
- 好きな時間に練習できる
- 顔バレせずに参加できる

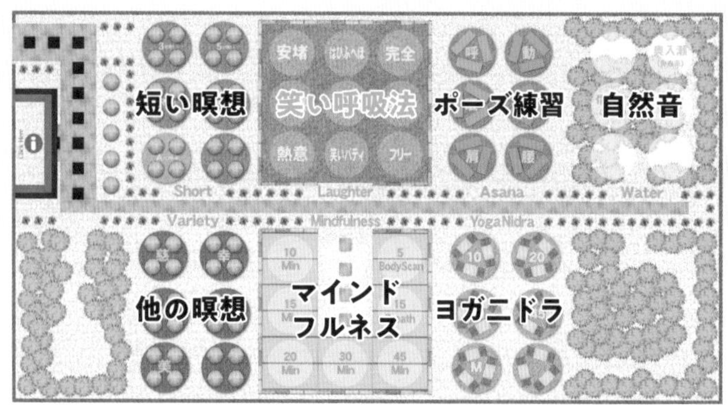

ラフタークラブに参加する

笑い呼吸法の源流の一つである、ラフターヨガ(笑いヨガ)のクラスが、全国各地やオンラインで受講できます。参加費等はクラブによって異なるため、直接お問い合わせください。ラフターヨガジャパンの HP から、お近くのラフタークラブを検索しましょう。

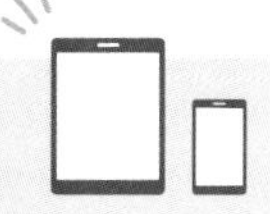

下記サイト
またはQRコードから、
全国のラフタークラブを
探すことができます。

https://laughteryoga.jp/newbie/club/

わらいの電話に電話をかける

日本を代表するラフターヨガのマスタートレーナーである、大久保信克氏がプロデュースする笑いの電話サービス。誰かと笑いたいときに電話をかけると、簡単なガイダンスの後、約1分間オペレーターが一緒に笑ってくれます。無料で利用可能ですが、通話には通常料金がかかります。

利用の流れ

1. 電話をかける 050-3154-0892
(サイコーよ　おやくにたてれば)
2. 笑いのご意向確認・ガイダンス
3. 笑いの時間(約1分)
4. 深呼吸

詳しくは下記サイト
または右のQRコードから
案内ページをご覧ください。
https://waraino-denwa.com/

〈瞑想ガーデンの利用の流れ〉

1 瞑想ガーデンのホームページに行く。oviceというアプリをダウンロードするか、ブラウザのままアカウント登録する。

アカウント登録すると、他のメンバーの過去の書き込みが読めます。カメラもマイクもOFFのまま利用可能です。

2 自分のアイコンを右側にドラッグと、右方向に移動することができます。

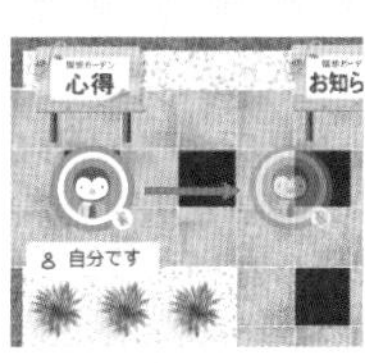

3 笑い呼吸法のエリアに行くと、自動的に動画が起動するので、再生ボタンを押して練習をします。

おはようございます。
笑い呼吸法の練習を始めます
自分です

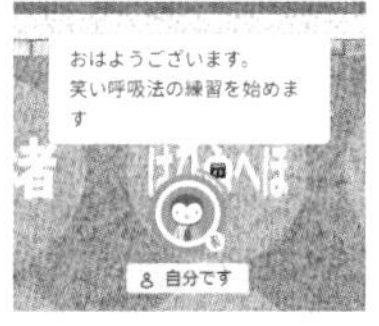

画面右上のボタンを押すと、コメントを打つことができます。

瞑想ガーデンの
ホームページ、操作方法
などは、下のQRコード
からご覧ください。

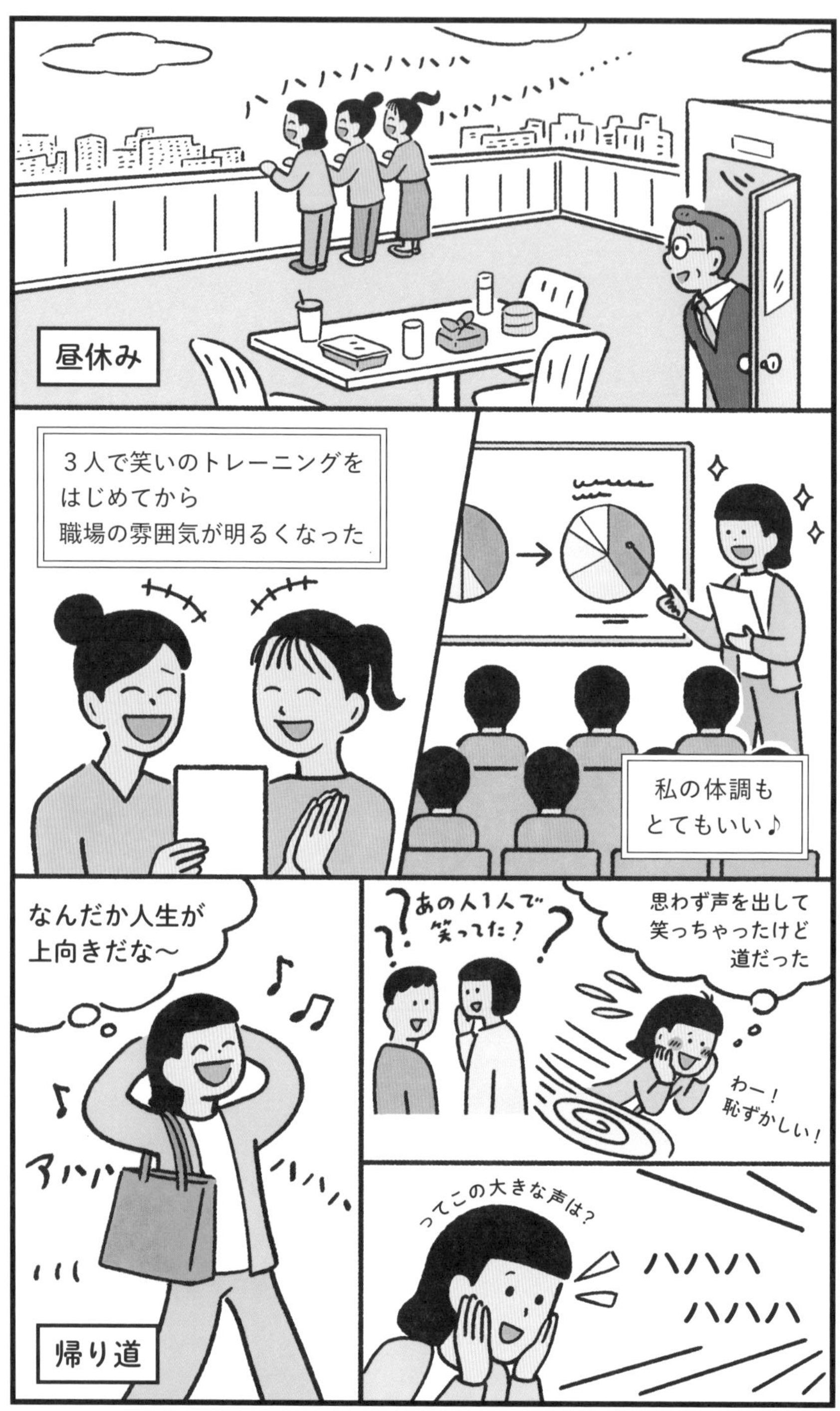
ハハハハハハハ
ハハハハハ……
昼休み
３人で笑いのトレーニングを
はじめてから
職場の雰囲気が明るくなった
私の体調も
とてもいい♪
なんだか人生が
上向きだな～
アハハ
ハハハ
帰り道
あの人１人で
笑ってた？
思わず声を出して
笑っちゃったけど
道だった
わー！
恥ずかしい！
ってこの大きな声は？
ハハハ
ハハハ

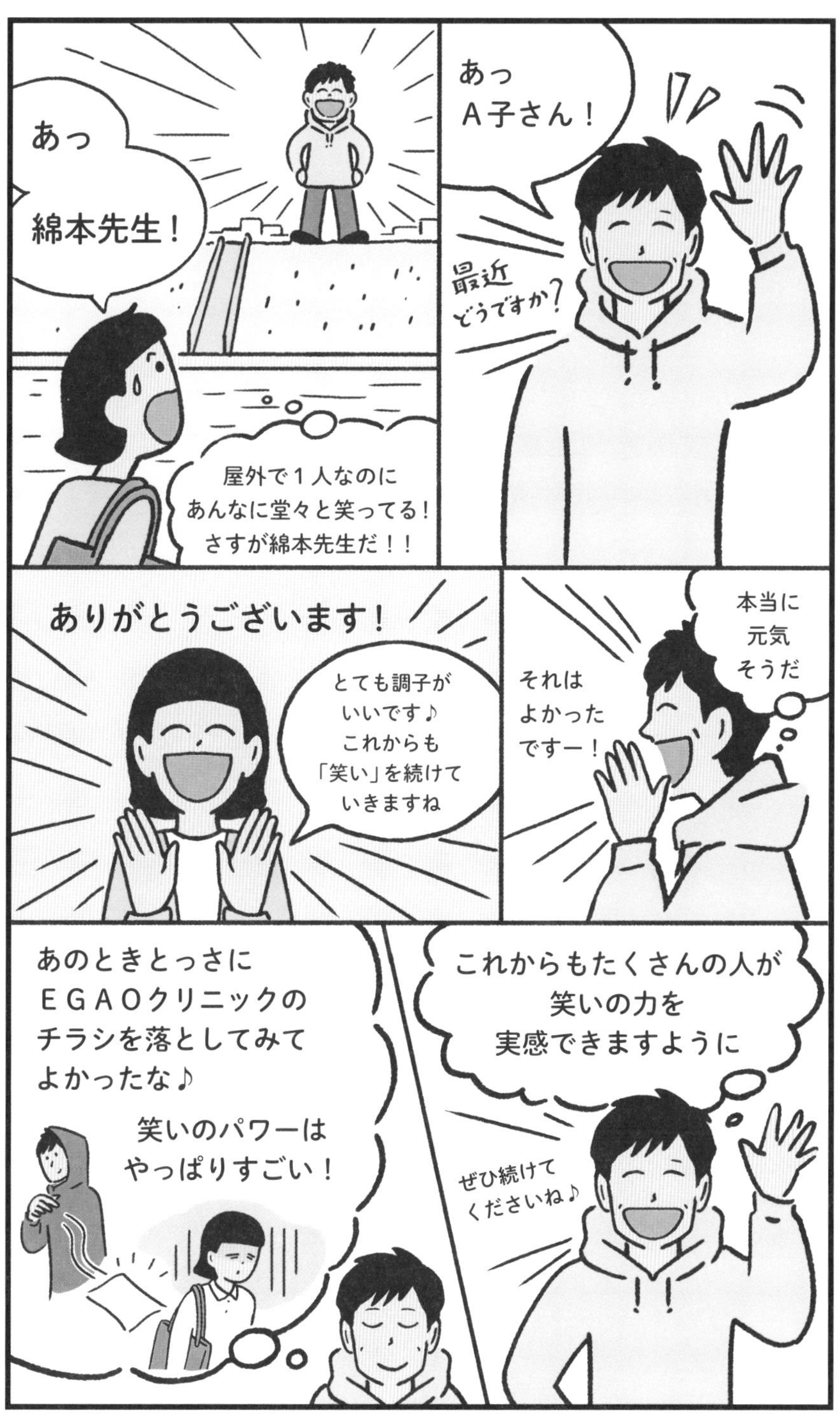
あっ
綿本先生！
屋外で１人なのに
あんなに堂々と笑ってる！
さすが綿本先生だ！！
あっ
A子さん！
最近
どうですか？
ありがとうございます！
とても調子が
いいです♪
これからも
「笑い」を続けて
いきますね
それは
よかった
ですー！
本当に
元気
そうだ
あのときとっさに
ＥＧＡＯクリニックの
チラシを落としてみて
よかったな♪
笑いのパワーは
やっぱりすごい！
これからもたくさんの人が
笑いの力を
実感できますように
ぜひ続けて
くださいね♪

おわりに

笑いを呼吸法として練習するという、この不可思議な本書を手に取ってくださり、それどころかこの最後の１ページにまで目を通してくださり、ありがとうございます。

この30余年、ヨガや呼吸法、その本質である瞑想を探究し続けてきた私ですが、そんな人生を振り返ってみて思うのは、「ゴール」ばかり追いかけ続けてきた人生だったかもしれないということ。そこに至るまでの「プロセス」を楽しむことを忘れてきたんじゃないかということです。

人はどうすれば幸せになれるのかというゴールに向けて、日々ヨガのポーズを練習したり、呼吸法をお伝えしたり、その手段として随分前から「笑い」の重要性を掲げたりしてきたつもりではいたのですが、他でもないこの私自身が、今ここで笑顔でいるためにこそ「笑い」が必要だったんじゃないかなぁと感じています。

自分自身のために生み出したともいえる「笑い呼吸法」ですが、方々でこのメソッドを全力でお伝えしていると、やはり多くの方が私と同じように膝を打って口にするんです。

「誰かのためじゃなくて、まず自分のために笑うことが大事だった」「自分の幸せのために笑うということを忘れていた」と。

そしてこう続けるんです。「自分のために笑っていたら、あくまでもその結果として笑いが周囲へと広がっていき、自然に巡っていった」「心の底から自分以外の人のためにも笑えるようになっていった」と。

そんな巡りの効果を含めて、今、胸を張っていえるのは、笑いを練習すると、息が楽になり、生きることが楽になるということです（ダジャレ風ですが、これは本当です）。

そんなシンプルなことをお伝えしたくて綴った本書ですが、その第一歩を踏み出してくださった皆さんに改めてお伝えしたいのは、「うまく」笑おうとしないことです。今できる範囲でいいんです。笑いをモチーフにした「呼吸法」を練習すればいいのです。そして願わくば、そのプロセスを楽しんでもらえたらなぁと思っています。

プロセスを豊かにするためにこそ、ゴールという手段があるということを忘れず、日々の練習を楽しんでもらえたらと思います。

本書の最後は、心からの笑いと感謝を込めて締めくくらせていただきたいと思います。笑い呼吸法の魅力を誰よりも早くご理解いただき、本書の企画を推し進めてくださったナツメ出版企画の田丸様、『ヨガを楽しむ教科書』に続き、素晴らしい紙面作りに１ミリの惜しみもなく注力してくださったスリーシーズンの吉原様、藤門様をはじめ制作チームの皆さま、ラフターヨガの我が師であるマダン・カタリア博士、大久保信克さん、そして笑い呼吸法を共に実践し、様々なアイデアをくださった笑い呼吸法チームの皆さん、そして至るところで突然笑い始める、この不可思議な私を見守り続けてくれている家族に。

本当にありがとうございました！

綿本 彰 *Akira Watamoto*

著者　綿本 彰

日本ヨーガ瞑想協会 会長。幼い頃より、父であり、同協会の名誉会長である故綿本昇からヨガを学ぶ。神戸大学卒業後、インドに渡りヨガ、瞑想、アーユルヴェーダを研修。1994年にヨガ、瞑想の指導をスタートし、長きにわたって日本のヨガ界をリードし、2021年に、厚生労働省が委託する働く人のメンタルヘルスポータルサイト「こころの耳」でヨガを指導/監修。現在は、日本各地でヨガや瞑想、笑い呼吸法の指導、指導者の育成にあたるほか、世界各国でヨガや瞑想の指導、YouTubeで積極的なコンテンツ提供を行っている。『YOGAポーズの教科書』(新星出版社)、『瞑想ヨーガ入門』(実業之日本社)、『理由がわかれば心身が整う！　ヨガを楽しむ教科書』(ナツメ社)、『読むだけで身体と心がととのうヨガ　人生が輝く魔法のヨガ・メソッド50』(主婦と生活社)など、著書多数。
ホームページ ▶ https://watamoto.jp/

Staff

デザイン・DTP …… 梶原七恵(有限会社ダテハリ)
イラスト ……………… ながのまみ
校正 …………………… 夢の本棚社
編集協力 ……………… 吉原朋江、藤門杏子(株式会社スリーシーズン)
編集担当 ……………… 田丸智子(ナツメ出版企画株式会社)

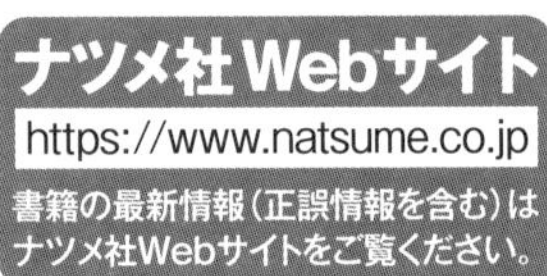

自分史上最高に整う！
魔法の「笑い呼吸法」レッスン

2024年 7月 4日　初版発行

著　者　綿本彰
発行者　田村正隆

発行所　株式会社ナツメ社
東京都千代田区神田神保町1-52　ナツメ社ビル1F(〒101-0051)
電話　03(3291)1257(代表)　FAX　03(3291)5761
振替　00130-1-58661

制　作　ナツメ出版企画株式会社
東京都千代田区神田神保町1-52　ナツメ社ビル3F(〒101-0051)
電話　03(3295)3921(代表)

印刷所　ラン印刷社

ISBN978-4-8163-7575-0　Printed in Japan
＜定価はカバーに表示しています＞＜落丁・乱丁本はお取り替えします＞

本書に関するお問い合わせは、書名・発行日・該当ページを明記の上、下記のいずれかの方法にてお送りください。電話でのお問い合わせはお受けしておりません。
・ナツメ社webサイトの問い合わせフォーム　https://www.natsume.co.jp/contact
・FAX(03-3291-1305)
・郵送(上記、ナツメ出版企画株式会社宛て)
なお、回答までに日にちをいただく場合があります。 正誤のお問い合わせ以外の書籍内容に関する解説・個別の相談は行っておりません。あらかじめご了承ください。